看護・栄養指導のための

臨床検査ハンドブック

第6版

奈良 信雄 著

医歯薬出版株式会社

JN050538

This book is originally published in Japanese
under the title of :

KANGO EIYOUSHIDOU-NO TAMENO
RINSHO KENSA HANDOBUKKU
（Guide of Laboratory Tests
for Nurses and Dietitians）

NARA, Nobuo
    Executive Director, Japan Accreditation Council for Medical Education
    Visiting Professor, Juntendo University
    Emeritus Professor, Tokyo Medical and Dental University

© 2000 1st ed.
© 2022 6th ed.

ISHIYAKU PUBLISHERS, INC.
    7-10, Honkomagome 1 chome, Bunkyo-ku,
    Tokyo 113-8612, Japan

第6版の序

　本書の初版が2000年2月に刊行されて以来，22年が経過した．この間，少子高齢化社会がさらに進み，疾病構造がより複雑になっている．近年では，新型コロナウイルス感染症が世界的に大流行するなど新たな感染症や再興感染症の拡大といったグローバルヘルスに対する変化も認められた．このような医療面での変化や，国民の健康に関する意識改革に対応するために，チーム医療の実践がより重要視されている．すなわち，看護師，管理栄養士，栄養士をはじめ，多くの医療スタッフがそれぞれの専門性を十分に発揮して，多角度から患者ケアに当たることの必要性が強調されている．チーム医療が実践できれば，医療の質を向上させ，健康寿命を改善させるなど，国民の期待に沿うことができよう．

　チーム医療を効果的かつ効率よく進めるには，すべての医療スタッフが疾病についての理解を深めておくことが欠かせない．臨床検査は，病態を解析し，正確かつ精密な診断を行ったり，治療計画の策定，治療の実施と治療後の経過観察，さらには疾病の予防などにおいて，不可欠の医療手段といえる．このため，医療スタッフは，臨床検査について熟知しておくことが望まれる．

　本書は，看護師，管理栄養士，栄養士の方々に，臨床検査の目的，意義，内容，結果の解釈などについて十分にご理解いただけるよう，分かりやすく解説することを目的としてきた．そのため，22年の間に，医療のめざましい発展に対応するべく，新しい臨床検査項目を加えたり，最新の診断基準や診療ガイドラインを記載するなど，改訂を重ねてきた．幸いにも本書で第6版となり，現時点での最新の知識を盛り込んでいる．

　より質の高い患者ケアが実践でき，国民の健康維持・増進に役立てられるよう，読者の方々に臨床検査を適切に利用いただくために，本書をご活用いただきたいと願う．

　本書の刊行には，医歯薬出版株式会社編集部の多大なるご協力をいただいた．謝意を表したい．

2022年初秋

奈良 信雄

序言 (初版)

現代医療はチーム医療によって支えられている.

患者さんの疾病を診断し, 治療したり, ケアするのは, 医師だけではない. 看護婦 (士), 栄養士, 薬剤師, 臨床検査技師, 診療放射線技師, 理学療法士, 言語療法士など多くのコメディカルスタッフが参加し, 全人的な医療が行われている. コメディカルスタッフはそれぞれの持つ専門的な知識や技能を最大限に発揮することにより医療に大きく貢献することができる.

ところで, 現代の医療の中で占める臨床検査の役割は大きい. 医師の五感, 聴診器1本だけで行われた診断法はもはや過去のものとなっている. 正しく疾患を診断したり, 重症度や合併症の存在などをも知るためには, 臨床検査なくしては成立しない. すなわち, 臨床検査は, 病気を正確に診断し, しかも精密に病態を把握するのに欠かせない手段である. 客観的な情報を提供してくれるので, 科学に基づいた医療の実践に役立つのだ.

チーム医療が有効に機能するには, 参加する医療スタッフのすべてが患者さんの病態を正確に把握していなければならない. 看護婦 (士), 栄養士も十分に患者さんの病態を知っておくべきである. そのためには, 臨床検査の意義や解釈を十分に認識しておく必要があろう.

たとえば, 心筋梗塞の患者さんをケアしたり, リハビリを行うには, 心機能の回復状態を把握しておかねばならない. 心電図検査の所見, 血液検査の結果などを十分に踏まえてケアしなければならないのである. 糖尿病患者に対する栄養指導では, 患者さんの血糖状態, インスリンの分泌状態を知らなくては正しい栄養指導がおぼつかないだろう.

看護婦 (士), 栄養士の皆さんには, 疾患の診断や治療効果の判定における臨床検査の意義をよく知っておいていただきたいと思う. また, 代表的な疾患での病態, 検査結果についても十分に理解しておいていただきたいと願う.

本書は, このような背景から看護婦 (士), 栄養士を始め, 多くの医療スタッフが臨床検査の意義を理解し, 代表的な疾患での検査所見を認識してもらうことを目的に編集した. ぜひ, 医療の現場で活用していただきたいと願う. また, 看護婦 (士), 栄養士を始め, コメディカルスタッフを育成する大学, 短期大学, 専修学校などの教育施設で, 教科書としてご利用いただければ幸いである.

本書の企画・編集にご協力いただいた医歯薬出版株式会社編集部に深謝したい.

2000年初春　　　　　　　　　　　　　　　　　　奈良 信雄

目次

臨床検査総論

臨床検査各論

疾患と検査

※本書では「共用基準範囲」が設定されている検査項目はその値を示した.
参考文献：日本臨床検査標準協議会 基準範囲共用化委員会編：日本における主要な臨床検査項目の共用基準範囲 —解説と利用の手引き— 2019/01/25 修正版）
https://www.jccls.org/wp-ontent/uploads/2020/11/public_20190222.pdf（2022/10/6 アクセス）

臨床検査
総 論

臨床検査の意義と内容

A 臨床検査とは

　疾病に罹患した患者は，頭痛，食欲不振，嘔気など，さまざまな症状を訴える．また，患者の身体を診察することによって，肥満，腫瘤を触れる，心臓に雑音が聞こえるなど，種々の異常所見が観察される．このような患者の自覚症状や他覚的所見から，病気を診断することができる．

　しかし，**自覚症状**には個人差が大きい．痛みにがまん強い人が症状を軽く表現したり，逆に敏感な人が症状を強く訴えたりすることもある．また，**他覚的所見**を客観的に確認するはずの**身体診察**にしても，診察者の技量によって所見の観察に差異を生じかねない．たとえば，熟練者なら聴取できる心雑音を，経験の浅い者では聴取できないことがありうる．照明環境によって軽度の黄疸が見逃されることもある．

　すなわち，自覚症状や他覚的所見は，診療上きわめて有意義な情報を与えるものではあるが，あくまでも主観的な情報にすぎず，客観性には乏しい．このため，疾患を確実に診断したり，重症度や合併症の存在を把握するには限界がある．

　臨床検査は，血液や尿の成分を顕微鏡や測定機器などを使って調べたり，心電図検査や呼吸機能検査などを通して，病変によって患者体内に起きている微妙な変化を客観的に把握する手段である．このため，科学的に疾患を診断することができ，かつ重症度や合併症の存在なども的確に知ることができる．

　さらに，自覚症状や身体所見としては現れていないごく初期の病変を，臨床検査でとらえることもできる．糖尿病にしても，自覚症状が現れないうちに，尿や血液の検査から診断することが可能である．つまり，臨床検査の結果は，病気を早期に発見し，予防するための資料を提供する．

　このように，臨床検査は現代の医療において不可欠の診療手段であり，患者の病態を把握するのにきわめて重要といえる．**看護ケアや栄養指導・栄養療法**を行うに際しても，臨床検査の結果を認識しておくことが欠かせない．

B 臨床検査の意義

臨床検査には，次のような3つの意義がある．

第一に，病気を正しく，精密に診断することである．

多くの疾患において，自覚症状や他覚的所見から，疾患が存在していることは比較的簡単に診断できる．しかし，疾患を確実に診断し，また疾患の重症度や合併症の存在，さらに予後を推測することは，自覚症状と他覚的所見からだけでは難しい．

たとえば，胸痛発作を起こす代表的な疾患である急性心筋梗塞について考えてみよう．自覚症状としては，突然に前胸部を絞めつけられるような激烈な痛み（絞扼痛と表現される）がある．他覚的所見としては，心臓の筋肉に酸素と栄養素を供給する冠動脈が動脈硬化症や血栓によって閉塞されて心筋への血流が途絶え，心筋が壊死（組織が死滅する病態）を起こすことにより，苦悶状顔貌，低血圧などのショック状態がみられる．壊死の範囲が大きく程度が強ければ，患者は心不全を起こしたり，重篤な不整脈を起こしたりして死亡することもある．

急性心筋梗塞そのものは，疾患に特有な胸痛発作の有無で診断がつく．しかし，心筋のどの部位が，どの程度傷害されているのか，回復の見込みはあるのか，あるいは心筋梗塞を起こした原因は何なのかなどといった精密な診断ともなると，自覚症状や身体診察からだけでは明確に判断できない．そこで，血液検査，心電図検査，心エコー検査，心筋シンチグラム，心血管造影検査などの臨床検査を行って，正確かつ精密な診断をつけることが必要になる．

第二に，病気を早期に発見したり，発病して症状が現れる前に診断して，発症を予防することである．

糖尿病は，のどの渇き（口渇）や多飲などの特徴的な症状によって診断される．しかし，症状が現れないうちでも，血糖検査やブドウ糖負荷検査によって早期に診断することが可能になる．

また，急性心筋梗塞を引き起こす冠動脈の動脈硬化の原因として，高LDL-コレステロール血症があげられる．そこで，LDL-コレステロール値を血液検査で測定し，結果が高値であれば，高LDL-コレステロール血症を食事療法・運動療法あるいは薬物療法で治療することによって，未然に急性心筋梗塞の発症を防ぐことにつながる．

第三に，治療を開始したあと，**治療効果を判定**したり，**副作用や有害事象をモニター**したりするのに有用である．軽度の高尿酸血症など，特別な薬物療法を行わずに，生活習慣の改善だけを指導して経過を観察する疾患もある．この場合にも，臨床検査は疾患の状態の変化を追跡するうえで有用な指標を提供してくれる．

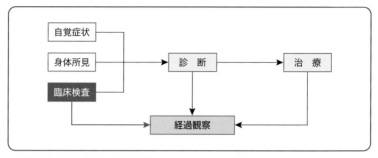

■図1-1　臨床検査の位置づけ

　診断時にみられた検査異常値が，治療によって改善されているかどうかをみることにより，治療効果を判定できる．たとえば，急性肝炎では，AST（アスパラギン酸アミノトランスフェラーゼという肝細胞の傷害を判断するのに有用な血清酵素，GOTともよばれる）が高値になる．治療効果が出て肝機能が改善すれば，AST値は低くなってくるはずであるが，もし低くならなければ，治療効果が出ていないことを示す．

　また，薬物は肝臓や腎機能に障害を与え，副作用や有害事象を起こすことがある．副作用や有害事象の発現も，定期的に尿検査や血液検査を実施することで発見することができ，適切な対策を立てることができる．

　つまり，臨床検査は治療開始前だけでなく，治療を開始した後に経過を観察する際にも有意義である．

　以上のように，臨床検査は病気を正しく診断し，治療あるいは予防するうえで重要な役割を果たしており，今日の医療において欠かすことのできない重要な医療手段といえる（図1-1）．

C 臨床検査の種類

　病院で行われる臨床検査には，大きく分けて3種類ある（表1-1）．

　第一は，**検体検査**とよばれるものである．これは，もともと人間の体内に存在したり，人体から排泄されるもの（尿・便・血液・消化液・髄液など）や，病気に伴って排泄されたり体内に貯留してくるもの（喀痰・膿・腹水・胸水など）を，体外に取り出して検査する方法である．

　検査の対象とするものを検体という．尿や便であれば自然に排泄されるものなので比較的簡単に採取できるが，血液や髄液などは注射器などを使って強制的に採取しなければならず，患者によっては抵抗を感じることもある．

■表1-1　臨床検査の種類

検体検査	●一般検査：尿・便・髄液検査など ●血液検査：血球検査，凝固線溶検査など ●血液生化学検査：酵素，タンパク，糖，脂質検査など ●免疫・血清検査：抗原抗体検査など ●微生物検査：細菌・真菌検査など ●染色体・遺伝子検査 ●輸血関連検査：血液型判定など
生理機能検査	心電図検査，呼吸機能検査，脳波検査，筋電図検査など
画像検査	X線検査，エコー検査，CT検査，MRI検査，核医学検査，内視鏡検査など

　検体の成分を，形態学的観察，生化学的反応，抗原抗体反応などを利用して検査したり，検体を培養して微生物の検査を行う．先天性疾患や悪性腫瘍，感染症の診断には，染色体や遺伝子を検査する．そこで，検体検査は，一般検査，血液検査，臨床化学検査（生化学検査），免疫血清検査，細菌検査（微生物学検査）に分けられ，これらを専門に担当する検査科として独立している病院も多い．

　第二は，臨床生理検査，生理機能検査，あるいは生体機能検査などとよばれる検査である．これは，循環機能，呼吸機能，脳・神経・筋活動など，生命を維持するうえで不可欠な機能を，機械工学や電子工学の技術を駆使して，体外から測定する方法である．具体的には，心電図検査，呼吸機能検査，脳波検査，筋電図検査などがこれに該当する．

　病院では，臨床生理検査科などという名称で独立していることが多い．

　第三は，画像検査とよばれるもので，X線・アイソトープ（放射性同位元素）・超音波（エコー）などを用いて，体内の構造を画像として描き出し，異常所見を検出するものである．

　近年ではコンピュータを活用した画像処理の技術が発達し，X線CT検査やMRI検査によって人体の構造が非常に精密に描き出されるため，病変部位を検出するのに有用である．また，内視鏡検査やエコー検査でも，多くの臓器について検査が可能となっている．

　画像検査は，エコー検査を除き，主に放射線科や内視鏡検査科などが担当する．

D 臨床検査の進め方

　臨床検査にはさまざまな種類があり，ごく簡単な検査から特殊な検査まで，

■表1-2　基本検査（例）

検査内容	検査項目
尿検査	タンパク，糖，潜血，沈渣
血球検査	赤血球数，ヘモグロビン，ヘマトクリット，白血球の数・分類，血小板数
血液生化学検査	血清総タンパク，アルブミン，AST，ALT，LD，γGT，UN，クレアチニン，尿酸，LDL-コレステロール，トリグリセリド，血糖，CRP
胸部 X 線検査	
心電図検査	

千差万別である．

　最初から特殊な検査を行うと，患者に肉体的，精神的あるいは経済的な負担をかけることが少なくない．そのため，実際の診療では，なるべく患者に負担の少ない検査項目から始め，その結果に応じて詳しく病態を把握するための特殊検査へと，段階的に検査を進める．もっとも，患者に対する負担ばかりを気にしすぎて重要な所見を見落とさないことも重要である．

　そこで，患者が外来を受診したり，入院してきた場合，まず病態像を大まかに把握するための**基本検査**を行う（表1-2）．さらに，各臓器の病変をふるい分けるために，臓器別の**スクリーニング検査**を行う．たとえば，肝機能を評価するためのスクリーニング検査，腎機能をみるためのスクリーニング検査などがある．なお，検査項目は，各医療施設，診療科，担当医師によってさまざまであり，画一化されたものではない．

　患者の訴える自覚症状，医師の診察によって得られた身体所見，それに基本検査およびスクリーニング検査の結果を合わせると，患者の病態をかなり正確に把握できるため，"仮の診断"をつけることができる．

　この"仮の診断"をもとに確定診断をつけたり，症状に関する疑問点を解決したり，さらに誤診を防ぐために，精密な検査を目的とした**特殊検査**を行う．

　たとえば，肝疾患を疑われた患者の場合，まず基本検査としての血液生化学検査で AST，ALT あるいはビリルビン異常値などから，急性肝炎であるとの仮の診断をつけることができる．もっとも，これだけでは確定診断をつけることはできないし，肝炎の重症度，あるいは肝炎の原因や予後までを判断することはできない．そこで，より詳しい血液生化学検査を加えたり，肝炎ウイルスの抗原抗体検査，腹部エコー検査，CT 検査，肝生検などの特殊検査を追加することになる．

　こうした一連のプロセスにより，病態を正しく把握することができ，正確で精密な診断にたどりつくことができる（図1-2）．

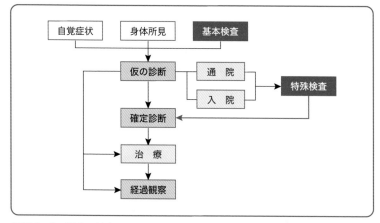

■図1-2　検査の流れ

E 検査結果の解釈

　臨床検査の結果を診療に有効活用するには，検査結果を的確に解釈しなければならない．すなわち，得られた検査結果が正常なのか異常なのか，異常をあらわすとすればどの程度なのか，異常値はどのような病態を示唆するのか，などのように検査の結果を適切に評価することが求められる．

　それぞれの検査項目には，正常か異常かを判定するための指標として，「基準値」が設定されている．

　多くの検査項目では，多数の健常者を対象に検査して得られる結果値は，正規分布もしくは対数正規分布をする（図1-3）．そこで，多数の健常者について検査を行った結果の平均値±2 SD（標準偏差）の範囲内を"正常である"と判定することが一般的である．つまり，健常者の95％が所属する数値を異常なしと判定する．しかし，検査成績は人それぞれであり，正常か異常であるかの判定は状況によってかなり相違がある．このため，かつて使われていた"正常値"という表現は，誤解を避けるため，今日では"基準値"もしくは"基準範囲"として表現することが多い．

　なお，基準値とは異なり，検査結果を判断する指標として「治療目標値」という言葉もある．これは，患者の状態に対して望ましい検査値を設定し，その範囲内に収まるよう治療目標を設定するものである．

　たとえば，血清LDL-コレステロール値は，動脈硬化症への進展を防ぐ意味から，リスクファクターの有無に応じて160 mg/dL未満が管理目標値として

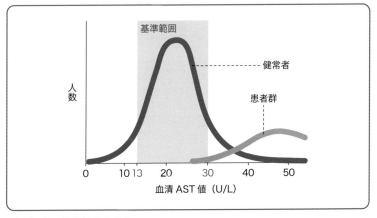

■図1-3 検査結果の分布

推奨され（表3-13〈p.214〉参照），基準値は 140 mg/dL 未満とすること
が多い．実際に多数の健常者に対して行った検査で得られる検査値の平均値±
2 SD で基準値を設ければ，血清 LDL-コレステロール値は 140 mg/dL 以上に
なることもあるが，この数値では目標値として高すぎるとの考えに基づく．同
じように，血糖値，尿酸値などについても基準値とは別に治療目標値が設定さ
れている．

　また，検査値の判断について「カットオフ値」がある．これは検査によって
診断の対象とする疾患群について，非疾患群との判別を目的とするために設定
された判断基準で，いわゆる病態識別閾値に該当する．たとえば，ホルモン濃
度，ウイルス抗体価，腫瘍マーカーなどについて設定されている．腫瘍マーカ
ーでは，ある一定の検査値を超えれば癌の可能性があると判断される．カット
オフ値は，臨床検査の利用目的によって判断基準が異なることに注意が必要で
ある．

F 検査結果を解釈するうえで注意すべき事項

　患者個人の検査結果は基準値に照らし合わせて判断する．基準値の範囲内に
入っていれば異常がなく，基準値を外れていれば異常であると判定する．しか
し，検査結果の判定にあたり，次のような点に注意する必要がある．

●偽陽性

　個人の検査結果が基準値を外れていれば，一般的には異常ありと判定する．しかし，検査値が基準値から多少外れていたとしても，正常であることもしばしばみられる．

　たとえば，肝機能を反映するASTの基準値は13〜30 U/Lであるが，仮に40 IU/Lという結果が出た場合，すぐに異常であると判断すべきであろうか？もちろん，肝硬変など，肝疾患である可能性もある．しかし，そもそも健常者の5％はASTの基準値を超えている．だから，偽陽性の可能性もある．

　こうした偽陽性である可能性を否定するには，1項目の検査だけでなく，他の検査を組み合わせ，総合的に判断すべきである．もしも他の肝機能検査値に何の異常もなければ，偽陽性の可能性が高いので，経過を観察すればよい．

●偽陰性

　これとは逆に，検査値が基準値の範囲内に入っているからといえども，必ずしも正常でないケースもある．

　たとえば，代表的な肝疾患である肝硬変の患者でも，病状が安定している場合には，肝機能異常を反映するはずのASTが基準値を示すことがある．この場合でも，他の検査と組み合わせたり，病状の経過を追って検査を繰り返し行うことによって肝硬変を正しく診断することができる．

　このように，検査の結果を正しく解釈するには，単一の検査項目だけでなく，複数の検査項目を組み合わせて総合的に判断し，偽陽性あるいは偽陰性であるかを正しく判定するようにしなければならない．また，正確に診断するため，期間をおいて再検査して判断することもしばしば行われる．

●感度，特異度

　カットオフ値に基づく検査成績と目的とする疾患の有無については，表1-3のように2×2分割表でまとめることができる．

　このうち，真陽性率すなわちa/(a+b)を，検査の感度（sensitivity）とい

■ 表1-3　疾患の有無と検査成績

疾患の有無	検査成績		計
	陽性（＋）	陰性（−）	
有	a（真陽性）	b（偽陰性）	a+b
無	c（偽陽性）	d（真陰性）	c+d
計	a+c	b+d	a+b+c+d

い，真陰性率すなわち d/(c+d) を，特異度（specificity）という．感度が高い検査ほど，疾患のある人を発見できる確率が高いことを意味する．一方，特異度の高い検査ほど，疾患のない人を誤って判定する危険性が低いといえる．このように，感度と特異度の両方が高い検査ほど検査としては信頼性が高いといえる．ただし，同時に両方を満足する検査法は少なく，健康診断や検診など

■表1-4　検査結果に変動を与える諸要因

要因		特徴		検査項目
個体間での変動	性別	男性＞女性		尿酸，クレアチニン，赤血球，ヘモグロビン，ヘマトクリット，鉄，17-OHCS，17-KS
		女性＞男性		LH，FSH，エストロゲン
	年齢	新生児・乳児で	高値	LD，アルカリホスファターゼ，リン，酸ホスファターゼ，白血球，レニン，AFP
			低値	タンパク，クレアチニン，コレステロール，アミラーゼ，17-OHCS，カテコールアミン
		幼小児で高値		アルカリホスファターゼ，コリンエステラーゼ
		青年～中年で漸増		コレステロール，中性脂肪
		老人で	高値	LH，FSH，カテコールアミン，PTH
			低値	テストステロン，カルシトニン，タンパク，アルブミン，アルドステロン，赤血球，ヘモグロビン，ヘマトクリット
個体内での変動	日内変動	午前に高い		ACTH，コルチゾール，鉄
		深夜に高い		成長ホルモン，TSH
	食事	食後に	上昇	血糖，インスリン，中性脂肪，β-リポタンパク，胆汁酸
			低下	遊離脂肪酸
	飲酒	飲酒で上昇		尿酸，尿素窒素，中性脂肪，γGT
	運動	運動後に上昇		クレアチンキナーゼ，アルドラーゼ，AST（GOT），ALT（GPT），LD（LDH），乳酸
	体位	立位で上昇		総タンパク，アルブミン，コレステロール，カルシウム，レニン活性
	月経	周期で変動		LH，FSH，性腺ホルモン
	妊娠	妊娠で	上昇	尿酸，アルカリホスファターゼ，コレステロール，中性脂肪，AFP，T_4，性腺ホルモン，プロラクチン
			低下	総タンパク，アルブミン，コリンエステラーゼ，鉄，赤血球，ヘモグロビン，ヘマトクリット
	季節	冬季に上昇		カテコールアミン，T_3

で行われるスクリーニング検査のように，疾患の存在を見落としてはならない場合には感度の高い検査（例：大腸がん検診での便潜血反応検査）を中心に行い，ある特定の疾患の存在を確認するには特異度の高い検査（例：全身性エリテマトーデスの診断での抗 ds-DNA 抗体検出）を用いることが多い．

●検査結果に変動を与える諸要因

同じ検査項目であっても，年齢，性別，職業，生活習慣などの違いにより，検査結果が異なることがある．さらに，同一人物であっても，時間，季節などによって検査結果に差異があったり，体位の状態，食事や運動の影響を受けて検査結果が変化することもある．たとえば，血糖値や中性脂肪（トリグリセリド）値は，空腹時と食後ではかなり値が異なる．

このように，検査の結果を判定するときには，変動を与える種々の要因も十分に考慮しなければならない（表 1−4）．

●施設による基準値の差

同じ検査項目でも，検査方法，使用する試薬や機器，測定環境などによって，検査結果が異なることがある．このため，患者の検査結果を判断する場合には，検査を受けたそれぞれの施設での基準値に照らし合わせて考えることが重要である．

G 検査と医療保険

基本的には，すべての医療行為は医療保険制度の枠組みの中で行われる．

検査の中には，保険で承認されているものと，承認されていないものがある．たとえ学問的に重要な検査であっても，費用が高額すぎる，まだ一般に普及していないなどの理由から医療保険制度で認可されていないものがある．そうした検査を行う場合は，検査にかかる実費を患者か病院のいずれかが負担しなければならない．

また，たとえ保険で承認されている検査項目であっても，適応疾患以外を対象に行ったり，不適切に検査を実施したりすれば，やはり保険では認められず，自己負担になる．

こうした事態を避けるため，あらゆる医療行為にいえることだが，患者や病院の経済負担を考慮し，医療保険制度に準拠して行うことが重要である．

2 看護・栄養と臨床検査

A 医療の中の臨床検査

　臨床検査は，疾患の診断や治療の経過を判断するうえで重要である．この意味では，臨床検査を主として利用するのは医師であるといえよう．

　しかし，現代の医療は**チーム医療**が基本になっている．すなわち，医師だけでなく，種々の専門的知識や技能をもつ，看護師，薬剤師，管理栄養士，栄養士，臨床検査技師，理学療法士，作業療法士などの医療スタッフが積極的に参加して患者のケアにあたることが大切であるとされている．

　この意味からすれば，患者に関するデータはすべての医療従事者が共有すべきであり，より質の高い医療を行うには，臨床検査の結果をそれぞれの専門領域で十分に活用すべきであろう．そのためには，臨床検査の結果について，医師だけでなく，あらゆる医療スタッフは十分に理解しておき，チーム医療の実践に活用することが求められる．日頃から患者の病状や臨床検査結果などを医療チーム全体で話し合い，治療方針について多角度から検討しておくことが望まれる．

　なお，臨床検査の結果を患者に話す場合には，チーム全体で確認したうえで，話すようにすべきである．また，患者以外には，検査結果を不用意に話してはならない．近所の人や知人はもちろん，ときには家族にすら話せないこともある．検査結果を知らせることが患者の不利益になる怖れもあるからである．医療従事者として，**守秘義務**には忠実でなければならない．

B 看護ケアと臨床検査

　臨床検査の結果は，**看護ケア**に有用な指針を与えてくれる．

　たとえば，急性肝炎の場合，肝機能検査の成績により患者の安静度や治療食の選択のための指針がわかる．慢性肺疾患では，呼吸機能検査や血液ガス分析の結果が安静度や酸素吸入の決定に指針を与える．急性心筋梗塞では，リハビリテーションを進めるのに検査成績が参考になる．感染症では，患者を隔離すべきかどうかの判断に細菌検査が欠かせない．

　また，検査結果を基にして患者に病状や治療方針を説明することができる．

すなわち，まず患者に検査結果を説明してから，安静度や食事内容の変更，治療内容の変更などを指示すれば，患者としても納得しやすいであろう．もし検査結果が良い方向に向かっていれば，それは病状の回復を意味しており，患者を勇気づけることができる．逆に検査成績の改善が十分でない場合には，まだ病状が良くなっていないので，なお一層の治療が必要であることを患者に理解してもらえる．

このように，患者に検査結果を説明することは，看護の立場からすれば有意義である．もっとも，検査結果を有効に看護に活用するには，看護師が検査の種類や内容を十分に理解しておき，かつ成績を的確に解釈できる能力を身につけておくことが前提になる．

看護師は検査結果についてすべてを理解する必要はないが，医師とよく話し合い，検査結果を確認したうえで看護に役立てるようにすべきである．

C 栄養と臨床検査

管理栄養士，栄養士は，**栄養食事指導や栄養管理**といった立場から，チーム医療の実践に貢献している．栄養は，疾病の治療だけでなく，疾患の予防にも重要な意義をもつ．そこで，栄養管理や栄養食事指導を行ううえでも，臨床検査を活用することが望まれる．

臨床検査のデータにより，患者個人に不足している栄養物質，あるいは過剰な物質を判定することができる．その結果，臨床検査データを栄養管理，栄養食事指導に役立てることができる．

たとえば，貧血の原因として最も頻度の高い鉄欠乏性貧血では，血清中の鉄を測定すれば鉄が不足していることを確認できる．そして，血清鉄の不足の度合いに応じて，鉄の必要摂取量を指導できる．

ただし，貧血を起こすのは，鉄欠乏だけが原因ではない．鉄欠乏性貧血に症状がよく似ているものに，鉄芽球性貧血がある．これは赤血球での鉄の利用が障害されているもので，決して体内で鉄が不足しているわけではない．この場合に，患者に鉄を摂取させても治療効果は得られないばかりか，かえって悪影響を及ぼしかねない．このようなリスクを回避するため，栄養指導においても臨床検査の結果を的確に判断することが重要である．

また，治療のなかで栄養食事指導が大きな比重を占める代表的な疾患に糖尿病がある．糖尿病では膵臓から分泌されるインスリンが不足したり作用が十分でなく，糖の利用が障害されている．その結果，血糖値が高くなり，尿糖が陽性になる．そこで，血液や尿を検査することにより，糖尿病の診断，重症度の判定，さらには合併症の存在を知ることができる．糖尿病患者の治療では，患者の重症度に応じて，糖の代謝が円滑になるように食事療法が行われる．食事

療法の実践にあたっては，検査結果をよく見ながら栄養食事指導を行うことが重要である．

　また，手術後などで経口摂食ができない患者では，経管栄養や経静脈栄養が行われる．この場合，本人の意思とは関係なく強制的に栄養が補給されることになり，栄養状態の管理に十分注意しないと種々の物質の過不足が容易に発生しうる．また，点滴で補液をする際には，電解質のバランスに注意しないと，電解質の異常が問題になる．このようなときには，たえず検査結果をチェックし，栄養状態の管理を行わなければならない．

　管理栄養士，栄養士は，病院給食のメニュー作りをはじめ，患者の栄養を管理したり，治療の一環として栄養食事指導を行うにあたり，臨床検査の意義，結果の解釈などを十分に理解しておくことが重要である．

臨床検査
各 論

尿・便検査

A 腎臓の働きと尿検査

　腎臓は，1個の重量が120～160gのそら豆のような形をした臓器で，体幹の背側に左右1対ある．主な機能は尿を生成し，水分や電解質を調整することである．

　腎臓で尿を生成する機能単位は**ネフロン**（腎単位）とよばれ，球状の**腎小体**と尿細管から構成されている．ネフロンは左右の腎臓にそれぞれ約100万個ずつある．腎小体は，毛細血管が糸まり状になった**糸球体**と，それを包むような**ボウマン嚢**からなる（図2-1）．腎小体で毛細血管を流れる血漿が濾過され，

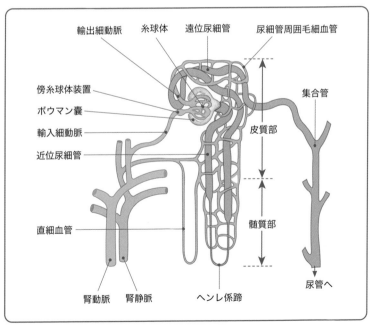

■図2-1　ネフロンとその周辺の動静脈

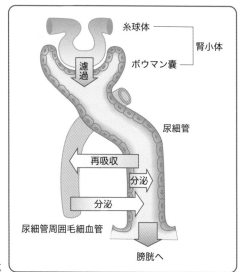

■図2-2
ネフロンにおける尿の生成

老廃物が尿中へ排泄される（図2-2）.

　糸球体の濾過膜では，分子量が1万くらいまでの物質だと水と同じような速さで濾過される．分子量が約69,000のアルブミンや約68,000のヘモグロビンはわずかに濾過されるが，分子量が7～8万以上の物質は濾過されない．タンパク質を除けば濾過成分の濃度は血漿成分とほぼ同じで，**糸球体濾過液（原尿）**とよばれる．糸球体濾過液は腎小体から尿細管へと移行し，尿細管で種々の物質が再吸収されたり，分泌されたりする．1日にほぼ180Lの糸球体濾過液が濾過されるが，その約99％は再吸収され，尿としては最終的に約1.5L前後になる.

　近位尿細管では，約80％の水分が再吸収され，水以外にも糖・アミノ酸・尿酸・低分子タンパク質・ナトリウムイオン（Na^+）やカリウムイオン（K^+）などの電解質が再吸収される．遠位尿細管では，Na^+が再吸収され，K^+・水素イオン（H^+）・アンモニウムイオン（NH_3^+）が分泌される．また，遠位尿細管と集合管では**バソプレシン（抗利尿ホルモン：ADH）**が作用して水分を再吸収し，濃縮した尿を最終的に生成することになる.

　尿を作る作用のほかにも，腎臓には生体の機能を調節するさまざまな役割がある．たとえば，傍糸球体装置にある**傍糸球体細胞**から**レニン**が分泌されて，血圧上昇やアルドステロン分泌に関与する．また，赤血球の産生に必須のエリスロポエチンも傍糸球体細胞から分泌される．近位尿細管では，ビタミンDの

活性化が行われる.

　尿検査では，尿量や尿中の成分を調べ，腎疾患をはじめ，糖尿病，肝疾患などの診断に活用される.　また，尿の細菌検査は，腎盂腎炎や膀胱炎など腎尿路系の感染症の診断に役立つ.

　尿検査では早朝起床時に採取した尿を調べることが望ましいが，外来診療などでは随時採尿して検査することも多い.　尿の細菌検査をするときには，排尿開始時の尿はとらず，排尿途中の尿（**中間尿**）を採取する.　これは，尿中への雑菌の混入を防ぎ，実際に尿路感染症の原因になった菌を検出できるようにするためである.

尿・便検査

●尿量

基準値　成人では 1,000〜1,500 mL/日

基本事項

　健常者では，1 時間に体重 1 kg 当たりほぼ 1 mL の尿が排泄される.　尿量は，水分摂取量，発汗量，腎臓での濃縮力，排泄される溶質（電解質，尿素など）の量，ADH などのホルモンによって左右される.

検査の意義

　腎機能，尿路系の通過状態，ADH 分泌能などを評価するのに有用.

多尿（尿量が 1 日 3,000 mL 以上または 40 mL/kg 以上）▶尿崩症，糖尿病，急性腎不全の利尿期，慢性腎臓病の多尿期，心不全

乏尿（尿量が 1 日 400 mL または 0.5 mL/kg/時以下）▶急性腎炎，腎不全の末期，高熱・脱水・嘔吐・発汗

無尿（尿量が 1 日 100 mL 以下）▶重症の腎炎，ネフローゼ症候群，ショック

尿閉（尿路の通過障害による排尿障害）▶前立腺肥大症，膀胱・尿路腫瘍，神経因性膀胱

●尿 pH

基準値　4.4〜7.5（6.0 付近が多い）

基本事項

　尿は体内の余分な水素イオン（H^+）や炭酸水素イオン（HCO_3^-）を排泄し，酸塩基平衡の調節に重要な役割を果たしている.

検査の意義

体内の酸塩基平衡状態を知ることができる.

異常値をとる疾患

酸性▶飢餓, 発熱, 脱水, アシドーシス

アルカリ性▶アルカローシス, 尿路感染症

●尿の比重

基本事項

尿の比重は溶解している固形成分の量を示し, 主に NaCl に左右されるが, 病的状態では糖・タンパクなどの影響を受ける.

検査の意義

尿の希釈, 濃縮状態の判定に利用する.

異常値をとる疾患

高比重▶糖尿病, 発熱・下痢・嘔吐による脱水

低比重▶尿崩症

●尿タンパク

基準値　(ー)～(±)

基本事項

健康人でも運動後やストレスなどで陽性になることがあるが, 持続して排泄される場合は腎疾患を疑う.

検査の意義

腎疾患のスクリーニング検査として重要.

異常値をとる疾患

陽性▶急性腎炎, 慢性腎炎, 慢性腎盂腎炎, ネフローゼ症候群, 糖尿病性腎症, SLE, 尿路感染症, 尿路結石症, 尿路系腫瘍, 多発性骨髄腫 (ベンスジョーンズタンパクが陽性)

●尿糖

基準値 （−）

基本事項

糖代謝異常によって血糖が高値になったり，腎臓での糖の排泄閾値が低いと尿中に糖が出現する．

検査の意義

糖尿病のスクリーニング検査として有用．

異常値をとる疾患

血糖高値▶糖尿病，膵炎，肝疾患，過食，胃切除後

糖排泄閾値の低下▶腎性糖尿（先天的に排泄閾値が低いもので，治療は必要ない），慢性腎炎

●潜血

基準値 （−）

基本事項

尿中に血液が出る病態である血尿を試験紙法で検出する．

検査の意義

血尿を発見できる．

異常値をとる疾患

陽性▶表2−1参照

■表2−1 血尿をきたす疾患

部位	疾患
腎前性	●出血性素因（特発性血小板減少性紫斑病，播種性血管内凝固（DIC），血友病など），白血病
腎性	●炎症：急性糸球体腎炎，慢性糸球体腎炎，ループス腎炎，腎盂腎炎，間質性腎炎，腎結核 ●腫瘍：腎癌 ●その他：腎結石症，腎血管腫，腎静脈血栓，腎外傷，多発性嚢胞腎，特発性腎出血
腎後性	●炎症：尿管炎，膀胱炎，尿道炎，前立腺炎 ●腫瘍：腎盂・尿管・膀胱・前立腺・尿道の癌 ●その他：尿管・膀胱の結石症，外傷

●ケトン体

基準値 （−）

基本事項

　炭水化物の供給が不足したり，適切に利用できない場合，脂肪がその代わりにエネルギー源として利用される．その場合，脂肪が不完全燃焼してケトン体（アセト酢酸，β−ヒドロキシ酪酸，アセトンの総称）が生成され，尿中に検出される．

検査の意義

　ケトアシドーシスの発見に有用．

異常値をとる疾患

陽性▶血糖コントロール不良の糖尿病，飢餓，発熱，アルコール多飲，脂質過剰摂取

●尿沈渣

基準値	赤血球：＜2個/毎視野 白血球：＜4個/毎視野 上皮細胞：（−）〜扁平上皮が少数 円柱：（−）〜硝子円柱が少数 結晶：（−）〜尿酸・リン酸・シュウ酸などの結晶がみられることがある 細菌：＜4個/毎視野

基本事項

　尿を遠心分離して得られる沈殿成分（沈渣という）を顕微鏡で観察し，異常成分の検出を行う．

検査の意義

　腎炎や腎・尿路系腫瘍の診断に有用．

異常値をとる疾患

異常成分出現▶糸球体腎炎，尿路結石症，腎・尿路系腫瘍
細菌多数▶膀胱炎など尿路感染症

B 便検査

　便は，食物や飲み物の残りかす，消化液，胆汁，腸管上皮細胞，腸内細菌などが混じったものである．便検査は消化器疾患の診断に有用であり，便の色・形状・固さなどの外観を観察したあと，**潜血反応**，**寄生虫検査**などを行う．食中毒や腸管感染症が疑われた場合には，便の細菌検査が必要になる．

●潜血

基準値 （−）

基本事項

　便に混じった血液ヘモグロビンを**モノクローナル抗体**（抗原に対して反応する単一の抗体）を用いた免疫法で検出する．

検査の意義

　消化管での出血の有無を確認する．

異常値をとる疾患

陽性▶●潰瘍（胃十二指腸潰瘍，潰瘍性大腸炎）
　　　●腫瘍（大腸癌，大腸ポリープ，胃癌）
　　　●炎症（急性胃粘膜病変，クローン病，憩室炎）
　　　●その他（食道静脈瘤破裂，痔核）

注意：上部消化管の少量出血では，血液ヘモグロビンが腸内で変性して偽陰性になることもあるので注意する．

●寄生虫

基準値 （−）

基本事項

　寄生虫症が疑われる場合，便を採取して虫卵や虫体の有無を調べる．蟯虫検査では，起床時に肛門付近にセロハンテープを貼りつけて検査する．

検査の意義

　寄生虫症の診断

異常値をとる疾患

陽性▶寄生虫症（回虫，鉤虫，吸虫，条虫，線虫，蟯虫など）

2 血液検査

　血液は体重のおよそ8％程度で，その約45％は赤血球・白血球・血小板などの血球，残りが液状成分の血漿である．血漿の約90％は水で，それにタンパク質，炭水化物，脂質，電解質，無機質，酵素，ビタミン，ホルモンなどが溶解している（図2-3）．種々の疾患や病態に罹患すると，血液成分に変化が生じたり，健康時にはみられない成分が出現したりする．このため，血液を検査することは種々の疾患の診断に重要である．

　血液を試験管の中に入れて放置しておくと，血液は自然に凝固して血餅を作る．これは，血球成分に血漿中のフィブリノゲンが変化してできるフィブリンがからみついてできるものである．血液から血餅を除いた液体成分は血清とよばれ，血漿からフィブリノゲンなどの凝固因子を除いたものである．血漿を得るには，ヘパリンやクエン酸ナトリウムなどの抗凝固剤の入った採血管に血液を採血し，遠心分離して集める．

　血液を検体とする臨床検査では，全血を用いて血球を検査するほか，血清または血漿を生化学的，免疫学的に検査する．

　一般に，血液検査とよばれるものは，①血球成分に関する血球検査，②出血，凝固に関する血液学的検査をさす．それに，③赤血球沈降速度（赤沈）を含めることもある．

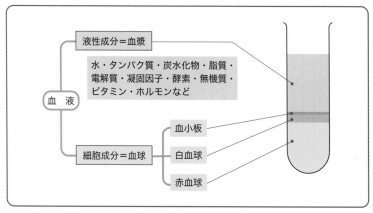

■図2-3　血液の成分

A 赤血球沈降速度（赤沈，血沈）

基準値 1時間値：男性 2～10 mm，女性 3～15 mm

　抗凝固剤としてクエン酸ナトリウムを 1：4 容の割合で加えた血液をガラス管に入れ，垂直に立てて放置すると，赤血球が沈降する（図 2-4）．血漿中にグロブリンやフィブリノゲンが増加していると赤血球が凝集しやすくなって沈降速度が速くなる．逆に，アルブミンが多いと沈降速度は遅くなる．

　このため，グロブリンやフィブリノゲンが増加する炎症性疾患や組織破壊性病変などの存在を赤血球沈降速度から知ることができる．

基本事項

　抗凝固剤を加えた血液をガラス管に入れて垂直に立て，赤血球が沈降する速度，すなわち血漿上端から赤血球層上端までを計測する．

検査の意義

　炎症や組織破壊をきたす疾患の診断・経過観察に役立つ．このため，かつて赤沈は結核など感染症や悪性腫瘍の経過観察において基本的な検査とされてきた．しかし，近年では CRP などの炎症マーカーのほうが信頼性が高いことがわかり，赤沈検査は以前ほどには使用されていない．

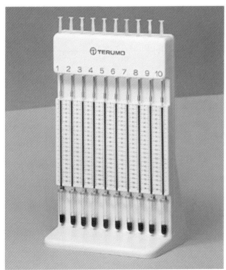

■図 2-4
**赤血球沈降速度検査
（ベノジェクトⅡ血沈システム
（テルモ株式会社製））**

（テルモ HP：https://www.
terumo.co.jp/medical/
equipment/me77.html より）

異常値をとる疾患

赤沈の促進▶炎症（急性・慢性感染症，膠原病など），組織破壊（急性心筋梗塞，悪性腫瘍など），血漿タンパク異常（多発性骨髄腫）

赤沈の遅延▶真性多血症，播種性血管内凝固（DIC）

B 血球検査

　血球には，**赤血球，白血球，血小板**の3系統がある．これらは脊椎骨，肋骨，胸骨，腸骨，大腿骨近位部などの骨髄中で作られ，血液中に流れ出てくる．各血球はそれぞれの機能（赤血球：酸素運搬，白血球：感染防御・免疫，血小板：止血）を果たしたあと，寿命が尽きて脾臓などで破壊される．健常者では，各血球の産生と破壊はバランスがとれており，血液中の各血球数はほぼ一定に保たれている．

　血球検査では，各血球の数と形態を調べる．貧血や白血病などの血液疾患はもちろんであるが，種々の全身性疾患のスクリーニング検査として実施される基本的な検査になっている．

●赤血球 Red blood cell（RBC）
ヘモグロビン Hemoglobin（Hb）
ヘマトクリット Hematocrit（Hct, Ht）

基準値		
RBC	男性 435〜555 万/μL	女性 386〜492 万/μL
Hb	男性 13.7〜16.8 g/dL	女性 11.6〜14.8 g/dL
Hct, Ht	男性 40.7〜50.1%	女性 35.1〜44.4%
MCV	83.6〜98.2 fL	
MCH	27.5〜33.2 pg	
MCHC	31.7〜35.3 g/dL（%）	

基本事項

　赤血球の数，赤血球中の**ヘモグロビン濃度**，血液全体に対する赤血球の容積比率（**ヘマトクリット**という）を検査する．この3者から次式によって**平均赤血球指数**（恒数）を計算し，貧血の診断に応用する．

- MCV（mean corpuscular volume：平均赤血球容積）
  ＝Hct（%）/RBC（百万/μL）×10 fL（フェムトリットル）
- MCH（mean corpuscular hemoglobin：平均赤血球ヘモグロビン量）

$\qquad =$ Hb（g/dL）/RBC（百万/μL）$\times 10$ pg（ピコグラム）

● MCHC（mean corpuscular hemoglobin concentration：平均赤血球ヘモグロビン濃度）

$\qquad =$ Hb（g/dL）/Hct（%）$\times 100$ g/dL（%）

検査の意義

貧血，多血症など，赤血球造血に異常のある疾患の診断に重要である．

異常値をとる疾患

低値▶貧血（鉄欠乏性貧血，再生不良性貧血，悪性貧血，溶血性貧血など），白血病，悪性腫瘍，膠原病など

高値▶真性多血症，二次性多血症（慢性心肺疾患，高地居住），脱水症

■ 平均赤血球指数の解釈

血液の単位容積当たりの赤血球数もしくはヘモグロビン濃度が減少した病態を貧血という．一般には，ヘモグロビン濃度が男性では 13.0 g/dL 未満，女性では 12.0 g/dL 未満，高齢者では 11.0 g/dL 未満を貧血とする．貧血には表 2-2 に示すように，種々の成因によって種々のタイプがある．これらを鑑別するのに，平均赤血球指数が役立つ（表 2-3）．

■ 表 2-2 貧血の成因と貧血の種類

貧血の成因	貧血の種類
赤血球の産生障害	再生不良性貧血，骨髄異形成症候群，白血病
赤血球の成熟障害	鉄欠乏性貧血，巨赤芽球性貧血
赤血球の破壊亢進	溶血性貧血
赤血球の喪失	大量出血
赤血球の体内分布異常	脾腫

■ 表 2-3 平均赤血球指数による貧血の分類

貧血のタイプ	MCV（fL）	MCHC（g/dL）	主な貧血
小球性低色素性貧血	80 以下	31 以下	鉄欠乏性貧血，鉄芽球性貧血，サラセミア，慢性感染症
正球性正色素性貧血	81〜100	32〜36	溶血性貧血，再生不良性貧血，白血病，腎性貧血，急性出血
大球性正色素性貧血	101 以上	32〜36	巨赤芽球性貧血（ビタミン B$_{12}$ 欠乏症，葉酸欠乏症）

●白血球 White blood cell（WBC）

| 基準値 | 3,300〜8,600/μL |

基本事項

　白血球は，好中球・好酸球・好塩基球・リンパ球・単球に分類され，病原体に対する防御作用や，抗体を産生して免疫反応をつかさどったり，組織傷害の修復などに関与したりする．白血球の検査では，数だけでなく，血液像検査による白血球の分類を調べることが重要である．

検査の意義

　炎症性疾患の診断や経過観察，白血病など血液疾患の診断，薬剤の副作用のモニターなどに有用である．

異常値をとる疾患

増加▶急性感染症，外傷，熱傷，溶血，急性心筋梗塞，白血病，悪性腫瘍，ストレス

減少▶無顆粒球症，薬剤アレルギー（抗菌薬，抗痙攣薬，抗甲状腺薬など），血液疾患（再生不良性貧血，白血病，骨髄異形成症候群），膠原病，肝硬変，抗癌薬投与，放射線障害，エイズ

●血小板 Platelet

| 基準値 | 15.8〜34.8万/μL |

基本事項

　血管が傷ついて出血した場合，血小板は損傷された血管に粘着し，さらに血小板同士が凝集して血栓を作って止血に関与する．血小板が5万/μL以下程度に減少すると止血に支障をきたし，出血傾向が起きる．逆に血小板数が多すぎれば，血栓傾向を起こす．

検査の意義

　出血傾向や血栓傾向のある場合には，血小板数の検査が必須である．

異常値をとる疾患

減少▶血小板産生の低下（再生不良性貧血，白血病，悪性貧血，抗癌薬投与）
　　　血小板破壊の亢進〔特発性血小板減少性紫斑病，播種性血管内凝固（DIC）〕
　　　血小板の体内分布異常（肝硬変，脾腫）

増加▶腫瘍性に増加（本態性血小板血症，慢性骨髄性白血病，真性多血症）
　　　反応性に増加（出血，手術，悪性腫瘍）

●血液像 Hemogram

基準値	桿状核好中球	2.0〜13.0%
	分葉（節）核好中球	38.0〜58.0%
	好酸球	0.2〜6.8%
	好塩基球	0.0〜1.0%
	リンパ球	26.2〜46.6%
	単球	2.3〜7.7%

基本事項

　血液塗抹標本を染色して顕微鏡で観察し，赤血球・白血球・血小板の形態を観察する．白血球では，好中球・好酸球・好塩基球・リンパ球・単球の各比率を測定する（白血球分類という，図2−5）．白血病細胞など，異常細胞の出現の有無にも注意する．

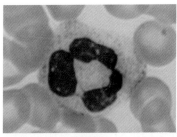

好中球

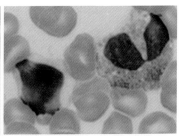

リンパ球（左），好酸球（右）

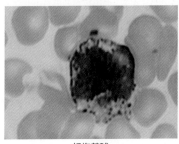

好塩基球

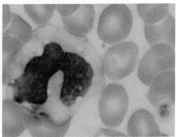

単球

■図2−5　白血球の種類

白血球の種類	増加する疾患	減少する疾患
好中球	急性細菌性感染症，外傷，熱傷，梗塞性疾患，慢性骨髄性白血病，中毒，ストレス，副腎皮質ステロイド薬服用	ウイルス感染症，急性白血病，再生不良性貧血，薬剤副作用，放射線障害
好酸球	アレルギー性疾患，寄生虫症，皮膚疾患	重症感染症，感染症初期，再生不良性貧血
好塩基球	慢性骨髄性白血病，アレルギー性疾患	
リンパ球	ウイルス感染症，慢性リンパ性白血病，マクログロブリン血症	急性感染症の初期，悪性リンパ腫，全身性エリテマトーデス（SLE）
単　球	感染症，単球性白血病，無顆粒球症の回復期	

血液検査

検査の意義

　貧血や白血病などの血液疾患では，血球数には異常がなくても形態的に異常のあることがあり，診断するうえで重要である．

異常値をとる疾患

・白血球分類の異常▶血液疾患，炎症，腫瘍，薬剤副作用など（表2-4）
・異常細胞の出現▶白血病

C 血栓・止血検査

　血管に傷がついて出血すると，生体防御として出血を阻止する止血機構が働く（図2-6）．

　まず，血管が収縮して血流量が減少し，傷ついた血管に血小板が粘着する．そして，血小板同士が凝集して血栓を作り，血管の損傷部位をふさぐ．この血栓は一次血栓とよばれ，もろくてはがれやすい．

　一方，血漿中にある凝固因子（第Ⅰから第ⅩⅢ因子まであるが，第Ⅵは欠番）が次々に活性化され，最終的にはフィブリノゲンがフィブリンとなり，血小板でできた一次血栓をあたかもセメントで固めるようにして固め，強固な二次血栓を作る（図2-7）．こうして二次血栓が血管の損傷部位を確実にふさぎ，止血が完了する．

　止血が完了し，血管が修復されると，役目を終えた血栓は血漿中のプラスミンによって溶かされ，消失する．この現象をフィブリン溶解現象（線維素溶解現象，略して線溶とよぶことが多い）という．

　血液は生命を維持するのにきわめて重要であり，外傷などで出血した場合に

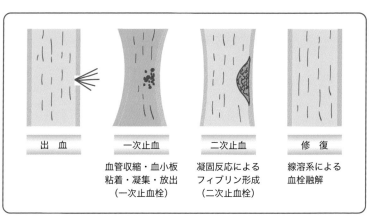

■図2−6 止血機構

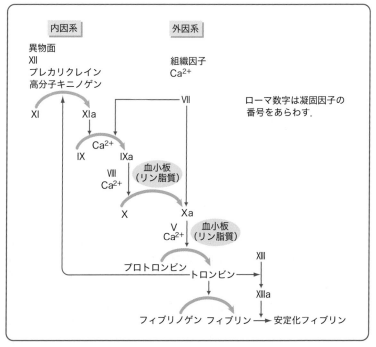

■図2−7 血液凝固反応

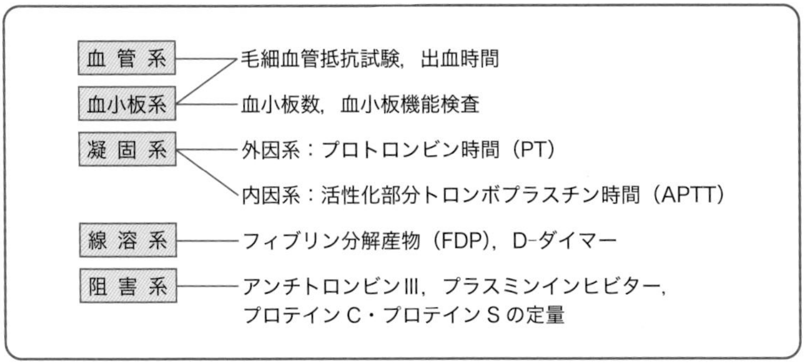

■ 図2−8　出血傾向に関するスクリーニング検査

■ 表2−5　スクリーニング検査による出血傾向の鑑別

血小板数	出血時間	PT	APTT	該当する主な疾患	
				先天性	後天性
減少	延長	正常	正常		特発性血小板減少性紫斑病，薬剤による血小板減少症
正常	延長	正常	正常	血小板無力症，遺伝性出血性毛細血管拡張症	薬物，尿毒症，アレルギー性紫斑病
正常	延長	正常	延長	フォン・ウィルブランド病	
正常	正常	正常	延長	血友病	
正常	正常	延長	正常	第VII因子欠乏症	
正常	正常	延長	延長	プロトロンビンやフィブリノゲン欠乏症	肝硬変，ビタミンK欠乏症
減少	延長	延長	延長		播種性血管内凝固（DIC）
正常	正常	正常	正常	第XIII因子欠乏症	

　止血が行われなければ生命の危険すらある．このため，止血機構が人体には備わっている．しかし，一連の止血機構のどこかに異常があると，いったん出血すると血が止まりにくく，かつ，大きな外傷でなくても簡単に出血するようになる．このような病態を**出血傾向**，または**出血性素因**という．

　出血傾向は重篤な場合もあるので，異常があれば早急に原因を調べ，対応しなければならない．鑑別するには，まずスクリーニング検査を行い，血管・血小板・凝固因子・線溶系のいずれに異常があるのかを検査する（図2−8，表2−5）．

●出血時間 Bleeding time

- -

基準値　1〜3分（デューク法）

基本事項

　皮膚（通常は耳朶）に一定の傷をつけて出血させ，止血するまでの時間を計測する（図2-9）．毛細血管の機能，血小板の数と機能を総合的に把握できる．

検査の意義

　出血傾向のうち，血管もしくは血小板の異常を簡便に検出できる．ただし，患者には痛みなどの負担があり，測定誤差もあることから省略されることもある．

異常値をとる疾患

延長（5分以上）▶

- ●毛細血管の異常（アレルギー性紫斑病，遺伝性出血性毛細血管拡張症）
- ●血小板数の減少（特発性血小板減少性紫斑病，再生不良性貧血など）
- ●血小板機能の異常（血小板無力症，尿毒症，アスピリンなど薬剤の服用）

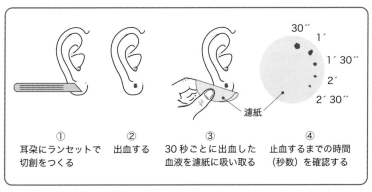

■図2-9　出血時間の検査法（デューク法）

●プロトロンビン時間 Prothrombin time（PT）

基準値	11〜13秒（凝固時間） 0.90〜1.1（PT-INR） 0.85〜1.15（プロトロンビン比） 80〜120%（活性化）

基本事項

出血して血液が血管の外に漏れると，組織因子の影響を受けて第VII因子が活性化される．組織因子によって第VII因子が活性化される凝固系を**外因系**という．さらにカルシウムイオンの存在下で第X，第V因子が活性化され，プロトロンビン（第II因子）がトロンビンとなり，これがフィブリノゲン（第I因子）をフィブリンに変化させる（図2-7）．

外因系および共通系（後述）の異常を検出するのが**プロトロンビン時間**の測定である．

検査の意義

第VII，第X，第V因子，プロトロンビン，フィブリノゲンの異常の有無を検出する．また，**ビタミンK**が欠乏するとプロトロンビン・第VII・第IX・第X因子が合成できないので，ビタミンK欠乏を診断する検査にもなる．

異常値をとる疾患

延長（健常者対照より2秒以上の延長）▶

- ●先天性凝固異常症（第VII・第X・第V因子，プロトロンビン，フィブリノゲンの欠乏もしくは異常症）
- ●後天性凝固異常症（重症肝障害，ビタミンK欠乏症，播種性血管内凝固）
- ●経口抗凝固薬服用（ワルファリンなど）

●活性化部分トロンボプラスチン時間

Activated partial thromboplastin time（APTT）

基準値	25〜40秒

基本事項

血液凝固は外因系のほか，血液が異物と接触することによって第XII因子が活性化され，ついで第XI，第IX，第VIII因子が活性化されていく**内因系**がある（図2-7）．最終的には外因系と同じく第X因子，プロトロンビンが活性化され，フィブリノゲンがフィブリンとなって止血する．

外因系と内因系に共通した経路を**共通系**とよぶ.

検査の意義

内因系および共通系の凝固異常を検出する.

異常値をとる疾患

延長（健常者対照より 10 秒以上長い）▶

- ●先天性凝固異常症（血友病 A：第Ⅷ因子異常，血友病 B：第Ⅸ因子異常，第Ⅻ・第Ⅺ・第Ⅴ・プロトロンビン・フィブリノゲン異常）
- ●後天性凝固異常症（重症肝障害，播種性血管内凝固，ビタミン K 欠乏症）
- ●薬剤投与（ヘパリン，ワルファリン）

●フィブリノゲン Fibrinogen（Fbg）

基準値	200〜400 mg/dL

基本事項

フィブリノゲンは肝臓で合成されるタンパク質で，凝固反応の最終段階でトロンビンの酵素作用を受けて**フィブリン**となる. また，炎症反応のときには急速に反応性に合成されるので，炎症反応の指標になる.

検査の意義

出血性素因，血栓症のスクリーニング検査となる. また，感染症や悪性腫瘍のモニターにもなる.

異常値をとる疾患

高値▶ ●炎症（急性感染症，悪性腫瘍，急性心筋梗塞，膠原病，手術後）
　　　 ●血栓症（脳血栓）
低値▶ ●先天性（先天性無フィブリノゲン血症）
　　　 ●合成障害（重症肝障害，L-アスパラギナーゼ投与）
　　　 ●消費の亢進（播種性血管内凝固）

●トロンボ試験 Thrombotest（TT）

基準値	70〜130%

基本事項

経口抗凝固薬（ワルファリンなど）の効果をモニターするために開発された検査で，ビタミン K 依存性の凝固因子であるプロトロンビン（第Ⅱ）・第Ⅶ・第Ⅸ・第Ⅹ因子の活性を総合的に評価する.

血栓を予防する目的で経口抗凝固薬を服用するときには，トロンボ試験の活性が 10〜20%となるようにする．

検査の意義

経口抗凝固薬投与での効果判定になる．なお，トロンボ試験（TT）は簡便な検査ではあるが，国際標準でないため，現在ではワルファリン投与量をコントロールする目的として，PT-INR が用いられることが多い．

異常値をとる疾患

低値▶
- 経口抗凝固薬の服用
- 第Ⅱ・第Ⅶ・第Ⅸ・第Ⅹ因子の欠乏症
- ビタミン K 欠乏症
- 重症肝障害

●フィブリン分解産物 Fibrin degradation products（FDP）

基準値	5 µg/mL（血漿），10 µg/mL（全 FDP，血清）

基本事項

フィブリンが形成されて止血が完了したあと，プラスミンによってフィブリンが溶解される（線維素溶解現象，線溶）．この際，フィブリンが分解されて生じるものがフィブリン分解産物（FDP）として検査される．この FDP を測定すれば，線溶系の状態が把握できる．

検査の意義

血栓形成に伴う線溶系の亢進状態を調べることができる．血栓症に対する血栓溶解療法の効果判定にも使われる．

異常値をとる疾患

高値▶
線溶系の亢進（播種性血管内凝固，血栓症，悪性腫瘍，熱傷，手術後，移植拒絶反応，蛇毒中毒）

●D-ダイマー D-dimer

基準値	LPIA 法：1.0 µg/mL 以下，ELISA 法：0.5 µg/mL 以下

基本事項

フィブリノゲンからフィブリンポリマーが作られる際にできる分画で，線溶

系の把握に有益である.

検査の意義

FDP はフィブリンだけなくフィブリノゲンの分解産物も含まれるが, D-ダイマーはフィブリンの分解産物なので, より的確に線溶系の状態を判断できる.

異常値をとる疾患

低値▶線溶系の亢進（播種性血管内凝固, 血栓症, 悪性腫瘍, 血栓溶解療法）

●分子マーカー Thrombin-antithrombin III complex（TAT）, Plasmin-plasmin inhibitor complex（PIC）

| 基準値 | TAT | 3.75 ng/mL 以下 |
| | PIC | 0.8 μg/mL 以下 |

基本事項

播種性血管内凝固（disseminated intravascular coagulation：DIC）では, 凝固系の亢進によって全身で多発性に血栓が作られる. さらに, その際に血小板や凝固因子が消費される結果, 出血をきたす. つまり, DIC は血栓形成と出血傾向という, 一見すると相矛盾した病態を起こす病態で, 悪性腫瘍や重篤な感染症などに続発する. DIC は重症であり, 正確に診断して適切な治療を行うことが求められる. DIC の診断には, 血小板数, PT, APTT, フィブリノゲン, FDP の値が参考になるが, より詳細に凝固系を評価する指標として TAT, 線溶系を評価する指標として PIC が分子マーカーとして利用されている.

検査の意義

凝固系, 線溶系の亢進状態を把握するのに有用で, とくに DIC の病態の際に重要な指標となる.

異常値をとる疾患

TAT 高値▶ DIC, 血栓症, 急性心筋梗塞, 妊娠高血圧症候群
PIC 高値▶ DIC, 血栓溶解療法時

D 骨髄検査

骨髄は血球を作る主要な臓器である. そのため, 貧血・白血病・骨髄異形成症候群・多発性骨髄腫・血小板減少症など, 血球に異常がある血液疾患を診断するうえで骨髄検査は重要である. さらに, 癌細胞の骨髄転移, 悪性リンパ腫細胞の骨髄浸潤などの確認にも骨髄検査が必要である. そのほか, 血液疾患における治療効果の判定, 悪性腫瘍に対する抗癌化学療法の際の骨髄抑制の有

無・程度の判定などにも骨髄検査が行われる.

基準値 骨髄液の有核細胞数・巨核球数・細胞分類の基準値（参考値）を表2-6に示す.

基本事項

腸骨に針を刺し，ディスポーザブル注射器で骨髄液を吸引する（図2-10）.まず，採取した骨髄液中の有核細胞数と巨核球数を数える．ついで骨髄液を用いて塗抹標本をつくり，染色して細胞の分類を行う．また，各細胞の形態学的な観察を行い，異常細胞の有無を調べる．種々の血液疾患は異常細胞の特徴的

■ 表2-6　骨髄穿刺液中の細胞数と細胞分類（参考値）

有核細胞数	10～25万/μL						
巨核球数	50～150/μL						
細胞分類	骨髄芽球	1.3%	好酸球	3.8%	前赤芽球	0.2%
	前骨髄球	4.4%	好塩基球	0.2%	好塩基性赤芽球	1.8%
	骨髄球	7.0%	リンパ球	19.0%	多染性赤芽球	16.6%
	後骨髄球	10.0%	単球	3.3%	正染性赤芽球	2.2%
	桿状核好中球	13.6%	形質細胞	1.2%		
	分葉核好中球	13.6%	細網細胞	1.8%		

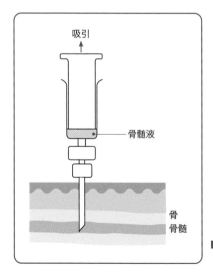

■図2-10
骨髄検査法

な所見から診断できる．白血病などの病名を詳細に診断するためには，骨髄液を用いて細胞表面抗原検査，染色体検査，遺伝子検査なども並行して実施される．

検査の意義

骨髄検査は，血液疾患の診断，経過観察に重要である．癌の骨髄転移，悪性リンパ腫の骨髄浸潤，ゴーシェ病をはじめとする先天性脂質蓄積病などの診断にも有用である．抗癌薬や放射線による造血障害の判定にも役立つ．

異常値をとる疾患

有核細胞数の低下▶再生不良性貧血，骨髄線維症

有核細胞数の増加▶真性多血症

赤芽球の増加▶溶血性貧血

巨赤芽球の出現▶巨赤芽球性貧血

異常細胞の出現▶白血病，骨髄異形成症候群，多発性骨髄腫，癌・悪性リンパ腫細胞の浸潤

骨髄の線維化▶骨髄線維症

3 血液生化学検査

A タンパク検査

　血清中には，**アルブミン** albumin と，それ以外の**グロブリン** globulin と総称されるタンパク質が含まれる．グロブリンのうちの免疫グロブリンは骨髄中の形質細胞など免疫担当細胞によって作られるが，それ以外の血清タンパクのほとんどは肝臓で合成され，血中に分泌される．

　血清タンパクには，およそ 100 種類以上の成分がある．これらの成分は，アルブミン，免疫グロブリン，リポタンパク，糖タンパク，補体，凝固因子などが主なもので，ほかに酵素，ホルモンなどの微量物質がある．血清タンパクは，血漿膠質浸透圧の維持，各種物質の運搬，凝固線溶，防御免疫など種々の重要な機能を営む．

● 血清総タンパク Total protein（TP）

基準値	6.6〜8.1 g/dL

基本事項

　タンパク質の多くは肝臓で合成される．タンパク質の分解（異化）は，消化管・腎臓・呼吸器などの分泌液に排出されたり，肝細胞などに取り込まれて行われる．血清タンパク濃度は，①素材の供給，②合成，③異化，④排泄などによって左右される．

検査の意義

　血清タンパク濃度を測定すると，それを合成する肝臓や，排泄する腎臓などの異常が診断できる．また，血清総タンパクは，栄養状態の把握にも使われる．血清総タンパクが低値になる場合は，アルブミン値が低いことが多く，その原因は低栄養，吸収不良，漏出，肝疾患による合成障害などである．一方，血清総タンパクが高値となる場合は，グロブリンの値が高値である場合が多く，その原因は，グロブリンの過剰産生，脱水による濃縮などである．

異常値をとる疾患

低値▶
- ●漏出（熱傷，出血，ネフローゼ症候群，タンパク漏出性胃腸症）
- ●栄養不良（栄養失調，低たんぱく質食，妊娠高血圧症候群）
- ●肝疾患（肝硬変，肝癌，リン中毒）
- ●低または無γ-グロブリン血症

高値▶
- ●血液濃縮（脱水，下痢，嘔吐）
- ●単クローン性高γ-グロブリン血症（多発性骨髄腫，マクログロブリン血症，良性 M タンパク血症）
- ●多クローン性高γ-グロブリン血症（慢性肝炎，肝硬変，慢性感染症，自己免疫疾患）

●血清アルブミン Serum albumin

基準値 4.1～5.1 g/dL

基本事項

アルブミンは血清総タンパクの約 50～70％を占める．アルブミンは肝臓で合成され，血漿浸透圧の維持，ビリルビンや甲状腺ホルモンなど各種物質の運搬などの機能を果たしている．

検査の意義

栄養状態や肝障害の有無，程度を判断するのに有用である．アルブミンは低値の場合が問題となり，高値が問題になることはほとんどない．血清アルブミン値が 2.5 g/dL 以下になると浮腫が出現しやすくなる．

異常値をとる疾患

低値▶
- ●摂取不良（低栄養，低たんぱく質食，飢餓，吸収不良症候群）
- ●漏出（ネフローゼ症候群，タンパク漏出性胃腸症）
- ●代謝亢進（クッシング症候群，甲状腺機能亢進症）
- ●合成低下（肝硬変）

■表2-7　血清タンパク分画の基準値と異常値をとる疾患

タンパク分画	基準値（%）	上昇する疾患	低下する疾患
アルブミン	53.9〜66.9	脱水症	肝硬変，ネフローゼ症候群，栄養不良，腹水，胸水
α_1-グロブリン	2.1〜4.4	急性・慢性炎症	α_1-アンチトリプシン欠損症，肝障害
α_2-グロブリン	4.8〜9.3	ネフローゼ症候群，膠原病，急性・慢性炎症，悪性腫瘍	肝障害，溶血性貧血
β-グロブリン	9.0〜14.5	β-リポタンパク血症，多発性骨髄腫	肝硬変，栄養不良，吸収不良症候群，無トランスフェリン血症
γ-グロブリン	12.4〜23.6	慢性肝炎，肝硬変，膠原病，慢性炎症，多発性骨髄腫，悪性リンパ腫	低・無グロブリン血症

●血清タンパク分画 Serum protein fraction

基準値　（-）表2-7 参照

基本事項

　血漿または血清を電気泳動すると，陽極から陰極側に向かって，アルブミン，α_1-グロブリン，α_2-グロブリン，β-グロブリン，γ-グロブリンの5分画に分かれる．

検査の意義

　タンパク異常をきたす疾患の鑑別に有用である．とくにグロブリン分画が鋭くとがってピーク状になるものは**Mタンパク血症**とよばれ，多発性骨髄腫やマクログロブリン血症を発見する糸口になる．

異常値をとる疾患

　表2-7 参照

B 糖検査

　体内の細胞は，主要なエネルギー源として血液によって運ばれる**ブドウ糖** glucose を利用している．肝臓や筋肉ではブドウ糖をグリコゲン glycogen に変えて貯蔵し，エネルギーが必要な場合に利用する．

ブドウ糖の血中濃度を血糖という．血糖は，食べ物から消化管での吸収，肝臓での糖新生とグリコゲンの合成・分解，末梢組織での消費，腎臓からの排泄などの影響を受ける．

血糖値の調節には，主として内分泌系と自律神経系が関与している．インスリンと副交感神経は血糖値を下げるように作用し，グルカゴン，アドレナリン，甲状腺ホルモン，成長ホルモン，副腎皮質ホルモン，交感神経は血糖値を上げるように働く．生命の維持には高血糖よりも血糖値が下がりすぎることのほうが危険である．このため，人体では血糖値を上げるための安全策が幾重にもとられている．

●血糖 Blood glucose

> **基準値** 空腹時：73〜109 mg/dL

基本事項

血糖の検査は，糖代謝異常症および関連疾患の診断，鑑別診断，経過観察などに応用される．代表的な疾患は糖尿病で，血中と尿中のグルコース濃度を中心に検査する．脂質異常症などの代謝疾患，肝疾患，膵疾患，腎疾患などの診断や経過観察でも血糖検査は重要である．

検査の意義

血糖の調節機構に障害のある疾患で，疾患によって高血糖または低血糖になる．それらの疾患の診断に血糖検査が重要である．

異常値をとる疾患

低値▶
- 膵疾患（インスリノーマ）
- 内分泌異常（下垂体機能不全，副腎機能低下症，甲状腺機能低下症）
- 肝疾患（劇症肝炎，肝硬変，肝癌）
- その他（絶食，激しい運動，胃切除後，インスリン・経口糖尿病薬服用）

高値▶
- 糖尿病
- 膵疾患（急性膵炎，慢性膵炎，膵癌，ヘモクロマトーシス）
- 内分泌異常（先端巨大症，クッシング症候群，褐色細胞腫，甲状腺機能亢進症，グルカゴノーマ）
- 肝疾患（肝硬変，慢性肝炎，脂肪肝）
- その他（肥満，妊娠，低栄養，脂質異常症，脳血管障害，感染症，胃切除後，副腎皮質ステロイド薬服用）

●糖負荷試験 Glucose tolerance test（GTT）

> **基準値** 負荷前：110 mg/dL 未満，2 時間値：140 mg/dL 未満

基本事項

75 g ブドウ糖含有液を飲んだ後の血糖値を測定し，糖代謝能を調べる．

検査の意義

糖代謝異常を検出することにより，糖尿病の診断に有用である．

異常値をとる疾患

糖尿病の症状があり，なおかつ糖負荷試験（GTT）で**糖尿病型**と判定されれば糖尿病と診断される．糖尿病の症状があり，空腹時血糖が 126 mg/dL 以上，あるいは随時血糖が 200 mg/dL 以上のときには，そのデータから**糖尿病**と診断される（表 2−8）．

■ 表 2−8　糖尿病の診断基準

型の区分と判定基準
①早朝空腹時血糖値 126 mg/dL 以上 ② 75 g 経口ブドウ糖負荷試験で 2 時間値 200 mg/dL 以上 ③随時血糖値 200 mg/dL 以上 ④ HbA1c が 6.5%以上
⑤早朝空腹時血糖値 110 mg/dL 未満 ⑥ 75 g 経口ブドウ糖負荷試験で 2 時間値 140 mg/dL 未満
●①〜④のいずれかが確認された場合には「糖尿病型」と判定する．ただし，①〜③のいずれかと④が確認された場合には，糖尿病と診断してよい． ●⑤および⑥の血糖値が確認された場合には「正常型」と判定する． ●上記の「糖尿病型」「正常型」いずれにも属さない場合は「境界型」と判定する．

糖尿病の診断
●別の日に行った検査で，「糖尿病型」が再確認できれば糖尿病と診断できる．ただし，初回検査と再検査の少なくとも一方で，必ず血糖値の基準を満たしていることが必要で，HbA1c のみの反復検査による診断は不可． ●血糖値が「糖尿病型」を示し，かつ次のいずれかが認められる場合は，初回検査だけでも糖尿病と判断できる． 　1）口渇，多飲，多尿，体重減少などの糖尿病の典型的な症状． 　2）確実な糖尿病網膜症． ●検査した血糖値や HbA1c が「糖尿病型」の判定基準以下であっても，過去に「糖尿病型」を示した資料（検査データ）がある場合や，上記 1），2）の存在の記録がある場合は，糖尿病の疑いをもって対応する．

（日本糖尿病学会編・著：糖尿病治療ガイド 2022-2023，文光堂，2022 をもとに作成）

血液生化学検査

●糖化ヘモグロビン Glycohemoglobin
（ヘモグロビン A1c Hemoglobin A1c, HbA1c）
糖化アルブミン Glycated albumin

基準値	ヘモグロビン A1c	4.9～6.0%（NGSP）
	糖化アルブミン	11～16%

基本事項

　血液中のタンパクはブドウ糖とシッフ結合をしたあとゆっくりと共有結合し，**糖化タンパク glycated protein** となる．このうち**糖化ヘモグロビン**はヘモグロビン A に糖が結合したものである．ブドウ糖が結合したヘモグロビン A は，HbA1a，HbA1a$_2$，HbA1b，HbA1c に分類されるが，HbA1c が大部分を占めて血糖値をよく反映する．ヘモグロビンの平均寿命が約 120 日なので，**ヘモグロビン A1c** は過去 1～2 カ月の平均血糖値を反映する．

　糖化アルブミンはアルブミンとブドウ糖が結合してできる糖化タンパクである．糖化されるタンパクの半減期は 14～28 日なので，直近 1～2 週間の平均血糖値を反映する．

検査の意義

　糖化タンパクの産生量はブドウ糖濃度が高いほど多い．そこで，糖化タンパクを測定すれば，糖尿病患者での血糖コントロールの指標になる．

異常値をとる疾患

糖化タンパクが高値▶糖尿病のコントロール不良

ヘモグロビン A1c が低値▶溶血性貧血（赤血球寿命の短縮による），異常ヘモグロビン血症

●1, 5-アンヒドログルシトール
1, 5-Anhydroglucitol（1, 5AG）

基準値	14 μg/mL 以上

基本事項

　1, 5AG はブドウ糖と似た構造をもつ物質で，体内では合成されず，もっぱら食物から摂取される．血清中の 1, 5AG は腎臓の糸球体で濾過されたのち尿細管で再吸収されるが，この再吸収はブドウ糖と競合する．そこで，糖尿病患者で糖の排泄量が多いと尿細管での再吸収が妨げられ，尿中への 1, 5AG 排泄量が増加し，血中濃度が低下する．

検査の意義

血清中の 1, 5AG 濃度は，過去 1 週間の糖尿病の状態を反映する．

異常値をとる疾患

低値▶糖尿病のコントロール不良，腎性糖尿，慢性腎臓病，長期間の中心静脈栄養，飢餓，妊娠

●インスリン Insulin　Cペプチド C-peptide

インスリンは膵臓から産生されるホルモンで，糖代謝の調節に重要な役割を担う．インスリンの測定は，糖尿病の病型分類や治療方針の決定に有用である．インスリン，およびインスリンの前駆体であるプロインスリンが分解されてできる**Cペプチド**については，膵臓ホルモンの項で詳述する（p.88 参照）．

C 脂質検査

脂質は脂肪酸とエステルを形成し，生体で利用される．

血液中の主な脂質は，**トリグリセリド** triglyceride（TG），**コレステロール** cholesterol（Chol），**リン脂質** phospholipid（PL），**遊離脂肪酸** free fatty acid（FFA）である．脂肪組織中の中性脂肪（大部分がトリグリセリド）は主要なエネルギー源であり，コレステロールは胆汁酸やステロイドホルモンの原料になるほか，リン脂質とともに細胞膜の成分になる．

脂質は水に溶けないので，血液中ではタンパク（アポリポタンパク apolipoprotein）と結合してリポタンパクとなって循環する．遊離脂肪酸はアルブミンと結合して移動する．これらの脂質は，血清の 0.5〜1.0%程度を占める．

血清脂質の濃度は，患者栄養状態に依存するが，糖尿病，甲状腺疾患，肝・胆道系疾患，腎不全などの疾患や，経口避妊薬・降圧薬の服用，飲酒などによっても二次的に変化する．また，アポリポタンパクや脂質代謝に関係する諸因子の異常によって生じる一次的な異常がある．

●総コレステロール Total cholesterol（T-Chol）

基準値	142〜248 mg/dL

基本事項

血中総**コレステロール**の約 2/3 はエステル型，1/3 は遊離型である．
食物から小腸で吸収されたコレステロールはカイロミクロンとして血液中で

運ばれ，中間体を作る．また，肝臓で合成されたコレステロールは，超低比重リポタンパク very low-density lipoprotein（VLDL）として血中に運び出され，代謝を受けて中間比重リポタンパク intermediate-density lipoprotein（IDL），低比重リポタンパク low-density lipoprotein（LDL）となり，細胞膜にある LDL レセプターを介して細胞内に取り込まれる．

検査の意義

　高コレステロール血症は動脈硬化症のリスクファクターであり，コレステロール値の測定は生活習慣病検診には欠かせない．そのほか，肝・胆道系疾患や内分泌疾患の検査としても重要である．

　ただし，現在，**LDL-コレステロール**，**HDL-コレステロール**の測定が一般化しており，総コレステロールが測定されないこともある．たとえば，メタボリックシンドロームの検出に有用な特定健康診査の検査項目にも，総コレステロールの検査は含まれていない．

異常値をとる疾患

低値▶

- ●原発性（α-リポタンパク欠損症，無β-リポタンパク血症）
- ●続発性（肝硬変，甲状腺機能亢進症，栄養障害）

高値▶

- ●原発性（家族性高コレステロール血症，複合型高コレステロール血症，特発性高コレステロール血症）
- ●続発性（甲状腺機能低下症，ネフローゼ症候群，クッシング症候群，糖尿病，閉塞性黄疸，脂肪肝，エストロゲン薬服用，副腎皮質ステロイド薬服用）

●トリグリセリド Triglyceride（TG）

基準値 　男性 40〜234 mg/dL，女性 30〜117 mg/dL

基本事項

　トリグリセリドは，グリセリンに 3 分子の脂肪酸がエステル結合したもので，中性脂肪のほぼ 90％を占める．トリグリセリドは全身の脂肪組織の主成分になっており，生体のエネルギー貯蔵をつかさどる．

　血中トリグリセリドには，食事に由来するカイロミクロンに含まれるものと，体内で合成されて VLDL に組み込まれて運搬されるものがある．

検査の意義

　糖尿病，肥満症，虚血性心疾患などの病態で測定意義がある．

異常値をとる疾患

低値▶

- ●原発性（無β-リポタンパク血症）
- ●続発性（甲状腺機能亢進症，副腎不全，肝硬変，栄養障害）

高値▶

- ●原発性（家族性高リポタンパク血症）
- ●続発性（高脂肪食，高エネルギー食，高炭水化物食，アルコール多飲，糖尿病，肥満症，甲状腺機能低下症，クッシング症候群，閉塞性黄疸，急性膵炎，慢性膵炎，ネフローゼ症候群，腎不全）

●リポタンパク Lipoprotein（LP）

基準値	アガロースゲル電気泳動法： α-リポタンパク（HDL分画相当）　男性：29〜50%，女性：34〜53% preβ-リポタンパク（VLDL分画相当）男性：8〜29%，女性：3〜23% β-リポタンパク（LDL分画相当）　男性：30〜55%，女性：33〜53%

基本事項

　リポタンパクは脂質とアポリポタンパクの複合体で，構成成分によって比重に差が出る．超遠心法で分離すると，カイロミクロン，VLDL，LDL，HDL に

■ **表2-9　原発性高脂血症の病型分類**

病型	血中に増加している リポタンパク	総コレステロール	トリグリセリド	疾患
I	カイロミクロン	↑	↑↑↑	LPL欠損症，アポCII欠損症，その他未分類のもの
IIa	LDL	↑	→	家族性高コレステロール血症
IIb	LDL+VLDL	↑	↑	家族性多種リポタンパク型高脂血症，多因子性高コレステロール血症，未分類のもの
III	β-(migrating) VLDL	↑	↑	家族性III型高脂血症
IV	VLDL	→〜↑	↑	原発性高トリグリセリド血症，家族性多種リポタンパク型高脂血症
V	カイロミクロン+VLDL	↑↑	↑↑↑	原発性高トリグリセリド血症，未分類のもの

LPL：lipoprotein lipase，リポタンパクリパーゼ

分けられる．電気泳動法では，preβ，β，α-リポタンパクに分けられ，それ
ぞれ VLDL，LDL，HDL に相当する．

検査の意義

脂質代謝異常の病態の解析に有用である．

異常値をとる疾患

● 原発性高脂血症は電気泳動法によって I ～ V 型に分類できる（表 2-9）．

●HDL-コレステロール
High density lipoprotein cholesterol（HDL-Chol）

基準値　男性：38～90 mg/dL　女性：48～103 mg/dL

基本事項

HDL（高比重リポタンパク）は，タンパク質 50%，脂質 50% から構成される．
HDL には末梢組織から肝臓へコレステロールを輸送して異化させる作用があ
り，細胞内に蓄積したコレステロールを除去し，細胞内への LDL の取り込みを
抑制する．このため動脈硬化を予防する効果があり，HDL に結合しているコレ
ステロール（HDL-コレステロール）を "善玉コレステロール" と表現するこ
とがある．

検査の意義

動脈硬化性疾患の発症予知の指針になる．

異常値をとる疾患

低値▶

● 原発性（α-リポタンパク欠損症，魚眼病，アポ A-1 欠損症，LCAT 欠損症）
● 続発性（高リポタンパク血症，虚血性心疾患，脳梗塞，腎不全，肝硬変，糖
尿病，肥満症，喫煙，アンドロゲン薬服用）

高値▶

● 原発性〔家族性 HDL-コレステロール血症，コレステロールエステル転送
タンパク（CETP）欠損症〕
● 続発性（閉塞性肺疾患，原発性胆汁性肝硬変，アルコール摂取，エストロ
ゲン薬服用，運動）

●LDL-コレステロール

Low density lipoprotein cholesterol（LDL-Chol）

| 基準値 | 65〜163 mg/dL |

基本事項

LDL が高値のときには，血中の酸化 LDL も多く，動脈硬化を促進する要因となる．このため，動脈硬化予防の観点から，LDL に結合しているコレステロール（LDL-コレステロール）を"悪玉コレステロール"と表現することがある．

検査の意義

動脈硬化症の予後を推測するうえで重要である．

異常値をとる疾患

低値▶

- ●原発性（無β-リポタンパク血症，低β-リポタンパク血症）
- ●続発性（甲状腺機能亢進症，肝硬変）

高値▶

- ●原発性（高脂血症Ⅱa・Ⅱb型）
- ●続発性（甲状腺機能低下症）

D 肝・胆道系検査

肝臓は，成人では約 1.0 kg〜1.5 kg ほどの重さがあり，生体内で最も大きな臓器である．糖質・タンパク質・脂質・ビタミン・無機質などの物質代謝，胆汁酸の合成，ビリルビン代謝，アルコールや薬物などの解毒，血液の貯留など，多くの重要な機能をつかさどっている（図 2-11）．

胆道系は，胆汁を排泄する役目を担っている．

肝臓はウイルス，アルコール，薬剤などによって細胞が傷害されたり，腫瘍が原発性に発生したり，ほかの臓器の癌が転移してきたりする．胆道系では，胆石や腫瘍で胆汁排泄機構に支障が生じる．そうしたさまざまな病変により発生する肝・胆道系の各機能の異常を適宜把握できる検査項目がある（表 2-10）．これらの検査を組み合わせ，肝・胆道系疾患の有無と程度の診断，原因の究明，予後の判定，治療方針の決定，経過観察などを行うことができる．

なお，肝臓は一次的に障害されるばかりでなく，腎疾患や心疾患，膠原病などが原因となって二次的に肝臓に障害の出るケースが少なくない．そこで，「肝・胆道系検査」とはいうものの，全身性疾患の検査としても重要である．

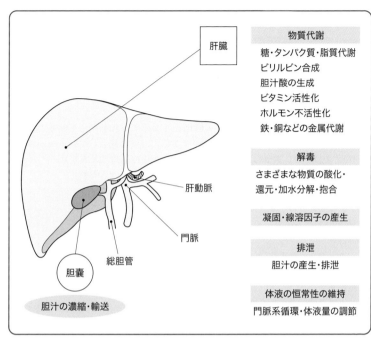

■図 2-11　肝臓と胆道系の主な機能

■表 2-10　肝・胆道系の病態と各種検査との関係

病態	検査項目
肝細胞の傷害	逸脱酵素（AST，ALT，LD など）
胆汁排泄障害	ビリルビン，胆管酵素（ALP，γ-GT，LAP）
タンパク合成能低下	アルブミン，ChE，プロトロンビン時間
糖代謝異常	血糖，GTT
脂質代謝異常	コレステロール
解毒機能の障害	アンモニア
排泄機能の障害	ICG，BSP
線維化	III型プロコラーゲンペプチド，IV型コラーゲン，MAO
間葉系の反応	血清タンパク分画，血清膠質反応（TTT，ZTT）
肝炎ウイルス	HAV，HBV，HCV
腫瘍マーカー	AFP，PIVKA-II
形態変化	エコー，CT，MRI，肝シンチグラフィ，血管造影，腹腔鏡，肝生検

●アスパラギン酸アミノトランスフェラーゼ

Aspartate aminotransferase（AST）（慣用：Glutamic-oxaloacetic transaminase：GOT）

アラニンアミノトランスフェラーゼ

Alanine aminotransferase（ALT）（慣用：Glutamic-pyruvic transaminase：GPT）

基準値	AST　13〜30U/L
	ALT　男性10〜42 U/L　女性7〜23 U/L

基本事項

　AST（GOT ともいう）はタンパク質の代謝に関係する酵素で，アスパラギン酸，2-オキソグルタル酸とグルタミン酸，オキサロ酢酸の間でアミノ基が転移するのを触媒する作用がある．AST は，心臓，肝臓，脳，骨格筋，腎臓などに含まれている．

　ALT（GPT ともいう）はアラニン，2-オキソグルタル酸とグルタミン酸，ピルビン酸の間でのアミノ基の転移を触媒する酵素で，肝臓，腎臓などに存在する．ただし，ALT は AST よりは少なく，最も多い肝臓でも AST の 1/3 ほどしかない．

　AST も ALT もヒトの細胞内に存在しており，感染症，腫瘍，組織破壊などによって細胞が壊れると血中に流れ出る．そこで，血液中の AST や ALT を測定すれば，細胞の傷害の有無や程度を推測できる．このような酵素を**逸脱酵素**とよび，細胞傷害の有無と程度を知るのに有意義である．

検査の意義

　肝細胞傷害の診断に有用である．心疾患や筋疾患でも AST は高値になるが，同時に ALT を測定すれば，それらの疾患では ALT は高値にならないので，肝疾患との鑑別が可能である．

異常値をとる疾患

低値▶問題になることはほとんどない．

高値▶
　①肝疾患，②急性心筋梗塞，③多発性筋炎，溶血性貧血
　①では AST，ALT がともに高値になるが，②と③では AST が高値になるが，ALT は高値にならないことが多い（表2−11）．

■表2-11　ASTとALTに異常をきたす疾患の鑑別

疾患		AST		ALT	備考
肝疾患	急性肝炎	↑↑↑	<	↑↑↑	ごく初期には AST>ALT 急性増悪期には AST>ALT
	慢性肝炎	↑〜↑↑	<	↑〜↑↑	
	肝硬変	↑〜↑↑	>	↑〜↑↑	
	肝癌	↑〜↑↑	>	↑〜↑↑	
	脂肪肝	↑〜↑↑	<	↑〜↑↑	
	アルコール性肝障害	↑〜↑↑↑	>	↑〜↑↑	
心疾患	急性心筋梗塞	↑〜↑↑	>	➡〜↑	クレアチンキナーゼ(CK)↑↑
筋疾患	多発性筋炎	↑〜↑↑	>	➡	CK↑↑
	溶血性貧血	↑〜↑↑	>	➡	LD↑↑

●乳酸脱水素酵素 Lactate dehydrogenase（LD または LDH）

基準値　124〜222 U/L

基本事項

解糖系の最終段階においてピルビン酸と乳酸との変換を触媒する酵素で，エネルギー産生に重要な役割を果たす．

乳酸脱水素酵素（LD または LDH）は，体内のほとんどの組織に分布し，とくに心臓，肝臓，腎臓，骨格筋，血球に多く存在する．これらの臓器や組織が傷害されると血中に LD が流出して血液中の LD が高値になるため，**逸脱酵素**として組織傷害の有無を判断するために応用される．

検査の意義

肝炎，急性心筋梗塞，癌，肺梗塞など，組織傷害を起こす疾患の診断，重症度の判定に有用である．ただし，傷害されている臓器や組織を特定することはできない．

異常値をとる疾患

低値▶遺伝性の酵素異常

高値▶
- 肝疾患（急性肝炎，慢性肝炎，肝癌，胆管細胞癌）
- 心疾患（急性心筋梗塞，うっ血性心不全）
- 悪性腫瘍
- 筋疾患（多発性筋炎，筋ジストロフィ）
- 血液疾患（白血病，悪性貧血，溶血性貧血）
- その他（肺梗塞，脳血管障害，妊娠）

●ビリルビン Bilirubin（Bil）

基準値	総ビリルビン	0.4〜1.5 mg/dL
	直接ビリルビン	0.0〜0.3 mg/dL
	間接ビリルビン	0.1〜0.8 mg/dL

基本事項

　血中ビリルビンの大部分は，老朽化して寿命を終えた赤血球が脾臓などで崩壊した際に遊離するヘモグロビンに由来する．

　赤血球から遊離したヘモグロビンは，化学変化を受けて**間接（遊離）ビリルビン**になる．間接ビリルビンは水に溶けにくいため，アルブミンと結合して肝臓に運ばれる．そして，肝細胞内でグルクロン酸抱合を受けて，水溶性の**直接（抱合）ビリルビン**に変換される．間接ビリルビンと直接ビリルビンを合わせたものを**総ビリルビン**という．

　直接ビリルビンは胆汁酸，レシチンなどと結合して胆汁を形成し，肝臓から胆管，胆嚢を経て十二指腸内に排出される．腸管内で腸内細菌によって還元されてウロビリノゲンとなる．さらに大部分のウロビリノゲンは腸内細菌によって黄褐色のウロビリンに酸化され，大便中に排泄される．

　ウロビリノゲンの一部は胆管から再吸収されて血中に戻り，再び肝臓で利用される（腸肝循環）か，腎臓から尿中に排泄される．

　ビリルビンが作られて排泄されるまでの過程でどこかに異常があると血中ビリルビンが高値となり，皮膚や粘膜が黄染する黄疸になる（図2-12）．

検査の意義

　黄疸の診断，ならびに黄疸の原因となる疾患の鑑別診断に有用である．

異常値をとる疾患

高値▶黄疸（表2-12）

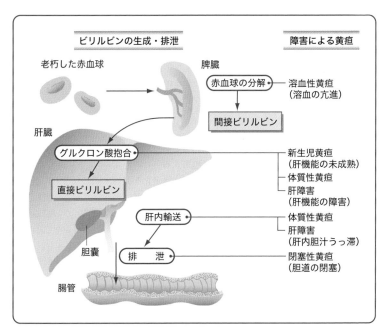

■図 2-12　ビリルビンの生成・排泄と黄疸

■表 2-12　黄疸をきたす疾患の分類

上昇するビリルビン	分類	疾患
間接ビリルビン	溶血性黄疸	先天性・後天性溶血性黄疸
	新生児黄疸	
	重症肝障害	肝硬変，劇症肝炎
	体質性黄疸	クリグラー・ナジャール症候群，ジルベール症候群
直接ビリルビン	肝細胞傷害	急性肝炎，慢性肝炎，肝硬変，肝癌
	胆汁うっ滞	肝内胆汁うっ滞，閉塞性黄疸
	体質性黄疸	ローター症候群，デュビン・ジョンソン症候群

●アルカリホスファターゼ Alkaline phosphatase（ALP）

| 基準値 | 106〜322 U/L |

基本事項

アルカリホスファターゼ（ALP）は有機リン酸エステルを加水分解する酵素で，骨，肝臓，腎臓，腸管，乳腺，胎盤などに分布する．

骨の発達が活発な小児では高値となる．

検査の意義

胆汁を介して肝臓から排出されるので，胆管が閉塞されるなど胆汁の流出障害を検出するのに有用である．同じような意義をγ-グルタミルトランスペプチダーゼ（γ-GT）やロイシンアミノトランスペプチダーゼ（LAP）も持つので，これらの酵素を胆管酵素あるいは閉塞性酵素という．ほかにも骨の新生状態や胎盤機能を評価するのにも役立つ．

異常値をとる疾患

低値▶

- ●先天性（遺伝性低ALP血症）
- ●その他（クレチン病，壊血病，慢性腎炎）

高値▶

- ●肝・胆道疾患（閉塞性黄疸，胆管炎，肝内腫瘤，脂肪肝）
- ●骨疾患（くる病，ページェット病，骨腫瘍）
- ●その他（妊娠，甲状腺機能亢進症，ALP産生腫瘍）

●γ-グルタミルトランスペプチダーゼ

γ-Glutamyl transpeptidase（γ-GTまたはγ-GTP）

| 基準値 | 男性 13〜64 U/L　女性 9〜32 U/L |

基本事項

γ-グルタミルトランスペプチダーゼ（γ-GT）は細胞内にあるペプチドのグルタチオンを分解・合成する際に作用する酵素で，腎臓・肝臓・膵臓・前立腺などに多く存在する．

肝・胆道系の閉塞による排泄障害の際に高値となる．

検査の意義

肝・胆道疾患，アルコール性肝障害の診断に有用である．睡眠薬などの服用者で高値になることもある．

異常値をとる疾患

低値▶先天性低γ-GT 欠損症

高値▶

- 胆汁うっ滞（肝内胆汁うっ滞，肝外胆管閉塞）
- びまん性肝疾患（急性肝炎，慢性肝炎，アルコール性肝障害，薬物性肝障害）
- 限局性肝疾患（肝細胞癌，転移性肝癌）
- その他（急性心筋梗塞，糖尿病，甲状腺機能亢進症，常習飲酒，睡眠薬・向精神薬服用）

●コリンエステラーゼ Cholinesterase（ChE）

基準値 男性：240～486 U/L　女性：201～421 U/L

基本事項

コリンエステラーゼ（ChE）はコリンエステルをコリンと有機酸に加水分解する酵素で，ヒトの体内では肝臓・膵臓・血液・筋肉・神経などに分布する．

ChE は肝臓で合成されるので，肝細胞の合成機能を評価するのに有用な指標である．ChE の検査値は使用する基質によってかなり異なるので，各施設での基準値を参考にするよう留意する．

検査の意義

ChE は，肝実質機能を判定することができ，肝疾患の重症度と相関する．脂質代謝とも関連するため，高コレステロール血症では高値になる．

異常値をとる疾患

低値▶

- 肝疾患（肝硬変，劇症肝炎，慢性肝炎，肝癌）
- 栄養障害（栄養不良，慢性消耗性疾患）
- 中毒（有機リン剤，サリン）
- 遺伝性 ChE 欠損症

高値▶

- 脂質代謝異常（脂肪肝，肥満，ネフローゼ症候群，糖尿病，高コレステロール血症）
- 先天性高 ChE 血症

●インドシアニングリーン試験

Indocyanine green（ICG 検査）

- -

基準値 15 分停滞率　10%以下

基本事項

　静脈注射した**インドシアニングリーン**（ICG：緑色の色素）は，アルブミンと結合して肝細胞に取り込まれ，代謝されずにそのままの形で胆汁中に排泄される．

検査の意義

　肝細胞での代謝機能が障害されていると ICG が血中にとどまるため，肝細胞の異物摂取能，排泄機能，肝血流量を評価できる．

異常値をとる疾患

15 分停滞率の上昇▶

- ●肝疾患（肝硬変，慢性肝炎，急性肝炎，体質性黄疸）
- ●体質性 ICG 排泄異常症

●アンモニア Ammonia（NH₃）

- -

基準値 30〜86 μg/dL（直接比色法）

基本事項

　アンモニアは生体内でアミノ酸が分解して生じるものと，腸管内で細菌によって窒素化合物から産生されるものとがある．生成されたアンモニアは肝臓で**尿素サイクル**によって尿素に変換され，腎臓から排泄される．

検査の意義

　肝臓でのアンモニア処理能が低下する重症肝疾患（劇症肝炎や重症肝硬変など）や，尿素サイクルの先天的異常などを検出するのに有用である．

異常値をとる疾患

低値▶低たんぱく質食

高値▶

- ●重症肝疾患（劇症肝炎，重症肝硬変，進行性肝癌）
- ●門脈-体循環シャント（肝硬変，特発性門脈圧亢進症）
- ●先天性（尿素サイクル酵素欠損症，アミノ酸代謝異常症）
- ●その他（尿毒症，ショック，消化管出血）

E 膵機能検査

膵臓には，アミラーゼ，トリプシン，リパーゼなど種々の**消化酵素**を分泌する**外分泌腺**と，インスリン，グルカゴン，ソマトスタチンなどのホルモンを分泌する**内分泌腺**としての機能がある．

膵液は膵管を通じて十二指腸乳頭部から分泌される．膵液は1日におよそ1,000〜1,500 mL分泌される．膵液は重炭酸塩を多量に含み，強酸性の胃液を中和して小腸内の pH を 8.0 以上のアルカリ性に変えて食物を消化しやすくする．

膵炎などで膵臓の機能が障害されると膵液の十二指腸への排出が減少し，一方では消化酵素が血中に逸脱する．このため，血中もしくは尿中の酵素を測定すれば膵臓疾患を診断できる．また，内分泌腺としての機能が障害されれば，インスリンなどの分泌が減少し，糖尿病になる．

膵疾患の診断には，アミラーゼなどの酵素の測定，内分泌機能を評価する糖検査，膵液検査，エコー検査・内視鏡検査・CT・MRI 検査など画像診断が行われる．さらに膵癌の診断には腫瘍マーカーも検査される．

●アミラーゼ Amylase（AMY）

基準値	血清アミラーゼ　44〜132 U/L 尿中アミラーゼ　55〜547 U/L

基本事項

アミラーゼ（AMY）はデンプンやグリコゲンなど多糖類を加水分解し，グルコース，マルトース，デキストリンを生成する酵素である．アミラーゼは，主として膵臓と唾液腺で産生され，肝臓，肺，小腸，卵巣などにも活性がある．

アミラーゼが高値の場合，膵臓由来なのか，それとも唾液腺由来であるかを区別する必要がある．この目的にはアミラーゼの**アイソザイム**（同じ触媒作用を示すが，分子構造が異なっている酵素タンパク質）を調べ，前者が P 型，後者が S 型であることから区別して，鑑別診断を進める．

検査の意義

膵炎など膵疾患の診断に重要．血中濃度，尿排泄量，およびアイソザイムを調べて鑑別診断につなげる．

異常値をとる疾患

血清，尿アミラーゼともに低値▶

- ●慢性膵炎末期，膵癌末期，肝硬変

血清，尿アミラーゼともに高値▶
- ●膵疾患（急性膵炎，慢性膵炎急性増悪期，膵癌，膵嚢胞）
- ●腸管疾患（胃・十二指腸穿孔，腸閉塞）
- ●唾液腺疾患（耳下腺炎）
- ●その他（肺癌，卵巣癌，大腸癌）

血清アミラーゼのみ高値▶
- ●アミラーゼ排泄障害（腎不全）
- ●巨大アミラーゼ分子（マクロアミラーゼ血症）

●リパーゼ Lipase

基準値 11〜53 U/L

基本事項

　リパーゼは，中性脂肪を脂肪酸とグリセリンに加水分解する酵素で，膵臓から分泌される．

検査の意義

　リパーゼは，唾液腺からは分泌されないので，アミラーゼと組み合わせて検査すれば膵疾患か唾液腺疾患かを鑑別診断するのに役立つ．

異常値をとる疾患

低値▶膵機能の荒廃（慢性膵炎末期，膵癌末期）

高値▶
- ●膵疾患（急性膵炎，慢性膵炎，膵癌，膵嚢胞，膵外傷）
- ●その他（消化管穿孔，腸閉塞）

●エラスターゼ-1 Elastase 1

基準値 100〜400 ng/dL

基本事項

　エラスターゼ-1は膵臓から分泌される酵素で，膵炎や膵癌の際に血中に放出される**逸脱酵素**である．

検査の意義

　膵炎および膵癌を診断するマーカーになる．

異常値をとる疾患

低値▶膵機能の荒廃（慢性膵炎末期，膵癌末期）

高値▶
- ●膵疾患〔急性膵炎，膵癌，慢性膵炎（再燃期）〕
- ●その他（消化管穿孔，腎不全）

F 腎機能検査

　1-A「腎臓の働きと尿検査」の項（p.16）で述べたように，腎臓は水分・代謝終末産物・電解質・異物の排泄，血液浸透圧・体液量・酸塩基平衡などの調節，血圧維持，ビタミンDの活性化，エリスロポエチンの産生など，数多くの重要な機能をつかさどっている.

　腎臓は腎炎などの腎臓自体の疾患だけでなく，糖尿病・膠原病・高血圧症などの全身性疾患で二次的に障害されることも多い．このため，腎機能を検査することは，腎疾患はもちろんであるが，多くの全身性疾患の診療において重要である．また，抗菌薬をはじめ，種々の薬物が腎障害を起こす可能性もあるので，薬物による有害事象をチェックする意味でも腎機能検査が重要となる.

　腎機能検査は，尿検査と血液生化学検査が中心になる．腎臓からの物質の排泄は，糸球体での濾過，尿細管での再吸収と分泌というプロセスを経て行われる．それらの機能を反映し，糸球体，尿細管，腎血流，腎盂・尿路系などをそれぞれ部位別に評価する検査項目が活用されている（表2-13）.

　また，腎の形態学的な変化をみるための画像検査，確定診断としての腎生検による病理組織検査などもある.

■表2-13　部位別での腎機能を評価する主な検査

部位	検査項目
糸球体	尿タンパク，尿沈渣，UN，クレアチニン，クレアチニンクリアランス，血中β_2-ミクログロブリン
近位尿細管	尿中NAG，尿中α_1-ミクログロブリン，血中β_2-ミクログロブリン
遠位尿細管	尿量，尿比重，尿pH，尿濃縮試験，尿希釈試験
血管系	血圧，眼底検査，レノグラム，PAHクリアランス
腎盂・尿路系	尿沈渣，尿細胞診，細菌培養，腎盂造影
画像検査	腹部単純X線撮影，腎盂尿管造影，エコー，CT，MRI，レノグラム
病理組織検査	腎生検

●尿素窒素 Urea nitrogen（UN または BUN）

基準値 8〜20 mg/dL

基本事項

　体内組織と食物中のたんぱく質に由来するアミノ酸は，生体内の酵素または腸内細菌の作用を受けて分解される．その結果として生じるアンモニアは有害であるため，肝臓の尿素サイクルで尿素に合成される（図2-13）.

　尿素は腎糸球体から濾過され，一部は尿細管で再吸収される.

検査の意義

　尿素窒素（UN または BUN）を測定すれば，腎糸球体の濾過能や腎尿細管での再吸収量を検査できる．ただし，たんぱく質の摂取量や組織崩壊によるタンパク異化亢進にも影響されることに注意する.

異常値をとる疾患

低値▶たんぱく質摂取不足，肝不全，妊娠，タンパク同化ホルモン薬使用

高値▶

　●腎糸球体濾過障害（腎不全）

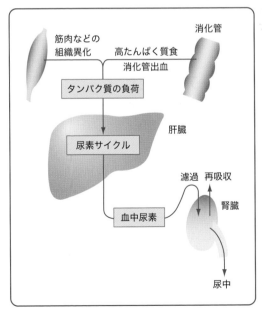

■図2-13
尿素の代謝

- 尿細管再吸収増加（脱水）
- 尿素の産生増加（高たんぱく質食，消化管出血，発熱，感染症，手術，甲状腺機能亢進症，副腎皮質ステロイド薬使用）

●クレアチニン Creatinine（Cr）

基準値 男性 0.65〜1.07 mg/dL　女性 0.46〜0.79 mg/dL

基本事項

クレアチニンは筋肉内でクレアチンとクレアチンリン酸から産生され，血中に放出された後，腎糸球体で濾過されて尿中に排泄される．クレアチニンは，尿細管で再吸収されたり分泌されたりすることもほとんどない．

検査の意義

血清クレアチニン濃度は**糸球体濾過能**と密接な関係があり，食事や尿量の影響を受けにくいので，腎機能障害の指標としてきわめて有用である．

異常値をとる疾患

低値▶筋疾患（筋ジストロフィ，多発性筋炎）

高値▶
- 腎糸球体濾過能低下（糸球体腎炎，間質性腎炎，腎不全，尿管閉塞）
- 筋肉増量（先端巨大症）
- その他（甲状腺機能亢進症）

●クレアチニンクリアランス

Creatinine clearance（Ccr）

基準値 91〜130 mL/分/1.73 m^2

基本事項

腎糸球体の濾過能は腎機能として重要であり，それを知るには**糸球体濾過量（率）** glomerular filtration rate（GFR）を測定することが必要である．簡便にGFRを知る方法としてクレアチニンクリアランスが利用される．

クレアチニンクリアランスは，1日あたりの尿中へのクレアチニン排泄量を血清クレアチニン濃度で除して求める．体格によって変動があるので，体表面積で補正する．

- **クレアチニンクリアランス**＝［尿中クレアチニン濃度（mg/dL）×尿量（mL/分）÷血清クレアチニン濃度（mg/dL）］×［1.73（標準体表面積）÷被検者の

体表面積(m^2)〕

検査の意義

クレアチニンクリアランスは，ほぼGFRを反映するので，腎機能を評価するのに簡便で，かつ鋭敏な検査である．

異常値をとる疾患

低値▶

- ●腎疾患（慢性腎炎，急性腎炎，糖尿病性腎症，ループス腎炎，腎硬化症，嚢胞腎）
- ●尿路閉塞（尿路結石，尿路腫瘍，前立腺肥大，神経因性膀胱）
- ●その他（心不全，肝不全，脱水，ショック）

●推算GFR estimated glomerular filtration rate（eGFR）

基準値　60 mL/分/1.73 m^2 以上（CKDの基準値）

基本事項

腎機能（糸球体濾過量）を推定するために，クレアチニン値から

$$eGFR=194×Cr^{-1.094}×年齢^{-0.287}×（女性では0.739）$$

〔Cr（mg/dL）：酵素法で測定したクレアチニン値〕によって算出する数値．

検査の意義

慢性腎臓病（CKD）の病期分類に応用される．

異常値をとる疾患

低値▶慢性糸球体腎炎，糖尿病性腎症，腎硬化症

高値▶糖尿病性腎症（初期），妊娠中，高たんぱく質食

●シスタチンC （Cys-C）

基準値　男性：0.61～1.00 mg/L　女性：0.51～0.82 mg/L

基本事項

シスタチンC（Cys-C）は，全身の細胞で産生される分子量13kDの低分子タンパクである．血中のCys-Cは腎糸球体から濾過され，近位尿細管でほぼすべてが再吸収されて異化される．糸球体濾過量が低下した症例で上昇する．

検査の意義

Cys-Cは年齢，性別，体格などの影響を受けにくく，血清クレアチニンが上昇しない程度の軽度の腎機能障害でも上昇する．このため，早期の腎障害を検

出するのに有用である．また，心疾患手術後の**急性腎傷害**（acute kidney injury：AKI）発症や，血管障害や心疾患などの予後予測因子としても利用されることがある．

異常値をとる疾患

低値▶甲状腺機能低下症

高値▶

- ●腎疾患（早期腎機能低下，腎不全）
- ●その他（甲状腺機能亢進症，副腎皮質ステロイド薬投与，妊娠）

●尿中微量アルブミン Urinary albumin

基準値 30 mg/日以下

基本事項

健常者でもわずかなアルブミンは尿中に排泄されるが，尿中への排泄量を測定してアルブミン排泄の増加を確認することにより，尿検査ではタンパク尿としてはまだ認められないほど初期の腎障害を検出できる．

検査の意義

腎糸球体疾患の初期病変や経過観察に役立つ．とくに糖尿病性腎症の早期発見に利用される．

異常値をとる疾患

高値▶腎糸球体疾患（糖尿病性腎症，糸球体腎炎，ループス腎炎，ネフローゼ症候群）

●尿中α_1-ミクログロブリン α_1-Microglobulin（α_1MG）

基準値 0.9～2.7 mg/L（EIA）

基本事項

α_1-ミクログロブリン（α_1MG）は分子量が約 30,000 で，糖を約 20％含む糖タンパクで，肝臓で産生される．α_1MG は糸球体基底膜を自由に通過し，ほとんどは近位尿細管で再吸収され，異化される．

検査の意義

α_1MG は，尿細管の機能が障害されると再吸収が低下して尿中への排泄量が増加する．このため，尿中のα_1MG 濃度は尿細管障害を評価する指標になる．

異常値をとる疾患

低値▶産生低下（肝疾患）

高値▶間質性腎炎，慢性糸球体腎炎，重金属や薬剤による尿細管障害

●β_2-ミクログロブリン β_2-Microglobulin（β_2MG）

基準値	血清：1.0〜1.9 mg/L 蓄尿：30〜370 μg/日 随時尿：16〜518 μg/L，4〜180 μg/gCr（クレアチニン1g当たりに補正した値）

基本事項

　β_2-ミクログロブリン（β_2MG）はすべての有核細胞膜に存在する分子量が約11,800のタンパクで，低分子のため腎糸球体基底膜を簡単に通過するが，ほとんどが尿細管で再吸収されて異化される．

検査の意義

　血清β_2MGの増加は腎糸球体傷害による糸球体濾過量（率）の低下を，尿中β_2MGの増加は近位尿細管傷害による再吸収能の低下を意味する．

　なお，腎糸球体と尿細管の両者に傷害があるか，悪性腫瘍でβ_2MGの産生が亢進していれば，血清，尿中のβ_2MGがともに増加する．

異常値をとる疾患

血清β_2MGが高値▶

- ●腎糸球体傷害（急性糸球体腎炎，慢性糸球体腎炎，ネフローゼ症候群，ループス腎炎，腎硬化症）
- ●産生亢進・異化低下（多発性骨髄腫，白血病，胃癌，大腸癌，自己免疫疾患，肝疾患，感染症）

尿β_2MGが高値▶

- ●尿細管傷害（先天性腎障害，痛風腎，糖尿病性腎症，急性尿細管壊死，重金属・抗菌薬による腎毒性）

血清，尿β_2MGがともに高値▶

- ●腎糸球体と尿細管の傷害（慢性腎炎，慢性腎臓病，糖尿病性腎症）
- ●産生亢進・異化低下（悪性腫瘍，自己免疫疾患，肝疾患，感染症）

G 尿酸検査

尿酸は，食物に含まれる核タンパクと，体細胞の核タンパクに由来する**プリン体**が分解されて最終代謝産物として合成されたものである（図2-14）．

生体内に存在する尿酸の総合計（尿酸プール）は，男性で1,200 mg程度（870～1,650 mg），女性で600 mg程度である．1日のうちに約700 mgが骨髄，筋肉，肝臓などで合成され，大部分が尿中へ，一部は便中に排泄される．

● 尿酸 Uric acid（UA）

基準値	男性 3.7～7.8 mg/dL　女性 2.6～5.5 mg/dL

基本事項

尿酸の産生は，①体内でのプリン体生合成の亢進，②細胞の崩壊亢進による核酸分解増加，③プリン体を含む食品の過剰摂取などで増加する．尿酸の産生が増加したり，腎臓での排泄が障害されていれば血清尿酸値が上昇する．

血清尿酸値が増加し，過飽和状態（通常9 mg/dL以上）になると痛風発作

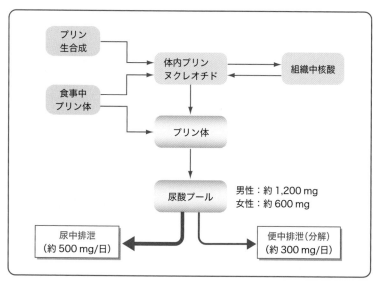

■図2-14　尿酸の代謝

を起こしやすくなる.

検査の意義

　痛風の診断，腎機能の評価，動脈硬化性疾患で測定される．

異常値をとる疾患

低値▶

- ●生成低下（肝不全，キサンチン尿症，PRPP 合成酵素欠損症，PNP 欠損症）
- ●排泄亢進（ウイルソン病，ファンコニ症候群，重金属中毒）

高値▶

- ●生成亢進（産生過剰型痛風，PRPP 合成酵素異常症，レッシュ・ナイハン症候群，多発性骨髄腫，白血病，アルコール多飲）
- ●排泄低下（排泄低下型痛風，腎不全，脱水，糖尿病性ケトアシドーシス，利尿薬服用）

血液生化学検査

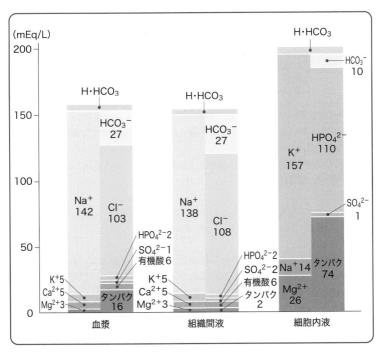

■図2-15　体液中の電解質組成

H 電解質検査

　体液は，体重の約 40％の細胞内液と，約 20％の細胞外液に分けられる．細胞外液は，さらに体重の約 15％を占める組織間液と，約 5％の血漿に分けられる．それぞれの体液には，種々の電解質が含まれる．細胞内液には主として K^+，HPO_4^{2-} が，細胞外液には主に Na^+，Cl^-，HCO_3^- が多く含まれる（図 2-15）．

　電解質はヒトが生体活動をスムーズに営むうえで重要であり，ホルモン，自律神経系，血管作動物質，腎臓や呼吸器での酸・塩基平衡調節などによって比較的狭い範囲に維持されている．

　電解質の異常は，これらの調節能を超える電解質の過剰摂取や腎臓からの排泄障害などで起こる．このため，腎疾患，内分泌疾患，代謝疾患，消化器疾患，循環器疾患などで電解質を測定することが重要となる．また，輸液による体液管理，利尿薬やジギタリスの投与時にも検査が必須となる．

●ナトリウム Sodium（Na）

> **基準値** 138〜145 mmol/L

基本事項

　ナトリウム（Na）イオンは，細胞外液中の陽イオンの約 90％を占め，ヒトの体内で水の分布，浸透圧の調節，酸・塩基平衡の維持などに関わっている．

検査の意義

　水・電解質代謝の失調をきたすような場合では，Na の測定が必要．

異常値をとる疾患

低値▶
- 腎臓からの Na 喪失（アジソン病，利尿薬投与）
- 腎臓以外からの Na 喪失（下痢，嘔吐）
- 摂取の低下（栄養不足）
- 水分過剰（うっ血性心不全，肝硬変，ネフローゼ症候群，腎不全）
- ホルモン分泌異常〔抗利尿ホルモン不適合分泌症候群（SIADH）〕
- 偽性低 Na 血症（脂質異常症，高タンパク血症）

高値▶
- 水分摂取不足（意識障害，口渇中枢障害）
- 腎臓からの水喪失（尿崩症，浸透圧利尿）
- 腎臓以外からの水喪失（下痢，嘔吐，発汗）

- Na 過剰（原発性アルドステロン症，クッシング症候群，大量の高張液輸液投与）

●クロール Chlorine（Cl）

> **基準値** 101〜108 mmol/L

基本事項

クロール（塩素イオン Cl）イオンは，Na とともに NaCl として大部分が細胞外液中に存在し，血漿陰イオンの約 70％を占める．水分平衡，浸透圧の調節，酸・塩基平衡の調節などをつかさどる．

検査の意義

Na 代謝異常，酸・塩基平衡異常の場合に測定が必要である．

異常値をとる疾患

低値▶
- Na 低下に随伴（低張性脱水，SIADH）
- 胃液の喪失（嘔吐）
- 腎臓からの Cl 喪失（利尿薬投与）
- 代謝性アルカローシス
- 呼吸性アシドーシス

高値▶
- Na 増加に随伴（高張性脱水）
- Cl の過剰投与（高張食塩水の輸液）
- 代謝性アシドーシス（尿細管性アシドーシス，下痢）
- 呼吸性アルカローシス（過呼吸）

●カリウム Potassium（K）

> **基準値** 3.6〜4.8 mmol/L

基本事項

カリウム（K）イオンはヒトの細胞内に多く存在し，細胞内酵素の活性化，神経・筋肉の興奮・伝導・収縮などに重要な役割をつかさどる．

血清カリウムの異常は細胞膜の機能に支障をきたし，神経・筋肉の活動に障害が出る．このため，不整脈，筋力低下，感覚異常，麻痺性イレウスなどを引き起こす．

検査の意義

カリウム代謝異常，水・電解質異常，酸・塩基平衡障害がみられるときに検査が必要である．

異常値をとる疾患

低値▶

- K摂取不足〔飢餓，摂食障害（神経性食欲不振症）〕
- K喪失の増加（利尿薬投与，原発性アルドステロン症，尿細管アシドーシス，下痢，嘔吐，熱傷）
- 細胞内へのK移動の増加（アルカローシス，インスリン注射，低K血症性周期性四肢麻痺）

高値▶

- K負荷の増加（Kの過剰摂取，輸液）
- K排泄の低下（腎不全，アジソン病，K保持性利尿薬投与）
- 細胞内からの移行（アシドーシス，インスリン欠乏，高K血症性周期性四肢麻痺，組織破壊）
- 偽性高K血症（溶血，血小板増加症，白血球増加症）

●カルシウム Calcium（Ca）

基準値 8.8〜10.1 mg/dL

基本事項

カルシウム（Ca）の約99％は骨の中にある．カルシウムは骨の構成成分となっているほか，酵素の活性化，血液凝固，筋肉の収縮，神経刺激伝導，ホルモン分泌などに重要な役割を果たす．

血清カルシウムは骨から血中への移行，腸管からの吸収，腎臓での排泄などに左右され，それらは**副甲状腺ホルモン**（parathyroid hormone：PTH）と**ビタミンD_3**などによって調節される（図2-16）．

検査の意義

PTH，ビタミンD_3の過剰や欠乏をきたす疾患ではCa測定が重要である．

異常値をとる疾患

低値▶副甲状腺機能低下症，慢性腎臓病，ビタミンD欠乏症，偽性低カルシウム血症（低タンパク血症）

高値▶副甲状腺機能亢進症，甲状腺機能亢進症，悪性腫瘍（多発性骨髄腫，乳癌，肺癌），ビタミンD過剰症，急性腎不全

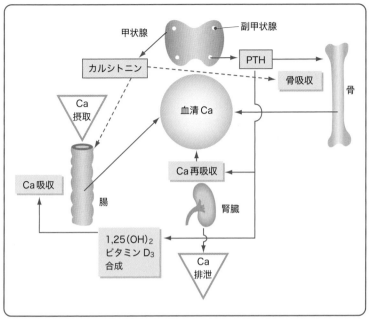

■図2-16 血清カルシウムの調節

●リン，無機リン Phosphorus（P），Inorganic phosphorus（IP）

基準値 無機リン：2.7〜4.6 mg/dL

基本事項

　体内のリン（P）の80〜85％は骨の中にあり，骨の構成成分となっている．このほか，リンはエネルギー代謝，糖代謝，タンパク質リン酸化，酸・塩基平衡の調節などに重要な役割を果たす．

　血清リン濃度は，リンの腸管からの吸収，骨からの移動，体内利用，腎臓からの排泄などで調節される．副甲状腺ホルモン（PTH）は尿中へのリンの排泄を促進し，カルシウムとリンの溶解積を一定に保つ作用がある．

検査の意義

　代謝性骨疾患や副甲状腺疾患などで病態の解析に有用．

異常値をとる疾患

低値▶副甲状腺機能亢進症，ビタミンD欠乏症，食事での摂取不足，吸収不良

症候群

高値▶副甲状腺機能低下症，腎不全

I ホルモン検査

　内分泌腺から分泌される**ホルモン**は，標的臓器のレセプター（受容体）と結合し，それぞれ特徴的な作用を発揮する．ホルモンは微量で活性をもち，過剰に分泌されたり，不足すると，生体の機能に重大な支障をきたす．このため，ホルモンの産生と分泌は，上位内分泌腺からの刺激や抑制，そして下位にあた

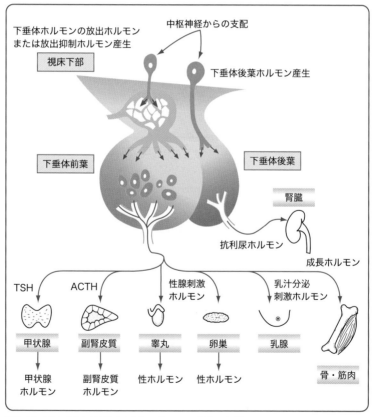

■**図2-17　視床下部と下垂体のホルモン分泌の調節**

■表2-14　下垂体で分泌されるホルモン

部位	ホルモン
前葉	成長ホルモン（GH），甲状腺刺激ホルモン（TSH） 副腎皮質刺激ホルモン（ACTH），卵胞刺激ホルモン（FSH） 黄体形成ホルモン（LH），乳汁分泌刺激ホルモン（PRL）
後葉	抗利尿ホルモン（ADH），オキシトシン

る臓器からの**ネガティブ・フィードバック** negative feedback による分泌抑制などによって，過不足にならないよう巧妙に調節されている（図2-17）．患者に内分泌疾患の疑いがある場合には，これらの制御系の働きを考慮して検査結果を解釈しなければならない．

　ホルモンの検査では，血清もしくは尿中の基礎濃度を測定するだけでなく，薬物などを投与して分泌予備能を測定する**負荷試験**がしばしば必要となる．一般に，基礎分泌が異常低値のときには**分泌刺激試験**を，基礎分泌が異常高値のときには**分泌抑制試験**を行う．

a 下垂体ホルモン

　下垂体は脳の視床下部からつながり，頭蓋底を構成する蝶形骨のトルコ鞍というくぼみにすっぽり収まっている臓器で，重さはおよそ 0.5～1 g で小指の先くらいの大きさである．視床下部など中枢神経からの刺激を受けて種々のホルモンを分泌する．

　下垂体の約 3/4 は前葉，残り約 1/4 は後葉とよばれ，それぞれの部位から表2-14 に示すようなホルモンが分泌される．

●成長ホルモン Growth hormone（GH）

基準値	早朝空腹時：男性 0.17 ng/mL 以下 　　　　　　女性 0.28～1.64 ng/mL

基本事項

　成長ホルモン（GH）は，視床下部からの GH 放出ホルモン（GH-RH）によって分泌が刺激され，GH 抑制ホルモン（ソマトスタチン）によって分泌が抑制される．成長ホルモンは肝臓でソマトメジンの産生を介して骨端部軟骨の増殖を促進し，身長を増加させる．また，タンパク合成促進，脂質分解促進，抗インスリン作用などがある．

■ 表2-15　成長ホルモン分泌負荷試験

	負荷	基準値 （成長ホルモンの反応）
分泌刺激試験	インスリン アルギニン L-ドパ グルカゴン・プロプラノロール GRH	10 ng/mL 以上 10 ng/mL 以上 10 ng/mL 以上 15 ng/mL 以上 10 ng/mL 以上
分泌抑制試験	ブドウ糖	5 ng/mL 以下

検査の意義

　小人症，巨人症・先端巨大症の診断のほか，視床下部-下垂体系の機能評価に有用である．GH の基礎分泌が少なく，下垂体性小人症が疑われるときには分泌刺激試験を行って確認する（表2-15）．

　GH の基礎分泌が多く，巨人症もしくは先端巨大症が疑われるときには，分泌抑制試験を行う．下垂体に異常のある疾患では，刺激に反応しない．

異常値をとる疾患

低値▶下垂体性小人症，下垂体機能低下症

高値▶巨人症，先端巨大症，摂食障害（神経性食欲不振症），GH 産生腫瘍

●副腎皮質刺激ホルモン

Adrenocorticotropic hormone（ACTH）

基準値　早朝空腹安静時：7.2〜63.3 pg/mL

基本事項

　副腎皮質刺激ホルモン（ACTH）は視床下部から分泌される副腎皮質刺激ホルモン放出ホルモン corticotropin-releasing hormone（CRH）によって分泌が刺激され，副腎皮質ホルモンによって分泌が抑制される（ネガティブ・フィードバック）．

　ACTH は副腎皮質に作用してコルチゾール，アルドステロンの合成・分泌を促進する．このほか，メラニン細胞刺激作用，脂肪動員作用，血糖降下作用などもある．

検査の意義

　視床下部-下垂体-副腎皮質系の異常の診断に役立つ．

異常値をとる疾患

低値▶下垂体前葉機能低下症（シモンズ病，シーハン症候群），副腎皮質腫瘍に

よるクッシング症候群，副腎皮質ステロイド薬の長期使用

高値▶下垂体の ACTH 産生腫瘍（クッシング病），アジソン病，ネルソン症候群，分娩，ストレス状態

●甲状腺刺激ホルモン Thyroid stimulating hormone（TSH）

| 基準値 | 0.5～5.0 μU/mL |

基本事項

甲状腺刺激ホルモン（TSH）は，視床下部から分泌される TSH 刺激ホルモン放出ホルモン（TRH）によって分泌が刺激され，甲状腺ホルモンによるネガティブ・フィードバックで分泌が抑制される（図 2-18）．

TSH は甲状腺ホルモンの合成・分泌，甲状腺組織の増殖を促進する．

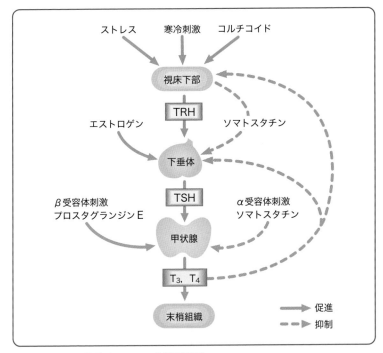

■図 2-18　甲状腺ホルモンの分泌制御系

検査の意義

視床下部-下垂体-甲状腺系の異常の診断に有用である．TSH の低下は甲状腺機能亢進，TSH の上昇は甲状腺機能低下で反応性に起こる．

異常値をとる疾患

低値▶

- ●甲状腺疾患（バセドウ病，亜急性甲状腺炎，プランマー病）
- ●視床下部-下垂体疾患（下垂体機能不全）

高値▶

- ●甲状腺疾患（原発性甲状腺機能低下症，慢性甲状腺炎）
- ●視床下部-下垂体疾患（下垂体 TSH 産生腫瘍）

●黄体形成ホルモン Luteinizing hormone（LH）
卵胞刺激ホルモン Follicle stimulating hormone（FSH）

基準値		LH（mIU/mL）	FSH（mIU/mL）
	男性	1.7～11.2	2.1～18.6
	女性　卵胞期	1.7～13.3	4.5～11.0
	排卵期	4.1～68.7	3.6～20.6
	黄体期	0.5～19.8	1.5～10.8
	閉経期	14.4～62.2	36.6～168.8

基本事項

黄体形成ホルモン（LH），卵胞刺激ホルモン（FSH）は，視床下部からのGn-RH（gonadotropin releasing hormone，または LH-releasing hormone：LH-RH）の刺激を受けて下垂体前葉から分泌される**性腺刺激ホルモン**で，卵巣や精巣からの性ステロイド分泌を調節する．

LH は排卵誘発，黄体形成の促進，プロゲステロンの産生を促す．FSH は卵胞発育の促進，エストロゲン産生を刺激する．

男性では，LH，FSH の作用により，精巣間質細胞でのアンドロゲン生合成と，精細管での精子形成が行われる．

検査の意義

視床下部-下垂体-卵巣（精巣）系の状態を把握するのに重要である．

異常値をとる疾患

LH，FSH が低値▶下垂体機能低下症，摂食障害（神経性食欲不振症），カルマン症候群

LH，FSH が高値▶原発性卵巣機能不全（ターナー症候群），原発性精巣機能不全（クラインフェルター症候群），睾丸女性化症候群，多嚢胞卵巣症候群（LH

は持続高値，FSH は正常）

●乳汁分泌刺激ホルモン〔プロラクチン Prolactin（PRL）〕

基準値	成人男性	1.5～10 ng/mL
	成人女性	1.5～15 ng/mL

基本事項
乳汁分泌刺激ホルモン（プロラクチン：PRL）は下垂体前葉から分泌され，出産後の乳汁分泌を促進する．

検査の意義
視床下部，下垂体についての内分泌的指標として評価される．

異常値をとる疾患
低値▶下垂体機能低下症，甲状腺機能亢進症
高値▶視床下部器質的障害，プロラクチン産生腫瘍，原発性甲状腺機能低下症，薬剤服用（エストロゲン製剤，ドパミン拮抗薬）

●抗利尿ホルモン

Antidiuretic hormone（ADH）〔バソプレシン Vasopressin〕

基準値	0.3～3.5 pg/mL

基本事項
抗利尿ホルモン（ADH：バソプレシン）は，視床下部の視索上核と室傍核で合成され，下垂体後葉から放出される．腎臓の集合管に働きかけて水の透過性を高め，体液の浸透圧と体液量を一定に保つ作用がある．

検査の意義
尿崩症など，視床下部-下垂体後葉系の疾患の診断，低ナトリウム血症などの診断に有用である．

異常値をとる疾患
低値▶
- 血漿浸透圧が高値：中枢性尿崩症（いわゆる尿崩症）
- 血漿浸透圧が低値：心因性多飲症

高値▶
- 血漿浸透圧が低値：ADH 不適合分泌症候群（SIADH）
- 血漿浸透圧が高値：腎性尿崩症

■ 表 2−16　多尿性疾患の鑑別診断

	中枢性尿崩症	心因性多飲症	腎性尿崩症
水制限試験	ADH 増加（−） 尿量減少 （−）	ADH 増加（＋） 尿量減少 （＋）	ADH 増加（−） 尿量減少 （−）
高張食塩水負荷試験	ADH 増加（−） 尿量減少 （−）	ADH 増加（＋） 尿量減少 （＋）	ADH 増加（−） 尿量減少 （＋）
ピトレシン試験	尿量減少 （＋）	尿量減少 （＋）	尿量減少 （−）

（註：ピトレシン®は合成バソプレシン注射薬）

（付）１日の尿量が 3,000 mL 以上（または 40 mL/体重 kg 以上）出る多尿
のときには，中枢性尿崩症，心因性多飲症，腎性尿崩症のいずれである
かを鑑別しなければならない．鑑別には，表 2−16 のような負荷試験
を行って判断する．

b 甲状腺ホルモン

　下垂体からの甲状腺刺激ホルモン thyroid stimulating hormone（TSH）の
作用を受けて，甲状腺から甲状腺ホルモンが産生・分泌される．

　甲状腺ホルモンは，サイロキシン（チロキシン thyroxine：T_4）とトリヨー
ドサイロニン（トリヨードチロニン triiodothyronine：T_3）の２種類に分けら
れる．T_3 の約 70％は末梢組織において T_4 の脱ヨード化によって作成され，甲
状腺からの T_3 分泌は約 30％にすぎない．血中の T_3 濃度は T_4 の 1〜2％ほど
しかないが，T_3 は T_4 の 5〜8 倍程度の生物活性をもつ．

　甲状腺ホルモンは血中では大部分がサイログロブリンと結合し，遊離型ホル
モン（freeT_4, freeT_3）は約 0.03％にすぎないが，甲状腺機能はこのわずかな
遊離型ホルモンに影響される．

　甲状腺ホルモンは，あらゆる生命活動に欠かすことができない．たとえば，
ヒトの成長や成熟に影響を与えたり，脂質代謝，糖代謝，タンパク質代謝，循
環系，造血系などの調節をつかさどったりしている．

　このため，甲状腺ホルモンが少なくなると，元気がなくなり，寒気，眠気，
脱毛などの症状が出現する．そのほか，発汗量が少なくなって皮膚が乾燥し，
浮腫が出たりする．また，活気がなくなり，うつ病と間違われることもよくあ
る．成長期に甲状腺ホルモンが不足すると，身体と知能の発育が遅れてしまう．

　逆に甲状腺ホルモンが多すぎると代謝が亢進し，脈拍が速くなり，手足がふ
るえたり，汗が多くなったり，下痢をしたりする．眼球が突出することもある．

●サイロキシン Thyroxine（T$_4$）
遊離型サイロキシン Free thyroxine（FT$_4$）
トリヨードサイロニン Triiodothyronine（T$_3$）
遊離型トリヨードサイロニン Free triiodothyronine（FT$_3$）

基準値	T$_4$：6.1～12.4 μg/dL　　FT$_4$：0.9～1.7 ng/dL
	T$_3$：0.8 ～1.6 ng/mL　　FT$_3$：2.3～4.3 pg/mL

基本事項

T$_4$, T$_3$ は結合タンパクの量に左右されるので，甲状腺機能を評価するには FT$_4$, FT$_3$ を測定するほうがより重要である．

検査の意義

甲状腺機能の評価に有用である．甲状腺ホルモン濃度には異常が検出されないほどの軽度の甲状腺機能異常症でも，ネガティブ・フィードバックによって TSH に異常がみられることがある．このため甲状腺機能評価には, FT$_4$, FT$_3$ と同時に TSH も測定する.

異常値をとる疾患

低値▶
- ●TSH が高値：原発性甲状腺機能低下症（慢性甲状腺炎，粘液水腫）
- ●TSH が正常～低値：下垂体性甲状腺機能低下症

高値▶
- ●TSH が低値：原発性甲状腺機能亢進症（バセドウ病，プランマー病など），亜急性甲状腺炎，無痛性甲状腺炎
- ●TSH が正常～高値：TSH 産生腫瘍など

●カルシトニン Calcitonin

基準値	男性 5.5 pg/mL 以下　女性 4.0 pg/mL 以下

基本事項

カルシトニンは甲状腺傍濾胞細胞（C 細胞）から分泌され，骨吸収を制御して血清カルシウムを低下させる.

検査の意義

甲状腺髄様癌の腫瘍マーカーとして，診断，治療後の経過観察に役立つ.

異常値をとる疾患

高値▶甲状腺髄様癌，高カルシウム血症，慢性腎臓病

c 副甲状腺ホルモン

　副甲状腺は甲状腺の裏側にある小さな臓器で，副甲状腺ホルモン parathyroid hormone（PTH）を産生し，分泌する．

　PTH はカルシウム（Ca）とリン（P）の調節に重要で，①骨吸収を促進して血中 Ca を増加させる，②腎尿細管での P の再吸収を抑制して尿中 P の排泄を高める，③腎臓でビタミン D を活性化し，その活性型ビタミン D〔1, 25(OH)$_2$D$_3$〕が腸管での Ca 吸収を促進するなどの作用がある（図 2-16〈p.71〉）．

基準値	インタクト PTH：15〜65 pg/mL 高感度 PTH：180〜560 pg/mL PTH-C：0.8 ng/mL 以下 PTH-N：0.12 ng/mL 以下

基本事項

　副甲状腺ホルモン（PTH）は 84 個のアミノ酸からなるペプチドホルモンで，分泌後に肝臓で N 末端が，腎臓で C 末端が代謝されるので，血中には種々のフラグメントが存在する．

検査の意義

　カルシウム，リンの代謝異常症での鑑別診断に重要．

異常値をとる疾患

低値▶
- 血清 Ca が高値：ビタミン D 過剰や悪性腫瘍による高 Ca 血症
- 血清 Ca が低値：特発性副甲状腺機能低下症

高値▶
- 血清 Ca が高値：原発性副甲状腺機能亢進症
- 血清 Ca が低値：慢性腎臓病やビタミン D 不足などによる続発性副甲状腺機能亢進症，偽性副甲状腺機能亢進症

d 副腎皮質ホルモン

　副腎は，腎臓の上にある小さな三角形の臓器で，左右を合わせても 6 g ほどの重さしかない．副腎の中心部は髄質，周辺部は皮質とよばれる．副腎皮質は副腎全体の約 80% を占め，3 層に分かれて，それぞれから異なるホルモンが産生される（図 2-19）．

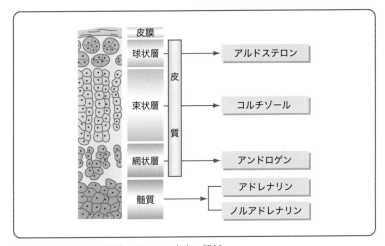

■図2-19　副腎の構造とホルモン産生の関係

■表2-17　副腎皮質機能検査法

検査法	解釈
デキサメサゾン抑制試験	デキサメサゾンを投与し，ACTH，コルチゾール，尿中17-OHCS を測定する．下垂体腫瘍によるクッシング病では 2 mg で抑制されず，8 mg で抑制される．副腎腫瘍，異所性 ACTH 産生腫瘍では 8 mg でも抑制されない．
メトピロン試験	メトピロンがコルチゾールの産生を減少させる性質を利用し，下垂体-副腎系の機能を調べる．正常では ACTH 分泌が促進され，尿中17-OHCS が増加する．
ACTH 試験	合成 ACTH を注射し，血清コルチゾールの増加反応をみる．アジソン病では反応が不良である．
尿中 17-OHCS 定量	コルチゾールの代謝産物を測定する． 男性：3〜10 mg/日　　女性：1〜7 mg/日
尿中 17-KS 定量	アンドロゲンの代謝産物を測定する． 男性：4〜13 mg/日　　女性：3〜10 mg/日

（註）メトピロン：メチラポン（メトピロン®）は副腎皮質ステロイド合成酵素である 11β-ヒドロキシラーゼを阻害してコルチゾールを低下させる．このためメチラポンを投与するとネガティブ・フィードバック機構で ACTH 分泌が亢進し副腎皮質ステロイド合成が促進される．

　副腎皮質からは，下垂体からの ACTH の刺激を受けて，**ステロイドホルモン**が分泌される（図 2−20）．ステロイドホルモンはコレステロールから作られ，主に電解質を調節する**電解質コルチコイド**（アルドステロンなど）と，糖代謝などに関与する**糖質コルチコイド**がある．男性ホルモンも副腎皮質から分泌される．

　副腎皮質の機能を評価し，副腎皮質疾患の診断を行うには，ホルモンの基礎分泌を検査するだけでなく，**副腎皮質機能検査法を併用する**（表 2−17）．

●コルチゾール Cortisol

基準値	血漿コルチゾール（早朝安静時）　2.7〜15.5 μg/dL

基本事項

　下垂体前葉から分泌される ACTH の刺激を受けて副腎皮質束状層から合成・分泌される**糖質コルチコイド**である．糖代謝，タンパク質代謝，脂質代謝，水・電解質代謝，消炎，免疫抑制などに関わり，ストレスにも反応するなど，ヒトの生命の維持に重要な役割を果たす．コルチゾールが代謝されたあとは，17-ヒドロキシコルチコステロン（17-OHCS）として尿中に排泄される．

検査の意義

　視床下部（CRH)-下垂体（ACTH)-副腎系の異常を検出するのに役立つ．

異常値をとる疾患

低値▶
- ●原発性副腎機能低下症（アジソン病）
- ●二次性副腎不全（下垂体機能不全）

高値▶
- ●副腎皮質の疾患（副腎皮質腫瘍・過形成によるクッシング症候群）
- ●下垂体の疾患（下垂体腫瘍によるクッシング病）
- ●異所性 ACTH 産生腫瘍

●アルドステロン Aldosterone

基準値	血漿アルドステロン（早朝臥位）　30〜160 pg/mL

基本事項

　アルドステロンは副腎の球状層から分泌される**電解質（鉱質）コルチコイド**で，レニン-アンジオテンシン系の刺激や，下垂体の ACTH 刺激，カリウムイオンによって分泌が調節される（図 2−20）．

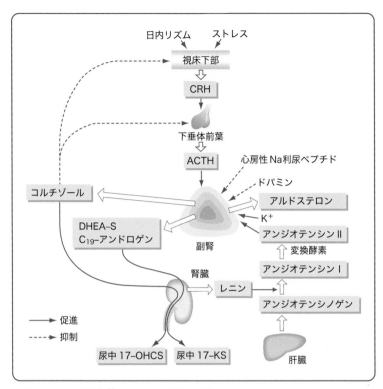

■図2-20　副腎皮質ホルモンの分泌と調節

　アルドステロンは，腎尿細管や集合管でNa再吸収，K排泄の作用を示し，水・電解質の調節，血圧のコントロールに重要な作用をもつ．

検査の意義

　アルドステロンは，**下垂体-副腎皮質系の異常**，**レニン-アンジオテンシン-アルドステロン系の異常**を診断するのに役立つ．高血圧症，水・電解質異常（低K血症），代謝性アルカローシスなどがある患者で検査を実施する．

異常値をとる疾患

低値▶
- ●原発性副腎機能低下症（アジソン病）
- ●続発性副腎機能低下症

高値▶
- ●副腎原発性の分泌増加：原発性アルドステロン症（副腎腺腫），特発性アル

ドステロン症（副腎過形成）
- ●レニン分泌増加による続発性アルドステロン症
- ●浮腫性疾患：ネフローゼ症候群，肝硬変，うっ血性心不全
- ●循環血液量の減少：出血
- ●腎虚血性疾患：悪性高血圧，腎血管性高血圧

●副腎性男性ホルモン

基準値	（年齢による変化が著しい） DHEA-S　400〜1,500 ng/mL DHEA　　1.2〜7.5 ng/mL AD　　　男性0.43〜1.74 ng/mL　女性0.16〜2.06 ng/mL

基本事項

　副腎皮質の網状層から，デヒドロエピアンドロステロン硫酸 dehydroepi-androsterone sulphate（DHEA-S），デヒドロエピアンドロステロン dehy-droepiandrosterone（DHEA），アンドロステンジオン androstenedione（AD）の3種類の男性ホルモンが分泌される.

　男性では全アンドロゲンの2/3を副腎由来が占め，残りは精巣から分泌される.女性では大部分が副腎に由来する.これらは男性化作用を示し，代謝を受けた後，尿中に17-ケトステロイド（17-KS）として排泄される.

検査の意義

　視床下部-下垂体-副腎皮質系の疾患の診断に役立つ.肥満，多毛，男性化をきたす疾患の診断にも有用.

異常値をとる疾患

低値▶
- ●原発性副腎機能低下症（アジソン病）
- ●下垂体性副腎機能低下症

高値▶
- ●副腎腫瘍（癌，腺腫）
- ●ACTH 増加による二次性副腎機能亢進症

e 副腎髄質ホルモン

　副腎髄質は発生学的には交感神経の節後線維にあたる.分泌されるのは交感神経からの化学伝達物質と同様にアドレナリンやノルアドレナリンで，これらはカテコールアミンと総称される.生体内でのカテコールアミンは，アドレナ

リン，ノルアドレナリン，およびノルアドレナリンの前駆物質のドパミンが代表である.

アドレナリンは主として副腎髄質から分泌され，心拍数増加，心収縮力増加，血管拡張，気管支拡張作用などがあり，β作用とよばれる.

ノルアドレナリンは交感神経末端からの分泌のほうが多く，末梢血管収縮，血圧上昇などの作用があり，α作用とよばれる.

副腎髄質からのカテコールアミンの分泌は安静時には少なく，寒冷・低血糖・ストレス・運動などの刺激を受けると大量に分泌される．カテコールアミンは，肝臓で代謝され，約1％はそのままの形で，約8％はメトキシ化されてメタネフリン，ノルメタネフリンとして，そして残り約90％はバニリルマンデル酸となって尿中に排泄される.

●カテコールアミン Catecholamines

基準値	アドレナリン	血中 100 pg/mL 以下
		尿中 3.4〜26.9 μg/日
	ノルアドレナリン	血中 100〜450 pg/mL 以下
		尿中 48.6〜168.4 μg/日
	ドパミン	血中 20 pg/mL 以下
		尿中 365.0〜961.5 μg/日

基本事項

アドレナリン adrenaline，ノルアドレナリン noradrenaline，ドパミン dopamine を測定する．血中濃度はストレスなどの影響を受けやすく，1日分泌量を調べる場合には，尿中の排泄量を測定する.

検査の意義

交感神経由来の交感神経芽細胞腫や，副腎髄質由来の褐色細胞腫の診断，治療効果の判定に用いられる.

異常値をとる疾患

低値▶起立性低血圧
高値▶神経芽細胞腫，褐色細胞腫，うっ血性心不全

f 性腺ホルモン

性腺は，視床下部（GnRH）-下垂体（FSH，LH）の調節を受けてホルモンを分泌する.

精巣は精細管と間質細胞からなり，精細管には精細胞とセルトリ細胞がある.

精細管では FSH，LH の作用を受けて精子が形成され，間質細胞では LH の作用でテストステロン testosterone の産生分泌が行われる.

　女性では，下垂体からの LH，FSH および妊娠時には胎盤からの絨毛性性腺刺激ホルモン human chorionic gonadotropin（HCG）の刺激により，卵巣からエストロゲン estrogen とプロゲステロン progesterone が産生分泌される.

　エストロゲンは女性の二次性徴発現をつかさどり，エストラジオール estradiol（E_2）とエストリオール estriol（E_3）が生理的に重要である. E_2 は卵巣機能を，E_3 は主として胎児胎盤機能の状態をあらわす.

　プロゲステロンは卵巣機能，胎盤機能の状態をあらわし，妊娠の持続作用，高体温作用を示す.

●テストステロン Testosterone

- -

基準値 成人男性 4.0〜8.0 ng/mL　成人女性 0.2〜0.6 ng/mL

基本事項

　テストステロンは，代表的な男性ホルモンで，主に精巣，一部は副腎皮質，卵巣で作られる. 性器発育促進と機能維持，性欲亢進，タンパク同化促進，脂肪異化の促進，体毛発育の促進などの作用がある.

検査の意義

　テストステロンは，男性性腺機能の指標となり，女性では男性化が出現する疾患の診断に有用.

異常値をとる疾患

低値▶原発性性腺不全（クラインフェルター症候群），下垂体性性腺機能不全
高値▶男性ホルモン産生腫瘍，先天性副腎過形成，甲状腺機能亢進症，男性化副腎腫瘍

●エストロゲン Estrogen

- -

		エストロン（E_1）	エストラジオール（E_2）	エストリオール（E_3）
基準値	女性 卵胞期	10〜60 pg/mL	10〜78 pg/mL	0〜20 pg/mL
	排卵期	25〜100 pg/mL	50〜350 pg/mL	5〜40 pg/mL
	黄体期	25〜80 pg/mL	30〜150 pg/mL	5〜40 pg/mL
	更年期	20〜80 pg/mL	10〜30 pg/mL	0〜20 pg/mL
	男性	30〜60 pg/mL	10〜40 pg/mL	0〜15 pg/mL

基本事項

エストロゲンはエストロン estrone（E_1），E_2，E_3 を主とする卵胞ホルモン（女性ホルモン）である．エストロゲンは，胎盤で最も多く合成され，ついで卵巣で多く合成されるが，精巣，副腎での合成は少ない．

卵巣・精巣・副腎ではコレステロールからプレグネノロン，ついでアンドロステンジオンを経て E_1，E_2 が合成分泌され，肝臓で代謝を受けて E_3 になる．

検査の意義

エストロゲンは月経異常や不妊症の診断に役立つ．

異常値をとる疾患

E_2 が低値▶卵巣機能不全，卵巣低（無）形成（ターナー症候群）

E_2 が高値▶エストロゲン産生卵巣腫瘍，卵巣過剰刺激症候群，思春期早発症，妊娠，多胎妊娠，肝疾患

E_3 が低値▶胞状奇胎，胎児赤芽球症，重症妊娠高血圧症候群，腎機能障害

E_3 が高値▶多胎妊娠，肝疾患

●プロゲステロン Progesterone

基準値	女性	卵胞期	0.3〜1.0 ng/mL
		排卵期	1〜5 ng/mL
		黄体期	5〜15 ng/mL
		更年期	0.3〜0.4 ng/mL
	男性		0.1〜0.3 ng/mL

基本事項

プロゲステロンは，卵巣および胎盤から産生されるホルモンで，女性では卵胞期には低値だが，黄体期に高値となる．妊娠とともに高値となる．

検査の意義

女性の卵巣機能，胎盤機能の評価に用いる．

異常値をとる疾患

低値▶黄体機能不全，胎盤機能不全，原発性副腎機能低下症（アジソン病）

高値▶先天性副腎過形成，男性化副腎腫瘍

g 膵臓ホルモン

膵臓から分泌されるインスリンとグルカゴンは糖代謝に重要な役割を果たす．インスリンは血糖値を下げる方向に働き，グルカゴンはそれと拮抗して血糖値を上昇させる作用がある．

●インスリン Insulin（IRI）

| 基準値 | 空腹時：5〜15μU/mL |

基本事項

インスリンは膵臓ランゲルハンス島β細胞から分泌され，肝臓でのブドウ糖の取り込みを増加させ，さらに肝臓からのブドウ糖放出を抑制して血糖値を低下させる作用がある．このほかグリコゲン蓄積，脂肪蓄積，タンパク合成などの作用もある．

検査の意義

インスリンは，糖尿病，低血糖など，糖代謝異常の診断と鑑別診断に有用である．自己免疫異常によって膵臓ランゲルハンスβ細胞が破壊されて発症する1型糖尿病では，インスリンの分泌が障害されるため，インスリン製剤の注射による治療が必要になる．

異常値をとる疾患

低値▶糖尿病，膵癌，膵炎，副腎不全，下垂体機能不全

高値▶肥満者，先端巨大症，巨人症，クッシング症候群，甲状腺機能亢進症，インスリノーマ

●Cペプチド C-peptide（CPR）

| 基準値 | 空腹時：血中1.2〜2ng/mL　尿中24〜97μg/日 |

基本事項

インスリンが合成される際，インスリンの前駆体であるプロインスリンが分解されてインスリンと等モルのCペプチドが血中に放出される．Cペプチド自体に血糖降下作用はない．

検査の意義

インスリンと代謝の過程が異なるので，インスリンの分泌異常を調べるのに適する．

異常値をとる疾患

低値▶糖尿病，膵癌，膵炎，副腎不全，下垂体機能不全

高値▶肥満，インスリノーマ，異常インスリン血症，インスリン受容体異常症，甲状腺機能亢進症，腎不全

●グルカゴン Glucagon

基準値 70〜174 pg/mL

基本事項

　グルカゴンは膵臓ランゲルハンス島α細胞から分泌され，インスリンと拮抗して血糖値を上昇させる．

検査の意義

　グルカゴノーマの診断に重要である．膵炎，低血糖，糖尿病の病態解析にも有用である．

異常値をとる疾患

低値▶グルカゴン欠損症，自発性低血糖症，慢性膵炎，下垂体機能不全

高値▶グルカゴノーマ，糖尿病性ケトアシドーシス，クッシング症候群，先端巨大症，ストレス，腎不全，肝硬変

J 無機質検査

　無機質には，鉄がヘモグロビンの合成に必須であるように，微量でも生体にとって不可欠のものがある．ただし，過剰になると組織に沈着して問題になることがある．

●鉄 Iron（Fe）

基準値 40〜188 μg/dL

基本事項

　体重70 kgの人ではおよそ3.5 gの鉄が体内にある．その約2/3はヘモグロビンに，残りは筋肉や肝臓，脾臓などに蓄えられている．毎日およそ1 mgの鉄が吸収される一方で，同じ1 mgが便・尿・汗などにより体外へ排泄され，出納バランスがとれている．

検査の意義

　鉄欠乏性貧血や鉄過剰症の診断に欠かせない．鉄の過不足を評価するには，必ず総鉄結合能（TIBC）か不飽和鉄結合能（UIBC）を同時に検査して判定する（図2-21）．さらに，血清フェリチンを測定して全身の組織における鉄の貯蔵状態を把握する．

異常値をとる疾患

低値▶

- ●鉄の欠乏（鉄欠乏性貧血）
- ●造血の亢進（真性多血症，妊娠）
- ●鉄利用障害（悪性腫瘍，関節リウマチ，無トランスフェリン血症）

高値▶

- ●鉄貯蔵の増加（ヘモクロマトーシス，ヘモシデローシス）
- ●造血障害（再生不良性貧血，巨赤芽球性貧血，溶血性貧血）
- ●実質臓器の崩壊（急性肝炎）

●総鉄結合能 Total iron binding capacity（TIBC）
不飽和鉄結合能 Unsaturated iron binding capacity（UIBC）

基準値	TIBC 男性253〜365μg/dL　女性246〜410μg/dL
	UIBC 男性104〜259μg/dL　女性108〜325μg/dL

基本事項

　血清タンパクの**トランスフェリン**が結合しうる鉄の量を**総鉄結合能**という．血清鉄が結合していない鉄結合能を**不飽和鉄結合能**といい，（総鉄結合能−血清鉄）を反映する（図2-21）．

検査の意義

　鉄欠乏症，鉄過剰症の病態解析に重要である．

異常値をとる疾患

低値▶

- ●トランスフェリンの合成障害（肝硬変，無トランスフェリン血症）
- ●トランスフェリンの体外喪失（ネフローゼ症候群）
- ●トランスフェリンの代謝異常（鉄過剰，悪性腫瘍，慢性炎症）

高値▶

- ●鉄の欠乏（鉄欠乏性貧血）
- ●造血の亢進（真性多血症，妊娠）

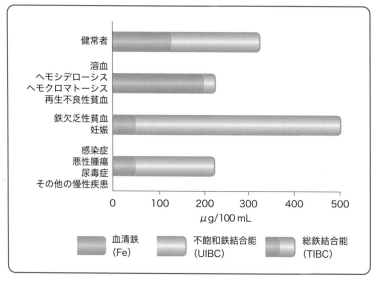

■図2-21　血清鉄と総鉄結合能の関係

●フェリチン Ferritin

基準値　男性 37〜420 ng/mL　女性 6〜140 ng/mL

基本事項

　フェリチンは細胞内鉄貯蔵タンパクの一種で，**体内の貯蔵鉄量を反映する**．
血清フェリチンは，細胞が炎症などによって破壊されると血清中に出現する．

検査の意義

　体内の貯蔵鉄量の把握に用いられる．また，組織の崩壊や炎症性サイトカインの作用を推測する目的でも適用される．

異常値をとる疾患

低値▶

- ●鉄の欠乏（鉄欠乏性貧血）
- ●造血の亢進（真性多血症）

高値▶

- ●貯蔵鉄の増加（ヘモクロマトーシス，ヘモシデローシス）
- ●細胞破壊（悪性腫瘍，炎症，手術）

●銅 Copper（Cu）

基準値	成人男性 70〜140 μg/dL　成人女性 80〜155 μg/dL

基本事項

　銅は生体内に広く分布する必須微量金属の1つで，血中では約95％が**セルロプラスミン**と結合し，残りはアルブミンと結合している．造血，骨代謝，結合組織代謝など種々の反応における触媒作用を行う．

検査の意義

　銅代謝異常が疑われるときに検査を行う．

異常値をとる疾患

低値▶ウイルソン病（セルロプラスミンの合成障害），メンケス症候群（銅の吸収障害），栄養障害，ネフローゼ症候群

高値▶閉塞性黄疸，悪性リンパ腫，悪性腫瘍

●マグネシウム Magnesium（Mg）

基準値	1.7〜2.6 mg/dL

基本事項

　マグネシウムは酵素活性化，神経筋伝導，エネルギー代謝などに重要な働きをしている．生体内では約60％が骨に，約25％が筋肉に，残りは他の軟部組織に分布し，血中には約1％ほどしか存在しない．

検査の意義

　筋力低下，テタニー，不整脈などがみられるときに検査を行う．

異常値をとる疾患

低値▶吸収不良症候群，アルコール中毒

高値▶腎不全

●亜鉛 Zinc（Zn）

基準値	80〜130 μg/dL

基本事項

　亜鉛は，種々の酵素の構成成分およびDNA合成に重要な微量元素で，発育，

皮膚代謝，創傷治癒，生殖機能，味覚維持，免疫機能などに関与する．

検査の意義

味覚障害，長期の高カロリー輸液，栄養不良などで亜鉛不足が疑われる場合に検査する．

異常値をとる疾患

低値▶摂取不足，長期の高カロリー輸液，維持透析療法

高値▶摂取過剰，急性中毒

K ビタミン検査

多彩な生理学的作用を持つビタミンは，各種ビタミンの欠乏症や過剰症が疑われたときに測定される．本書では臨床的に重要で，かつ医療保険でも認められている検査項目について解説する．

●ビタミンB_1（チアミン） vitamin B_1（thiamine）

基準値　20〜50 ng/mL

基本事項

血中には遊離型と活性化されたエステル型が存在し，この両者を総ビタミンB_1として定量する．

検査の意義

ビタミンB_1栄養状態の判定に応用される．

異常値をとる疾患

低値▶ビタミンB_1欠乏症（末梢性神経障害；脚気，中枢性神経障害；ウェルニッケ脳症）

●ビタミンB_2（リボフラビン） vitamin B_2（riboflavin）

基準値　66〜111 ng/mL

基本事項

ビタミンB_2は血中にFAD（flavin adenine dinucleotide），FMN（flavin mononucleotide, riboflavin 5'-phosphate），FR（free riboflavin）の3型が存在し，総ビタミンB_2として検査する．

検査の意義

ビタミン B_2 栄養状態の判定に応用される.

異常値をとる疾患

低値▶ビタミン B_2 欠乏症

●葉酸 folic acid (FA), folate, folacin

基準値	血清葉酸：4.4～13.7 ng/mL, 赤血球葉酸：140～628 ng/mL

基本事項

　葉酸は緑黄色野菜や肝臓に多く含まれるため，通常の食生活では葉酸欠乏症は起こりにくい．ただし，過剰飲酒者や妊娠に伴って葉酸が欠乏すると，血球の産生が障害されて**巨赤芽球性貧血**を発症する.

検査の意義

　葉酸欠乏により発症する巨赤芽球性貧血の診断のために検査される.

異常値をとる疾患

低値▶巨赤芽球性貧血

●ビタミン B_{12}（コバラミン） vitamin B_{12} (cobalamin)

基準値	260～1,050 pg/mL

基本事項

　ビタミン B_{12} は動物性食品に含まれるため，卵・乳製品も摂らない厳密な**菜食主義者**（vegan）で不足する．また，胃全摘後の患者や，胃液の内因子に対して自己抗体ができる**悪性貧血**でもビタミン B_{12} が吸収できずに不足する結果，**巨赤芽球性貧血**になる.

検査の意義

　ビタミン B_{12} 欠乏により発症する巨赤芽球性貧血の診断のために検査される.

異常値をとる疾患

低値▶巨赤芽球性貧血〔胃切除後，萎縮性胃炎，内因子抗体による悪性貧血，限局性回腸炎（クローン病）〕

高値▶慢性腎疾患，慢性骨髄性白血病，真性多血症，肝硬変，肝癌

●ビタミンC（アスコルビン酸）

vitamin C（ascorbic acid）

- -

| 基準値 | 0.55～1.5 mg/dL |

基本事項

　ビタミンCは新鮮な果実，緑黄色野菜などに多く含まれ，体内では生合成されないので摂取不足や吸収障害で血中濃度が低下する．血中ビタミンCは約2.0 mg/dLで飽和し，過量のビタミンCは腎臓から排泄されるので，過剰症にはならない．

検査の意義

　ビタミンC栄養状態の判定に応用される．

異常値をとる疾患

低値▶ビタミンC欠乏症（壊血病），血液透析，妊娠，アルコール依存症，吸収不良症候群

●ビタミンD：1, 25-ジヒドロキシビタミンD_3

（1, 25-$(OH)_2$-D_3）1, 25-dihydroxy vitamin D_3

- -

| 基準値 | 成人：20～60 pg/mL
小児：20～70 pg/mL |

基本事項

　内因性ビタミンDが活性された代謝産物である1, 25-$(OH)_2$-D_3は，小腸からのCa吸収を促進し，血中Caの恒常性を維持する作用がある．

検査の意義

　骨代謝異常症など，Ca代謝異常が疑われる場合に検査される．

異常値をとる疾患

低値▶ビタミンD欠乏症（小児；くる病，成人；骨軟化症），慢性腎不全，特発性・術後副甲状腺機能低下症（副甲状腺ホルモン欠乏症），ビタミンD依存症Ⅰ型（1α-水酸化酵素欠損）

高値▶副甲状腺機能亢進症，ビタミンD依存症Ⅱ型（ビタミンD受容体障害），サルコイドーシス，先端巨大症，成長期，妊娠

●レチノール結合タンパク retinol binding protein（RBP）

基準値 男性：3.4〜7.7 mg/dL　女性：2.2〜6 mg/dL

基本事項

　肝細胞で apo-RBP（分子量約 21,000）として合成され，レチノールと結合して血中に分泌される．その後，**トランスサイレチン**（分子量約 55,000）と複合体を形成する．糸球体から濾過されにくいため，血中では約 70%が複合体の形で存在する．

検査の意義

　レチノール結合タンパクは血中半減期が約 16 時間と短く，たんぱく質栄養状態の指標として用いられている．

異常値をとる疾患

低値▶ビタミン A 欠乏症，吸収不良症候群，低たんぱく質栄養失調症（クワシオルコル），肝疾患，甲状腺機能亢進症

高値▶慢性腎不全，過栄養性脂肪肝

4 免疫・血清検査

免疫・血清検査では，主として**抗原抗体反応**を応用して，感染症の病原微生物を検出したり，自己抗体の検出による免疫異常の検査，腫瘍マーカーの検索などが行われる．

A 炎症マーカー検査

感染症，外傷，腫瘍などによって生体に炎症が起きると，炎症に反応するために種々の**急性期反応物質（急性期タンパク）**が作られる．そこで，急性期反応物質を測定すれば，炎症の有無，程度，活動性，あるいは治療効果などを判定できる．

急性期反応物質にはいくつか種類あるが，臨床検査で最もよく応用されるのはC反応性タンパク（CRP）である．

●C反応性タンパク C-reactive protein（CRP）

基準値	0.00〜0.14 mg/dL

基本事項

C反応性タンパク（CRP）は肺炎球菌の細胞壁にあるC多糖体と反応するタンパク質で，炎症によって活性化されたマクロファージが放出するインターロイキン-1（IL-1），インターロイキン-6（IL-6），腫瘍壊死因子（TNFα）などの**サイトカイン**の刺激を受けて肝臓で速やかに合成される．

急性炎症の場合，CRPはおよそ6〜8時間で急速に増加し，約48〜72時間で最高値となる．

炎症が治まると速やかに減少する．

検査の意義

疾患を特定することはできないが，炎症の存在・活動性・重症度・経過を判断するのに有用である．

異常値をとる疾患

低値▶合成障害（重症肝疾患）

高値▶

- ●感染症（細菌感染症，ウイルス感染症）
- ●膠原病（リウマチ熱，関節リウマチなど）
- ●悪性腫瘍
- ●梗塞（急性心筋梗塞，肺梗塞）
- ●その他（外傷，熱傷，手術）

免疫・血清検査

●血清アミロイドAタンパク

serum amyloid A protein（SAA）

基準値 8μg/mL 以下

基本事項

　血清アミロイド A タンパク（SAA）は炎症によって放出される IL-1, IL-6, TNF などの炎症性サイトカインの作用を受けて主に肝臓で合成される．SAA は急性相反応物質として炎症の活動性を反映するマーカーになる．

検査の意義

　SAA は，血中濃度が高く，感度が高いために，CRP が上昇しにくいウイルス感染症や全身性エリテマトーデス（SLE）などで測定する意義がある．

異常値をとる疾患

高値▶続発性 AA アミロイドーシス，感染症，悪性腫瘍，自己免疫疾患，梗塞

B 感染症関連の免疫・血清検査

　細菌やウイルスなどによる感染症では，原因となった病原微生物を特定し，それに感受性のある抗菌薬などを使って治療する．病原微生物を検出するには，感染部位から病原体を分離・培養して直接に同定したり，特異抗体を用いて抗原を検出，あるいは既知の抗原を使って抗体を検出したりする．さらに，病原体の DNA や RNA を検出する遺伝子検査もある．

　免疫・血清検査では，**抗原検出法と抗体検出法**が行われる．前者は迅速診断に役立つが，後者は感染してから抗体が作られるまでにおよそ 2 週間〜6 カ月はかかるので，病初期の診断には役に立たない．このため，抗体検出法は，ウイルスのように培養が困難であるか不可能な病原体の検出に利用される．

●抗ストレプトリジンO抗体 Antistreptolysin O（ASO）

| 基 準 値 | 成人 166 Todd 単位以下，小児 250 Todd 単位以下 |

基本事項

抗ストレプトリジンO抗体（ASO）は主にA群溶血連鎖球菌の産生する外毒素（ストレプトリジンO）に対する抗体で，溶血連鎖球菌（溶連菌）の感染によって上昇する.

検査の意義

溶血連鎖球菌感染症の診断に有用である.

異常値をとる疾患

高値▶

- 溶血連鎖球菌の一次感染（扁桃炎，皮膚化膿症，猩紅熱）
- 続発症（リウマチ熱，急性糸球体腎炎）
- 非特異的反応（多発性骨髄腫，肝疾患，脂質異常症）

●梅毒反応 Serological tests for syphilis

基 準 値	STS　ガラス板法	陰性（1倍未満）
	PRP法	陰性（1倍未満）
	TPHA法	陰性（80倍未満）

基本事項

梅毒の血清診断法には，リン脂質（カルジオリピン）を抗原として検査する梅毒血清反応（STS）と，梅毒トレポネーマの菌体成分を抗原とするTP抗原法とがある．STSは梅毒でなくても膠原病や肝疾患，異型肺炎などで陽性になることがあり，これを生物学的偽陽性 biological false positive（BFP）という.

検査の意義

梅毒の診断に有用である．TP抗原法では，すでに梅毒の治療を受けて治癒していても陽性になるが，STSでは陰性となる.

異常値をとる疾患

陽性▶梅毒，生物学的偽陽性〔全身性エリテマトーデス（SLE），抗リン脂質症候群，急性あるいは慢性感染症，肝疾患，妊娠〕

●A 型肝炎ウイルス検査 Hepatitis A virus（HAV）

基準値　HA 抗体：陰性

基本事項

　A 型肝炎ウイルス（HAV）はエンテロウイルス 72 型で，汚染された生ガキなどから経口感染する．A 型急性肝炎を発症し，慢性化することはほとんどない．

検査の意義

　HAV に感染後，IgM 型 HA 抗体は発症約 1 週目から陽性となっておよそ 3〜6 カ月持続する．IgG 型 HA 抗体は発症約 2〜4 週前後で陽性となって終生持続する．IgA 型 HA 抗体は発症約 1〜2 週目から出現し，およそ 1〜2 年持続する（図 2-22）．この性質を利用し，免疫グロブリン別 HA 抗体を検査すると HAV の感染時期が判定できる．

異常値をとる疾患

陽性▶ A 型肝炎，A 型肝炎の既往感染（IgG 型抗体のみ陽性）

●B 型肝炎ウイルス検査 Hepatitis B virus（HBV）

基準値　陰性

基本事項

　B 型肝炎ウイルス（HBV）はウイルスを保有する母親から分娩時などに血液

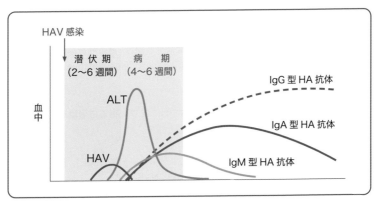

■図 2-22　A 型肝炎ウイルス感染後の経過

を介して新生児に感染（**母子感染**または**垂直感染**）したり，輸血で感染したりする．

新生児期に HBV に感染した場合には持続的に HBV を保有する**キャリア**となり，慢性肝炎に移行することがある．新生児期以降に感染すると高率に B 型急性肝炎を発症し，重症の劇症肝炎に移行することもある．

検査の意義

種々の抗原，抗体を検査することにより，HBV 感染後の経過を判断できる（図 2-23）．

異常値をとる疾患

HBs 抗原陽性▶HBV に感染している．

HBs 抗体陽性▶既往の HBV 感染，ワクチン接種後

HBe 抗原陽性▶HBV 量が多く，肝炎の持続と強い感染性を示す．

●C 型肝炎ウイルス検査 Hepatitis C virus（HCV）

| 基準値 | HCV 抗体：陰性 |

基本事項

C 型肝炎ウイルス（HCV）はレトロウイルス科に属する RNA ウイルスで，輸血などによって感染する．感染後，高率に慢性肝炎に進行し，肝硬変，肝癌

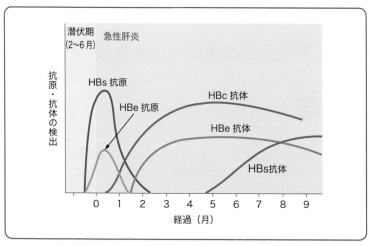

■図 2-23　B 型肝炎ウイルス感染後の経過

になることがある.

検査の意義

HCV 抗体を検査し，HCV 感染の有無を知ることができる.

異常値をとる疾患

陽性 ▶ HCV 感染

●エイズウイルス検査 Human immunodeficiency virus（HIV）

| 基準値 | 抗体：陰性，抗原：陰性 |

基本事項

ヒト免疫不全ウイルス（**HIV**）は後天性免疫不全症候群 acquired immuno-
deficiency syndrome（**AIDS**）を起こすレトロウイルスで, CD4 陽性 T リン
パ球に侵入して増殖し，T リンパ球を破壊して免疫不全状態を招く. 主な感染
経路は，性交渉，汚染された血液製剤輸注，母子感染である.

検査の意義

HIV に感染後 6〜8 週間で抗体が検出されるため, HIV の診断に有用である.
HIV ウイルス自体の存在を証明するには，酵素抗体法による抗原の検査，PCR
法によるプロウイルス DNA の検出，感染リンパ球からのウイルス分離などが
ある.

異常値をとる疾患

抗原，抗体が陽性 ▶ HIV 感染

●成人 T 細胞白血病ウイルス検査
Human T-lymphotropic virus Ⅰ（HTLV-Ⅰ）

| 基準値 | （−） |

基本事項

成人 T 細胞白血病ウイルスⅠ型（HTLV-Ⅰ）は成人 T 細胞白血病の原因とな
るレトロウイルスで，主な感染経路は母子感染，性交渉，汚染された血液製剤
輸注である. HTLV-Ⅰ感染は日本の西南地方に多く，100〜200 万人のキャリ
アがいると推定され, 年間でキャリアの 1,000〜2,000 人に 1 人の割合で発病
するとされる.

検査の意義

HTLV-Ⅰ感染のスクリーニングとして抗体を検査し，プロウイルス DNA の

存在を PCR 法で証明したり，感染リンパ球からウイルスを培養・分離したりして確定診断する．

異常値をとる疾患

陽性▶ HTLV-Ⅰ感染（成人 T 細胞白血病）

● 新型コロナウイルス検査 (SARS-CoV-2)

Severe acute respiratory syndrome coronavirus 2

基準値	核酸増幅検査法（PCR 法）：陰性 抗原定量検査法：陰性（1.34 pg/mL 未満） 抗原検査法：陰性

基本事項

新型コロナウイルス（SARS-CoV-2）による感染症は，2019 年末に中国で報告されて以来，世界的大流行を起こし，WHO により **COVID-19** と命名されている．症状として発熱，全身倦怠感，咳嗽，喀痰などを発症する気道感染症で，味覚異常や嗅覚異常を伴うこともある．重症の呼吸不全を起こすと致死率が高い．

検査の意義

喀痰，鼻咽頭ぬぐい液，唾液などを用いた PCR 検査，抗原検査で診断する．

異常値をとる疾患

陽性▶ COVID-19

C 免疫グロブリン検査

免疫グロブリンは B 細胞が産生する抗体としての活性をもつタンパクで，IgG，IgA，IgM，IgD，IgE の 5 クラスがある．それぞれ 2 本ずつの重鎖と軽鎖から構成される．

慢性感染症，慢性肝疾患，膠原病，悪性腫瘍などによって抗体産生系が持続的に刺激されると，種々のクラスの免疫グロブリンが **多クローン性** に増える．一方，多発性骨髄腫，原発性マクログロブリン血症では形質細胞もしくは B 細胞が腫瘍性に増殖し，単一クラスの免疫グロブリンが単クローン性に増える．ただし，良性の疾患でも **単クローン性** に免疫グロブリンが増加する場合があり，意義不明の単クローン性 γ グロブリン血症（monoclonal gammopathy of undetermined significance：MGUS，良性 M タンパク血症）とよぶ．

体液性免疫不全症では，免疫グロブリンが減少あるいは欠損する．**免疫不全**

症のタイプにより，欠損する免疫グロブリンのクラスは異なる．

●血清免疫電気泳動 Immunoelectrophoresis（IEP）

基本事項
　寒天ゲルに血清を入れて電気泳動を行うと，血清中のそれぞれのタンパクは易動度の差異から拡散し，分画される．そこに抗血清を加えると，各タンパクは抗血清と反応して沈降線を作る．この沈降線について，質的，量的な変化を調べる．

検査の意義
　各タンパクの増減，あるいは異常タンパクの出現するタンパク異常症の診断に有用である．とくに多発性骨髄腫，原発性マクログロブリン血症ではM-bowとよばれる弓が反り返ったような沈降線を作るので，診断的価値が高い（図2-24）．

異常値をとる疾患
M-bowの出現▶多発性骨髄腫（IgG，IgA，IgDまたはIgE），原発性マクログ

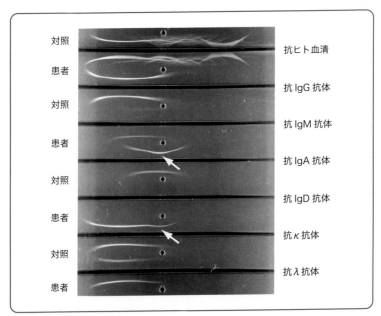

■ 図2-24　血清免疫電気泳動
IgAκ型多発性骨髄腫，矢印に明瞭なM-bowを認める．

ロブリン血症（IgM）

アルブミン減少，グロブリン増加▶肝硬変，膠原病，慢性感染症，悪性腫瘍

γ-グロブリン低下▶無γ-グロブリン血症

●免疫グロブリン定量 Immunoglobulin（Ig）

基準値	IgG：861〜1,747 mg/dL　IgA：93〜393 mg/dL IgM：男性 33〜183 mg/dL　女性 50〜269 mg/dL IgD：9 mg/dL 以下　IgE：173 U/mL 以下

基本事項

　血清中の免疫グロブリンの約 80％は IgG で，**免疫抗体**のほとんどが IgG に属する．胎盤通過性があり，新生児期から乳児期にかけての感染防御に重要な役割を担っている．

　IgA は鼻汁や気管分泌液などの分泌物中に多く存在し，粘膜面での**局所免疫**に役立っている．胎盤通過性はなく，思春期以降に成人のレベルに達する．

　IgM は分子量が大きく，胎盤通過性がなく，生後 9 カ月頃には成人のレベルに達する．感染症にかかった場合，**初期抗体**として最初に血中に出現してくる．

　IgD の機能は不詳である．

　IgE は**即時型アレルギー反応**に関与する〈p.111 参照〉．

検査の意義

　液性免疫の異常症，免疫グロブリンが異常に増加する多発性骨髄腫や原発性マクログロブリン血症などの診断・経過観察に有用である．

異常値をとる疾患

多クローン性の IgG 増加▶慢性感染症，肝疾患，自己免疫疾患，悪性腫瘍，リンパ増殖性疾患

単クローン性の IgG 増加▶ IgG 型多発性骨髄腫，MGUS（p.103 参照）

IgG の減少▶免疫不全症候群，タンパク漏出性疾患，副腎皮質ステロイド薬服用，IgG 型以外の多発性骨髄腫

多クローン性の IgA 増加▶慢性感染症，肝疾患，自己免疫疾患，悪性腫瘍，リンパ増殖性疾患，IgA 腎症

単クローン性の IgA 増加▶ IgA 型多発性骨髄腫，MGUS

IgA の減少▶免疫不全症候群，タンパク漏出性疾患，免疫抑制薬使用，IgA 型以外の多発性骨髄腫

多クローン性の IgM 増加▶慢性感染症，肝疾患，自己免疫疾患，悪性腫瘍，リンパ増殖性疾患，急性ウイルス感染症

単クローン性の IgM 増加▶原発性マクログロブリン血症，MGUS

IgM の減少▶免疫不全症候群，タンパク漏出性疾患，免疫抑制薬使用，多発性
骨髄腫

IgD の増加▶IgD 型多発性骨髄腫

IgE が高値▶アレルギー疾患（アレルギー性鼻炎，気管支喘息，アトピー性皮
膚炎），寄生虫症，高 IgE 症候群，IgE 型骨髄腫，肝疾患

IgE が低値▶免疫不全症，IgE 型以外の多発性骨髄腫

D 細胞性免疫検査 ―血球表面マーカー―

基準値	T 細胞：66〜89％，B 細胞：4〜13％ CD3 陽性細胞：58〜84％，CD4 陽性細胞：23〜52％， CD8 陽性細胞：22〜54％ CD4/CD8 比：0.4〜2.3

基本事項

リンパ球 lymphocyte には，主に細胞性免疫をつかさどる T 細胞 T cell（T
リンパ球）と，液性（体液性）免疫に関与する B 細胞 B cell（B リンパ球）が
ある．

T 細胞は，腫瘍細胞を傷害したり，ウイルス感染の防御，細菌・真菌・原虫
感染などの防御，移植拒絶反応，B 細胞による抗体産生の調節などを行う．T
細胞はさらに B 細胞による抗体産生を補助するヘルパー T 細胞と，非自己細胞
やウイルス感染細胞などを傷害して破壊するキラー T 細胞に分けられる．

B 細胞は抗体を産生して液性免疫をつかさどる．

このほか，ナチュラルキラー細胞（NK 細胞）があり，腫瘍細胞やウイルス
感染細胞を破壊する機能がある．

これらの各種リンパ球，および顆粒球，血小板などの血球には，それぞれに
固有の抗原性があり，モノクローナル抗体を用いたフローサイトメーターで解
析できる．モノクローナル抗体には CD（clusters of differentiation）番号が
つけられ，それによって分類がなされ，CD 分類とよぶ（表 2−18）．CD 分類
による血球表面マーカーを検査することによって細胞を正確に同定することが
可能である．

検査の意義

免疫異常をきたす免疫不全症，ウイルス感染症，リンパ系腫瘍などの診断に
有用である．

異常値をとる疾患

T 細胞の増加▶T 細胞性白血病，伝染性単核（球）症

CD 分類	陽性となる主な血球
骨髄系マーカー	
CD11b	単球，顆粒球，NK 細胞
CD13	顆粒球，単球
CD14	単球，マクロファージ
CD33	単球，骨髄球系前駆細胞
CD34	造血前駆細胞，内皮細胞
CD41	巨核球，血小板
CD42b	巨核球，血小板
B リンパ球系マーカー	
CD10	リンパ球前駆細胞，顆粒球
CD19	B 細胞全般，B 前駆細胞
CD20	B 細胞全般，B 前駆細胞の後期
CD23	活性化 B 細胞，活性化マクロファージ，好酸球
細胞内 Ig	B 前駆細胞
細胞表面 Ig	B 細胞
T リンパ球系マーカー	
CD1	胸腺皮質細胞，ランゲルハンス細胞
CD2	T 細胞全般，胸腺細胞，NK 細胞
CD3	成熟 T 細胞
CD4	ヘルパーT 細胞，胸腺細胞
CD5	T 細胞全般，B 細胞サブセット
CD7	T 細胞全般，NK 細胞
CD8	キラーT 細胞，胸腺細胞

免疫・血清検査

T 細胞の減少▶原発性免疫不全症候群，後天性免疫不全症候群（エイズ），
　副腎皮質ステロイド薬使用
B 細胞の増加▶B 細胞性白血病，胸腺無形成症
B 細胞の減少▶原発性免疫不全症候群

E 自己抗体検査

　抗体とは，本来は外来からの異物である抗原を排除する目的で作られるグロブリンである．ところが，自分自身の組織や臓器が標的となって抗体が作られることがあり，これは自己抗体とよばれる．

　自己抗体は自己の組織を傷害し，その結果として種々の病態が発生しうる．こうして発症する疾患が自己免疫疾患であり，全身性エリテマトーデス（SLE）をはじめとする膠原病が代表的な疾患である．

■ 表 2-19　主な自己抗体と，関連する疾患

自己抗体	関連する主な疾患
抗核抗体	SLE，混合結合組織病（MCTD），シェーグレン症候群
リウマチ因子	関節リウマチ
抗甲状腺抗体 　抗サイログロブリン抗体 　抗ミクロソーム抗体	 バセドウ病，橋本病 バセドウ病，橋本病
抗レセプター抗体 　抗 TSH レセプター抗体 　抗アセチルコリンレセプター抗体 　抗インスリンレセプター抗体	 バセドウ病 重症筋無力症 糖尿病
抗内因子抗体	悪性貧血
抗胃壁細胞抗体	悪性貧血，萎縮性胃炎
抗赤血球抗体	自己免疫性溶血性貧血
抗血小板抗体	特発性（免疫性）血小板減少性紫斑病
抗ミトコンドリア抗体	原発性胆汁性胆管炎（旧称：原発性胆汁性肝硬変）
抗平滑筋抗体	慢性活動性肝炎
抗副腎皮質抗体	特発性アジソン病

　自己抗体には種々のものがあり，それらが関連する疾患も数多い（表 2-19）．血清中の自己抗体を検査することは，自己免疫疾患の診断や，治療経過を観察するうえで重要である．

●リウマチ因子 Rheumatoid factor（RF）

基準値	RA テスト：（−） IgM 型リウマチ因子定量：20 U/mL 未満

基本事項

　リウマチ因子（RF）は免疫グロブリン IgG の Fc 部分に対する自己抗体で，関節リウマチ（RA）患者でしばしば陽性になる．

検査の意義

　RF は関節リウマチ患者の約 80％が陽性になり，関節リウマチの診断，治療効果の判定に役立つ．

　なお，**抗シトルリン化ペプチド抗体（抗 CCP 抗体）**はシトルリン化ペプチ

ドに対する自己抗体で，関節リウマチにおける特異度が高く，かつ早期の関節リウマチで RF よりも陽性率が高く，関節リウマチの早期診断のマーカーとして有用である．

異常値をとる疾患

陽性▶

- 自己免疫疾患（関節リウマチ，SLE，全身性硬化症，シェーグレン症候群など）
- 肝疾患（肝硬変，慢性肝炎）
- 感染症（結核，感染性心内膜炎，ウイルス感染症）
- その他（高齢）

●抗核抗体 Antinuclear antibody（ANA）

基準値 40 倍未満

基本事項

抗核抗体は，細胞の核成分（DNA，RNA，核タンパクなど）に対する自己抗体である．抗核抗体が陽性の場合には，抗体に反応する抗原物質の存在を蛍光抗体法で染色パターンとして認識する．

検査の意義

膠原病，自己免疫疾患の診断に有用である．とくに活動期の SLE では，ほぼ100％が陽性になる．抗 2 本鎖 DNA 抗体（抗 ds-DNA 抗体）と抗 Sm 抗体はSLE における特異度が高く，疾患特異性が高い．

異常値をとる疾患

陽性▶

- 膠原病・自己免疫疾患〔全身性エリテマトーデス（SLE），混合結合組織病，全身性硬化症，シェーグレン症候群，多発性筋炎など〕
- その他（感染症，悪性腫瘍）

●抗甲状腺抗体 Antithyroid antibodies

免疫・血清検査

>
>
> 抗サイログロブリン抗体：0.3 U/mL 未満
> 抗ミクロソーム抗体（ミクロソームテスト）：100 倍未満
> 抗甲状腺ペルオキシダーゼ抗体：0.1 U/mL 未満

基本事項

甲状腺の抗原成分に対する抗体を調べる．

抗サイログロブリン抗体は，甲状腺濾胞内にあるコロイドの主成分であるサイログロブリンに対する自己抗体である．

抗ミクロソーム抗体は甲状腺濾胞細胞のミクロソーム分画に対する抗体で，対応する抗原はミクロソーム分画中の甲状腺ペルオキシダーゼである．

検査の意義

自己免疫性甲状腺疾患，すなわち，バセドウ病，橋本病，特発性粘液水腫の診断に有用である．

異常値をとる疾患

陽性▶

- ●自己免疫性甲状腺疾患（バセドウ病，橋本病，特発性粘液水腫）
- ●その他の自己免疫疾患（SLE，関節リウマチ，シェーグレン症候群など）

●抗赤血球抗体 Antierythrocyte antibody

> 基準値　直接クームス試験：（−）　間接クームス試験：（−）

基本事項

赤血球に対する抗体を抗ヒトグロブリン抗体によって検出する検査法で，**クームス試験**（Coombs' test）として検査される．

生体内で赤血球に結合している抗体を検出するのが直接クームス試験，血清中にある赤血球抗体を調べるのが間接クームス試験である．

検査の意義

自己免疫性溶血性貧血の診断に必須である．

異常値をとる疾患

陽性▶自己免疫性溶血性貧血，薬剤性溶血性貧血，不適合妊娠，不適合輸血

F アレルギー検査

　人間のもつタンパクとは異なる異物が体内に侵入した場合に，抗体や感作細胞が動員され，抗原抗体反応が過剰に働いて起こる生体に不利な病的反応を**ア
レルギー**という．

　アレルギー性鼻炎，気管支喘息，じんま疹，アトピー性皮膚炎，アナフィラキシーなどが代表的なアレルギー性疾患である．アレルギー性疾患に対しては，原因となった抗原（**アレルゲン**）を特定して患者から遠ざけることが重要である．

●免疫グロブリン E Immunoglobulin E

基準値	173 IU/mL 以下 抗原特異的 IgE　クラス 0

基本事項

　アレルギーの存在は，血清中の**免疫グロブリン E**（IgE）の総量を測定し，増加していることから判断できる．ついで，アレルゲン（表 2-20）に特異的に反応する**抗原特異的 IgE** を測定し，アレルギーの原因であるアレルゲンを同定する．

検査の意義

　IgE の総量は蛍光酵素免疫測定法（FEIA 法）や化学発光酵素免疫測定法

■表 2-20　アレルギーを起こしうる種々の抗原

吸入性アレルゲン	
室内塵	ハウスダスト
ダニ	ヤケヒョウヒダニ，コナヒョウヒダニ
花粉	スギ，カモガヤ，ナガハグサ，オオアワガエリ，ブタクサ，ヨモギ
真菌	アルテルナリア，ペニシリウム，クラドスポリウム，カンジダ
動物	ネコ上皮，イヌ上皮，ウマ皮屑，ウシ皮屑，ガチョウ羽毛
昆虫	ミツバチ，スズメバチ，ゴキブリ，ユスリカ
食物性アレルゲン	
動物性食品	牛乳，鶏卵，魚類，カニ，エビ，牛肉，豚肉
植物性食品	大豆，米，麦，ソバ

（CLEIA法）などで測定し，各種アレルゲンに対する特異的IgEは，多項目抗原特異的IgE同時測定（MAST®）や蛍光酵素免疫測定法（イムノキャップ®）などで測定する．

異常値をとる疾患

IgEが高値▶アレルギー性疾患，寄生虫症，IgE型多発性骨髄腫，原発性免疫不全症候群の一部，ホジキン病

抗原特異的IgEが高値▶各種アレルギー

免疫・血清検査

G 腫瘍マーカー検査

　腫瘍マーカー tumor marker とは，腫瘍細胞に特有の成分，または腫瘍細胞が産生する成分で，それを検査することが癌の診療に役立つものをいう．特有の抗原に対するモノクローナル抗体を用いて検査される．

　腫瘍マーカーの検査は，癌の進展度，経過観察における指標，治療後の再発のモニターなどに応用される．癌を診断するスクリーニング検査としての応用もあるが，癌以外の良性疾患でも陽性になることがあるため，癌の早期診断の目的には必ずしも適していない．ただし，慢性肝炎や肝硬変など，肝癌の発症リスクの高い患者では，定期的にα-フェトプロテインなど腫瘍マーカーを調べることが肝癌の発症を診断するのに有用である．

　腫瘍マーカーには，腫瘍の種類を問わない**臓器非特異的マーカー**と，特定の腫瘍で高率に検出される**臓器特異的マーカー**がある（表2-21）．これらを適宜組み合わせて癌の診療に応用する．

● α-フェトプロテイン α-Fetoprotein（AFP）

基準値　10 ng/mL 以下

基本事項

　α-フェトプロテイン（AFP）は元来は胎児の肝臓と卵黄で産生される分子量約65,000の糖タンパクで，出生後には急速に低下するが，肝細胞癌細胞ではこのタンパクの合成が活発になる．

検査の意義

　肝細胞癌の約90%で陽性になり，肝細胞癌の診断，治療後の経過観察，転移や再発のモニターとして有用である．

■ 表2-21　主な腫瘍マーカーの種類，カットオフ値，対象となる癌

腫瘍マーカー	カットオフ値	甲状腺癌	肺癌	食道癌	胃癌	結腸・直腸癌	膵癌	肝細胞癌	肝内胆管癌	胆嚢・胆道癌	腎癌	膀胱癌	乳癌	子宮癌	卵巣癌	前立腺癌	睾丸癌	そのほか
CEA	5 ng/mL以下	●	●	●	●	●	●		●	●			●		●			
BFP	75 ng/mL以下		●	●	●	●					●	●		●	●	●	●	
IAP	500 μg/mL以下		●	●	●	●					●	●		●	●			白血病
TPA	110 U/L以下		●	●	●							●	●	●				白血病
AFP	10 ng/mL以下							●									●	肝芽腫，ヨークサック腫瘍，転移性肝癌
PIVKA-II	0.1 AU/L以下							●										
CA19-9	37 U/mL以下			●	●	●	●		●	●						●		
CA50	40 U/mL以下						●	●	●	●								
SPan-1	30 U/mL以下						●		●	●								
DUPAN-2	150 U/mL以下					●	●		●	●	●							
エラスターゼ1	100〜400 ng/dL						●											
POA	15 U/mL以下						●		●	●								
KMO1	530 U/mL未満						*	●	●	*								
NCC-ST-439	7 U/mL以下		●1)		●	●**	●			●**			●					
SLX	38 U/mL以下		●				●								●			
SCC	1.5 ng/mL以下		●2)	●										●4)				
NSE	10 ng/mL以下		●3)															神経芽細胞腫
CA15-3	30 U/mL以下												●					
BCA225	160 U/mL以下												●					
CA125	50 U/mL以下				●			●						●	●			
CA130	35 U/mL以下				●				●	●					●			
CA72-4	4 U/mL以下				●	●									●			
STN	45 U/mL以下				●	●									●			
そのほかのマーカー		A														B		

1) 腺癌，2) 肺扁平上皮癌，3) 肺小細胞癌，4) 子宮頸部癌
*1 型糖鎖抗原，**2 型糖鎖抗原
A：カルシトニン，サイログロブリン．カルシトニンは健常者よりも極端に多く出て，カルシウム代謝異常を起こすことがある．B：PAP，PSA，γ-Sm

免疫・血清検査

113

異常値をとる疾患

高値▶

- 悪性腫瘍（肝細胞癌, 転移性肝癌）
- 肝疾患（急性肝炎, 慢性肝炎, 肝硬変）
- その他（腎不全, 糖尿病, 妊娠）

●癌胎児性抗原 Carcinoembryonic antigen（CEA）

| 基準値 | 5 ng/mL 以下 |

基本事項

　癌胎児性抗原（CEA）は主に消化器癌細胞が産生する分子量約 18 万の糖タンパクである.

検査の意義

　癌の早期診断には必ずしも役に立たないが, CEA 産生腫瘍を疑う場合には診断の補助になる. CEA 陽性の癌の治療効果判定, 経過観察, 再発のモニターに有用である.

異常値をとる疾患

高値▶

- 腫瘍（結腸・直腸癌, 胃癌, 肺癌, 乳癌, 子宮内膜癌, 卵巣癌, 甲状腺髄様癌）
- 非腫瘍性疾患（肺炎, 気管支炎, 結核, 潰瘍性大腸炎, 急性肝炎, 慢性肝炎, 肝硬変）
- その他（ヘビースモーカー, 加齢）

●糖鎖抗原 19-9 Carbohydrate antigen 19-9（CA19-9）

| 基準値 | 37 U/mL 以下 |

基本事項

　糖鎖抗原 CA19-9 はルイス A（Le^a）の血液型糖鎖にシアル酸が結合した形のシアリルルイス A で, 血清中では分子量が 500 万以上の巨大シアロムチンとして存在する. 唾液腺, 胆管上皮, 膵管上皮の組織中から微量に検出され, 膵管・胆管・消化器・気管支の腺癌で多く産生される.

検査の意義

　CA19-9 を産生する腫瘍の診断の補助, 治療効果の判定, 経過観察, 再発の

モニターに有用である.

異常値をとる疾患

高値▶
- ●腫瘍（膵臓癌，胆嚢・胆管癌，胃癌，大腸癌，卵巣癌，子宮内膜癌，肺癌）
- ●非腫瘍性疾患（胆石症，胆管炎，膵炎，気管支嚢胞，気管支拡張症，肺結核，卵巣嚢腫）

●乳癌関連抗原 225
Breast carcinoma associated antigen 225（BCA225）

基準値	160 U/mL 以下

基本事項

乳癌関連抗原 225（BCA225）は乳癌培養細胞株 T47D の培養上清を免疫原として作られた 2 種類のモノクローナル抗体によって認識される糖鎖抗原で，乳癌の血清マーカーとして利用される.

検査の意義

原発性乳癌では進行例以外には診断的価値はあまりないが，再発乳癌では陽性率が高く，乳癌の治療効果判定や経過観察に有用である.

異常値をとる疾患

高値▶
- ●腫瘍（原発性乳癌，再発乳癌，乳癌以外の癌）
- ●非腫瘍性疾患（良性乳腺疾患）
- ●その他（妊娠 33 週以降）

●糖鎖抗原 15-3 Carbohydrate antigen 15-3（CA15-3）

基準値	30 U/mL 以下

基本事項

糖鎖抗原 15-3（CA15-3）は乳脂肪球膜と乳癌細胞膜に対するモノクローナル抗体によって測定されるムチンタンパクで，進行乳癌の腫瘍マーカーとして応用される.

検査の意義

乳癌の早期診断の目的には適していないが，乳癌手術後のモニター，再発癌に対する治療効果の判定に有用である.

異常値をとる疾患
高値▶
- 腫瘍（原発性乳癌，乳癌の局所再発，乳癌以外の癌）
- 非腫瘍性疾患（乳腺良性疾患）
- その他（健康女性）

●前立腺特異抗原 prostate-specific antigen（PSA）

基準値 4.0 ng/mL 以下

基本事項

前立腺特異抗原（PSA）は前立腺上皮細胞から分泌される分子量約 33,000～34,000 の糖蛋白である．一部は血中に逸脱し，前立腺癌や前立腺炎などの前立腺疾患で高値になる．

検査の意義

前立腺癌の診断，病期分類，経過観察に有用な腫瘍マーカーとして用いられる．

異常値をとる疾患

高値▶
- 腫瘍（前立腺癌）
- 非腫瘍性疾患（前立腺肥大症，急性前立腺炎，尿路感染症，尿閉）

H 輸血関連検査

輸血に関する検査は，患者の**血液型**を正確に判定し，適合した血液製剤を用意する目的で行う．血液型検査では，通常，ABO 血液型と Rh 血液型が調べられる．

●ABO 血液型 ABO blood group

ABO 血液型は赤血球表面にある抗原で決定される．すなわち，A 型は A 抗原，B 型は B 抗原，AB 型は A 抗原と B 抗原をもち，O 型はいずれの抗原もない．この赤血球の抗原を，抗 A 血清と抗 B 血清を用いて調べる方法を**表（主）試験**という．

また，ABO 血液型はほかの血液型と違い，自己にない抗原に対する抗体が規則的に血清中に存在する（ランドスタイナー Landsteiner の法則）．たとえば，

表　試　験		裏　試　験			判定
抗 A 血清	抗 B 血清	A 型血球	B 型血球	O 型血球	
＋	－	－	＋	－	A 型
－	＋	＋	－	－	B 型
＋	＋	－	－	－	AB 型
－	－	＋	＋	－	O 型

A 型の人には抗 B 抗体が，B 型の人には抗 A 抗体が必ずみられる．このために，ABO 型の異なった血液を輸血すると強い抗原抗体反応が起こって赤血球が溶血し，重症の副作用が出る．そこで，既知の血液型の球を用いて血清中の抗体を調べることも重要で，この試験を裏（副）試験という．

ABO 血液型の判定するためには，必ず表試験と裏試験を行う（表 2-22）．

●Rh 血液型 Rh blood group

ABO 血液型に次いで重要な血液型は，Rh 血液型である．Rh 血液型には多くの抗原があるが，重要なものは C，c，D，E，e 抗原である．

Rh 血液型は ABO 型と異なり，通常，血清中に規則的な抗体をもたない．このため，初回の輸血ではたとえ適合していなくても問題とはならない．しかし，その輸血によって抗体が産生されてしまうので，2 回目以降の輸血では副作用が出る．同様に，妊娠でも 2 回目以降に問題が起きる．

Rh 血液型の中でもとくに注意しなければならないのは，D 抗原である．D 抗原陰性の人に D 抗原陽性血液を輸血したり，D 抗原陰性の母親が D 抗原陽性の胎児を妊娠したりした場合，体内で D 抗原に対する抗体が作られ，抗原抗体反応を起こすことになる．抗 D 抗体は胎盤を通過して胎児の血液中に入るので，新生児の溶血性疾患，胎児発育障害の原因となる．

そこで，Rh 血液型の検査では，通常は D 抗原（Rh 抗原ともいう）を調べ，D 抗原陽性の場合を Rh（＋），D 抗原陰性の場合を Rh（－）とする．わが国では Rh（－）の人の割合は人口の約 0.5％で，輸血や妊娠の際に注意が必要である．

5 病原微生物検査

　感染症の診療では，発熱や炎症などの原因となった病原体を同定し，薬剤感受性を検討して有効な薬剤で効果的な治療を行うことが原則である．

　感染症患者に対しては，各種検査によって感染部位を診断し，感染巣から起炎菌を分離して同定し，さらに薬剤感受性を調べる（図2-25）．なるべく早く起炎菌を特定して，患者に対して薬剤感受性試験の結果に応じた抗菌薬を早期に投与することが治療効果を高めることにつながる．

　しかし，患者の治療経過中に起炎菌そのものが変化したり，薬剤感受性が変わったりすることも少なくない．このため，随時検査を繰り返し，有効な治療を行う必要がある．

　病原体を同定するには，**塗抹培養検査**だけでなく，免疫・血清反応による**抗原・抗体の検出**，**毒素検出**，**遺伝子検査**なども行われる．

1	感染症の存在の確認	発熱，炎症反応 （CRP，赤沈，白血球数など）
2	感染部位の診断	局所所見，画像検査 （検尿，X線，超音波，CT検査など）
3	原因病原体の同定	細菌学的検査，免疫・血清検査， 病理検査，遺伝子検査など
4	抗菌薬の選択・投与	薬剤感受性試験

■図2-25　感染症の診断・治療の進め方

A 微生物検査法の種類と適応

●塗抹検査

細菌および真菌の検査では，まず**塗抹検査**が行われる．喀痰や膿などの検体をスライドグラスに塗抹し，適切な染色液を用いて染色する．

一般細菌の染色には**グラム染色**，結核菌など抗酸菌には抗酸菌染色（チール・ネールゼン Ziehl-Neelsen 染色），ジフテリア菌には異染小体染色（ナイセル Neisser 染色），破傷風菌には芽胞染色，スピロヘータや真菌には墨汁染色を行い，顕微鏡で観察する．

グラム染色は最も基本となる染色法で，グラム染色性と細菌の形態に応じて**グラム陽性球菌**，**グラム陽性桿菌**，**グラム陰性球菌**，**グラム陰性桿菌**に大別される（表2-23）．

●培養検査

塗抹検査によって病原体を検出するには，検体中にかなり多くの病原体が存在していなければならない．病原体数が少ない場合には，検査前にあらかじめ病原体を培養して病原体を増やしてから検査する（増菌培養）．また，検体から起炎菌を選び出して培養することを**分離培養**といい，血清学的あるいは生化学的性質を調べたり，薬剤感受性試験を行ったりするのに必要である．

培養には，培養する大気条件により，好気培養，炭酸ガス培養，微好気培養，嫌気培養の4種類があり，それぞれの条件で発育できる細菌が異なる．

分離した菌については，形態，染色性，運動性，培地の選択性，糖質・アミノ酸・タンパク質・尿素などの分解能，特異的抗血清を用いた抗原性などを調べ，病原体を同定する．

病原体が同定された後，薬剤感受性を調べる．病原体の発育を阻止できる抗菌薬の最小濃度である**最小発育阻止濃度** minimal inhibitory concentration（MIC），あるいは病原体を死滅させる抗菌薬の最小濃度である**最小殺菌濃度** minimal bactericidal concentration（MBC）を調べ，病原体に対して有効な治療薬剤を選択するための参考にする．

●その他の検査

マイコプラズマやウイルスなど培養が困難な病原体や，結核菌など培養に長時日を要するものには，免疫・血清反応を用いた**抗原検出法**や**抗体検出法**，あるいは DNA プローブ法や PCR 法などを用いて，病原体の核酸を検出する遺

伝子検査法が行われる.

B 主な感染症の起炎病原体

感染症を起こす病原体には，グラム陰性桿菌，グラム陰性球菌，グラム陽性桿菌，グラム陽性球菌，偏性嫌気性菌，抗酸菌，マイコプラズマ科，スピロヘータ目，リケッチア科，クラミジア科，真菌，ウイルス，原虫などさまざまなものがある.

代表的な感染症の主な原因となる起炎病原体を表2−24，25に示す.

■表2−23　グラム染色性による細菌の分類

分類		桿菌	球菌
偏性好気性菌および通性嫌気性菌	グラム陰性菌	●腸内細菌科：大腸菌，クレブシエラ属，エンテロバクター属，シトロバクター属，セラチア属，プロテウス属，シゲラ属，サルモネラ属，エルシニア属 ●非発酵菌：緑膿菌，シュードモナス属，アシネトバクター属，アルカリゲネス属，クリセオバクテリウム属，ステノトロフォモナス属，バークホルデリア属 ●小桿菌：インフルエンザ菌，百日ぜき菌，フランシセラ・ツラレンシス（野兎病菌），ヘモフィルス・パラインフルエンザ ●その他：腸炎ビブリオ，コレラ菌，エロモナス属，カンピロバクター・ジェジュニ，ヘリコバクター・ピロリ	髄膜炎菌，淋菌，ブランハメラ・カタラーリス
	グラム陽性菌	ジフテリア菌，コリネバクテリウム・ジェノケイアム，リステリア・モノサイトゲネス，バシルス・セレウス，ガードネレラ・バジナリス	化膿連鎖球菌，B群溶血連鎖球菌，肺炎球菌，緑色連鎖球菌，黄色ブドウ球菌，表皮ブドウ球菌，エンテロコッカス・フェカリス，エンテロコッカス・フェシウム
偏性嫌気性菌	有芽胞菌	ウェルシュ菌，ボツリヌス菌，破傷風菌，クロストリジウム・ディフィシレ	
	グラム陽性菌	ビフィドバクテリウム属，プロピオニバクテリウム属，ユーバクテリウム属	ペプトストレプトコッカス属，ペプトコッカス属，ストレプトコッカス属
	グラム陰性菌	バクテロイデス・フラジリス，プレボテラ・メラニノゲニカス，ポルフィロモナス・アサッカロリチカ，フソバクテリウム・ヌクレアタム	ベイヨネラ・パルビュラ

■表2-24　主な感染症と起炎病原体

臓器	感染症名	主な原因微生物
呼吸器	咽頭炎	化膿連鎖球菌，ジフテリア菌，アデノウイルス，EBウイルス
	中耳炎	肺炎球菌，インフルエンザ菌，化膿連鎖球菌，黄色ブドウ球菌
	気管支炎・肺炎	肺炎球菌，インフルエンザ菌，肺炎マイコプラズマ，黄色ブドウ球菌，百日咳菌，結核菌，オウム病クラミジア，レジオネラ・ニューモフィラ
	肺膿瘍	嫌気性球菌，フソバクテリウム属，α溶血性連鎖球菌
	レジオネラ症（在郷軍人病）	レジオネラ・ニューモフィラ
	結核	結核菌
	新型コロナウイルス感染症	新型コロナウイルス（SARS-CoV-2）
中枢神経系	髄膜炎	●新生児：大腸菌，クレブシエラ属，B群溶血性連鎖球菌，リステリア菌 ●小児：インフルエンザ菌，肺炎球菌，髄膜炎菌 ●成人：肺炎球菌（結核菌，クリプトコッカス・ネオフォルマンス）
	脳炎	単純ヘルペスウイルス，日本脳炎ウイルス，ヒト免疫不全ウイルス（HIV）
尿路	膀胱炎	大腸菌，表皮ブドウ球菌，プロテウス・ミラビリス
	腎盂腎炎	●急性：大腸菌，クレブシエラ属 ●慢性：緑膿菌，腸球菌，カンジダ属，セラチア属
	尿道炎	淋菌，トラコーマクラミジア，ウレアプラズマ属
肝・胆道系	胆炎・胆管炎・肝膿瘍	大腸菌，クレブシエラ属，腸球菌属，バクテロイデス属，ウェルシュ菌
腹腔内	腹膜炎	大腸菌，クレブシエラ属，バクテロイデス属，ウェルシュ菌
消化管	（感染型）	カンピロバクター属，サルモネラ属，腸炎ビブリオ，赤痢菌，エルシニア属，腸管組織侵入性大腸菌
	（毒素型）	ボツリヌス菌，黄色ブドウ球菌，ウェルシュ菌，コレラ菌，毒素原性大腸菌，腸管出血性大腸菌，クロストリディオイデス（クロストリジウム）・ディフィシル
皮膚・軟部組織	蜂巣炎・膿痂疹	黄色ブドウ球菌，化膿性連鎖球菌
	破傷風	破傷風菌
心・血管系	心内膜炎	α溶血性連鎖球菌，表皮ブドウ球菌，黄色ブドウ球菌，カンジダ属
リンパ系	チフス	チフス菌，パラチフスA菌

病原微生物検査

■表 2-25　細菌以外の病原体による感染症

分類	感染症名	主な原因微生物
スピロヘータ による疾患	梅毒	梅毒トレポネーマ
	ワイル病	レプトスピラ（黄疸出血性レプトスピラ）
	ライム病	ライム病ボレリア（ボレリア・ブルグドルフェリ）
リケッチアに よる疾患	ツツガムシ病	オリエンチア・ツツガムシ
	日本紅斑熱	日本紅斑熱リケッチア（リケッチア・ジャポニカ）
クラミジアに よる疾患	オウム病	オウム病クラミジア（クラミドフィラ・シッタシ）
	尿道炎	トラコーマクラミジア（クラミドフィラ・トラコマチス）
	肺炎	肺炎クラミジア（クラミジア・ニューモニエ）
ウイルスに よる疾患	普通感冒	インフルエンザウイルス，パラインフルエンザウイルス，アデノウイルス，ライノウイルス
	肺炎	RS ウイルス
	麻疹	麻疹ウイルス
	風疹	風疹ウイルス
	流行性耳下腺炎	ムンプスウイルス
	伝染性紅斑	パルボウイルス B19
	突発性発疹	ヘルペスウイルス 6 型
	水痘・帯状疱疹	水痘-帯状ヘルペスウイルス
	小児麻痺	ポリオウイルス
	尋常性疣贅	パピローマウイルス
	伝染性単核（球）症	EB ウイルス
	日本脳炎	日本脳炎ウイルス（フラビウイルス）
	エイズ	ヒト免疫不全ウイルス（HIV）
	成人 T 細胞白血病	ヒト T 細胞白血病ウイルス（HTLV-I）
	A 型肝炎	A 型肝炎ウイルス（エンテロウイルス 72）
	B 型肝炎	B 型肝炎ウイルス
	C 型肝炎	C 型肝炎ウイルス
	乳児嘔吐下痢症	ロタウイルス
	新型コロナウイルス 感染症	新型コロナウイルス（SARS-CoV-2）

6 染色体・遺伝子検査

サラセミア，血友病，フェニルケトン尿症などの**先天性疾患**だけでなく，癌，高血圧症，糖尿病など多くの**後天性疾患**の発病，病変の進展には，染色体および遺伝子の異常が関与する．そこで，染色体や遺伝子を検査することによってこのような疾患の正確な診断を行ったり，治療に指針を与えることができる．近年，細胞生物学，分子生物学，遺伝子工学などの研究分野の急速な発展を受け，臨床検査の分野でも**染色体検査・遺伝子検査**が積極的に取り入れられ，応用されている．

遺伝子検査では，遺伝情報の担い手である **DNA** や **RNA** を解析し，疾病の診断や治療に役立てる．遺伝子検査には大別して，先天異常症や悪性腫瘍など，患者の遺伝子に変異がある疾患を検査するものと，細菌やウイルスなどヒト以外の遺伝子を検出して感染症の原因となる病原体を診断するものとがある．

A 染色体検査

> **基準値** 男性：46, XY　女性：46, XX

基本事項

骨髄細胞を培養し，細胞の染色体を検査する．健常者では 46 本の染色体があり，男性では 22 対の常染色体と，1 本の X 染色体，そして 1 本の Y 染色体がある．女性では 22 対の常染色体と 2 本の X 染色体がある．

染色体は，ダウン症候群などの先天性疾患による異常のほか，癌などの後天性疾患でも異常がみられることがある．

検査の意義

先天性の染色体異常症，後天性の白血病・骨髄異形成症候群など，血液疾患の診断に有用である．とくに慢性骨髄性白血病では，9 番と 22 番の染色体が相互転座（t（9；22）と記載する）がみられ，診断的価値が高い．この短くなった 22 番の染色体を**フィラデルフィア染色体（Ph 染色体）**とよび，診断上の意義がきわめて大きい（図 2−26）．

異常値をとる疾患

●**先天性異常**（表 2−26）▶ダウン症候群（47, XY または XX，+21），ター

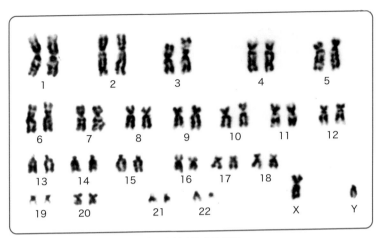

■図2-26　慢性骨髄性白血病における染色体異常

9番の一方が長く，22番の一方が短い.

■表2-26　主な先天性染色体異常症

常染色体異常		性染色体異常	
疾患名	染色体異常	疾患名	染色体異常
ダウン症候群	21トリソミー	クラインフェルター症候群	XXY, XXXY
パトー症候群	13トリソミー	ターナー症候群	XO, X del, X i
エドワーズ症候群	18トリソミー	超女性	XXX, mos 45, X/47
5p-症候群	5p-	XYY男性	XYY, mos 45, X/47

p：短腕，＋・-：染色体の増・減，mos：モザイク

　　ナー症候群（45, X），クラインフェルター症候群（47, XXY）
●後天性異常▶慢性骨髄性白血病〔46, XY または XX, t（9；22）〕，急性白血
　　病，骨髄異形成症候群

B 遺伝子検査

● 先天性疾患

基本事項

遺伝性疾患の中には，筋ジストロフィやサラセミアなどのように単一の遺伝子に異常が生じることが原因で発病し，いわゆるメンデル遺伝形式をとる**単一遺伝子病**がある．また，脂質異常症，動脈硬化症，糖尿病，高血圧症，痛風，癌，アルツハイマー病など，複雑な遺伝子異常に環境要因が加わって発病する**多因子遺伝病**もある．これらの疾患の診断には，DNA または RNA レベルでの遺伝子検査を実施することが重要になる．

検査の意義

遺伝子異常を検出することにより疾患の確定診断，出生前診断，保因者診断などを行うことができる．また，病態発生のメカニズムを研究するのにも役立つ．

異常値をとる疾患

遺伝性疾患で DNA 遺伝子の点変異，欠失などを認める（表 2-27）．

■ 表 2-27　遺伝性疾患における遺伝子異常の例

疾患名	異常のある遺伝子（染色体）
アルツハイマー病	アミロイド前駆体タンパク（APP）遺伝子（21q22.13）
デュシェンヌ型筋ジストロフィ	ジストロフィン遺伝子（Xp21.1）
α-サラセミア	α-グロビン遺伝子（16p13.11-13.33）
β-サラセミア	β-グロビン遺伝子（11p15.5）
血友病	第VIII因子遺伝子（Xq28）
ゴーシェ病	グルコセレブロシダーゼ（GC）遺伝子（1q21）
フェニルケトン尿症	フェニルアラニン水酸化酵素（PAH）遺伝子（12q22-q24.1）
1 型糖尿病	主要組織適合遺伝子複合体（MHC）遺伝子（6p21）
インスリン異常症	インスリン遺伝子（11p15.5）

■表2-28 造血器腫瘍における染色体転座，融合遺伝子の例

疾患名	染色体転座	融合遺伝子
急性骨髄性白血病	t（8；21）（q22；q22）	*MTG8-AML1*
急性前骨髄球性白血病	t（15；17）（q22；q21）	*PML-RAR α*
慢性骨髄性白血病	t（9；22）（q34；q11）	*ABL-BCR*

●造血器腫瘍

基本事項

　細胞の増殖を調節する癌遺伝子，癌抑制遺伝子，あるいは DNA 修復遺伝子に突然変異などの異常があると，細胞が無制限の増殖を起こし，悪性腫瘍を発生することがある．とくに白血病や悪性リンパ腫では，染色体の転座に伴って遺伝子が融合し，腫瘍の発生，病態形成に大きく関与する．

検査の意義

　まず，白血球や骨髄細胞の DNA や RNA を調べ，次に癌遺伝子，癌抑制遺伝子の変異などを調べ，確定診断，予後の判定を行う．また，治療後の微小残存病変を検出したり，再発を早期に発見したりするのにも有用である．

異常値をとる疾患

　白血病，悪性リンパ腫では融合遺伝子を検出する症例がある（表2-28）．

●感染症

基本事項

　感染症の診療においては，組織から採取した病原体を培養し，同定して病原微生物を同定し，薬剤感受性を調べて適切な抗微生物薬で治療するのが原則である．しかし，マイコプラズマやウイルスなどのように培養が困難であったり，結核菌のように培養に長時日かかる病原体の診断には，培養検査には限界がある．そこで，病原体の DNA や RNA を検出して短時間で原因病原体を確認し，適切な治療を早期に実施することが望ましい．

検査の意義

　培養が困難な病原体による感染症の診断に有用である．

異常値をとる疾患

　病原体の遺伝子が検出された場合，感染が確認できる（表2-29）．

■表2-29 感染症の遺伝子検査

病原体	遺伝子	検体
クラミドフィラ・トラコマチス	DNA	子宮頸管スワブ
結核菌, 非結核性抗酸菌	DNA	喀痰, 気管支洗浄液, 胃液, 髄液
淋菌	DNA	子宮頸管スワブ
メチシリン耐性黄色ブドウ球菌（MRSA）	DNA	血液, 鼻汁, 膿など
サイトメガロウイルス	DNA	血液
B型肝炎ウイルス	DNA	血液
C型肝炎ウイルス	RNA	血液
HTLV-I	RNA	血液
HIV	RNA	血液
新型コロナウイルス（SARS-CoV-2）	RNA	鼻咽頭ぬぐい液, 喀痰, 唾液

7 病理検査

病理検査は，患者から採取した組織や，尿・喀痰などの排泄物，腹水・胸水などの体腔液から標本を作製し，目的に応じた染色を施して細胞や組織を形態学的に顕微鏡で観察し，疾患の診断や病態の把握などを行うものである（図2-27）．形態学的な異常所見を主に検出するが，特殊染色を施して免疫学的な所見を調べたり，染色体・遺伝子検査などを同時に行ったりして精密な診断につながることもある．

A 細胞診検査

細胞診検査では，体液中に存在する細胞や，病変部を洗浄，擦過したり，注射器で吸引したりして採取した細胞を顕微鏡で観察して，異常細胞の有無を判定するものである．とくに腫瘍細胞の発見に有用で，癌の早期診断，集団検診に用いられる（表2-30）（図2-28，29）．

腫瘍細胞を発見するために，従来，**パパニコロウ Papanicolaou 染色**が行われ，細胞の異型性から5段階に分けてパパニコロウ分類を用いて判定されてきた（表2-31）．同分類でクラスⅣ以上の場合には癌の可能性が高く，精密検査を進めて確定診断をすることが重要である．クラスⅢの場合には，再検査を繰り返し，慎重に判定する．

しかしながら，パパニコロウ分類は，正常細胞のみのクラスⅠと，確実に悪

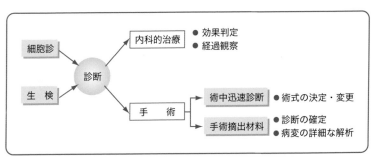

■図2-27 病理検査の流れ

■表2-30　主な細胞診検査と目的

細胞診材料	目的
喀痰	肺癌（扁平上皮癌，小細胞癌など）のスクリーニング
婦人科材料	子宮癌のスクリーニング
尿	膀胱癌，腎癌など腎・泌尿器系腫瘍のスクリーニング
体腔液	腫瘍細胞の有無の確認
擦過材料	気管支の擦過材料による肺癌の検索
穿刺吸引材料	乳腺・リンパ節・甲状腺などの腫瘍の検索

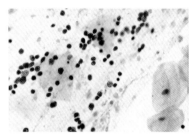 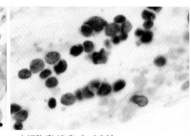

小細胞癌　喀痰（×40）．
小型裸核様のがん細胞である．周囲にある扁平上皮細胞と比較すると，細胞の小ささがわかる．

小細胞癌　喀痰（×100）．
繊細な核クロマチンが核内に充満する．

■図2-28　喀痰の細胞診（小細胞癌）

（小松京子著：最新臨床検査学講座　病理学/病理検査学，p375，医歯薬出版，2016）

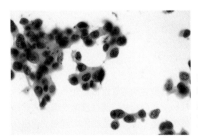

高異型度尿路上皮癌　自然尿（×40）．
核異型の目立つがん細胞が散在性および細胞の塊として出現している．細胞像から悪性と判断するのは容易である．平坦型に発育する尿路上皮癌で多くみられる．

■図2-29　尿の細胞診（移行上皮癌）

（小松京子著：最新臨床検査学講座　病理学/病理検査学，p378，医歯薬出版，2016）

病理検査

■表2-31　パパニコロウ分類

クラス	判定基準
I	異型細胞は見られない
II	異型細胞を認めるが，悪性の疑いはない
III	異型細胞を認めるが，悪性とは判断できない
IV	悪性の疑いが濃厚な異型細胞を認める
V	悪性と判定できる細胞を認める

■表2-32　ベセスダ分類（例）：扁平上皮細胞

結果	略語	推定される病理診断
陰性	NILM	非腫瘍性所見，炎症
意義不明な異型扁平上皮細胞	ASC-US	軽度扁平上皮内病変の疑い
HSIL を否定できない異型扁平上皮細胞	ASC-H	高度扁平上皮内病変の疑い
軽度扁平上皮病変	LSIL	HPV 感染，軽度異形成
高度扁平上皮病変	HSIL	中等度異形成，高度異形成，上皮内癌
扁平上皮癌	SCC	扁平上皮癌

性細胞が出現しているクラスVの間を5段階に分類したもので，クラスII〜IVについての定義もあいまいである．そこで現在では，この分類に代わり，細胞の本質を確認し，組織診断に準じるような判定が行われるようになってきている．すなわち，近年ではクラス分類よりも陰性，偽陽性，陽性の3分類が主流になり，たとえば，子宮頸癌の診断にはベセスダ分類（表2-32）が用いられている．

B 病理組織検査

　細胞診検査では，個々の細胞についての異型性や悪性度はわかるが，臓器・組織全体の病変を判断することはできない．このため，悪性腫瘍を確実に診断することは困難である．さらに腫瘍以外の疾患では，炎症細胞の浸潤や線維化などの所見から臓器・組織全体の変化を観察して診断するので，細胞診検査だけで診断することはできない．

　そこで，確実に正確な病理診断を行うには，病変のある臓器から組織を取り出し，それを顕微鏡で観察することが重要である．このような検査法を病理組

織検査という.

　病理組織検査には，針やメスを使って患者の臓器組織の一部を生体外に取り出して検査する生検，手術時に病変組織を切除して速やかに検査する術中迅速病理診断，さらに手術で摘出した臓器について検査する方法がある.

●生検（バイオプシー）　Biopsy

　生検では，体表面の組織などの場合は直接観察しながら，また体内の臓器の場合は内視鏡で確認しながら，病変のある臓器を針で刺して吸引したり，鉗子で切り取ったりして検体とする（図2-30）. このようにして採取した検体はホルマリンで固定し，薄い切片の標本を作製してヘマトキシリン–エオジン染色などを施して顕微鏡で観察（鏡検）する. これは，癌の早期診断などに有用である（図2-31）.

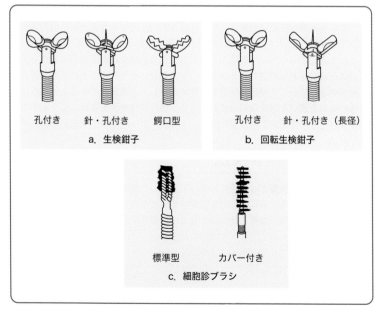

　孔付き　　　針・孔付き　　　鰐口型
　　　　a. 生検鉗子

　孔付き　　　針・孔付き（長径）
　　　　b. 回転生検鉗子

　標準型　　　　カバー付き
　　　　c. 細胞診ブラシ

■図2-30　内視鏡検査で用いられる生検鉗子，細胞診ブラシの例

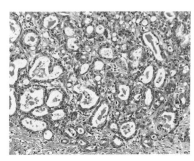

管状腺癌，中分化型（tub2）．
管腔形成は比較的明瞭であるが，大きさ・
形が不ぞろいである．中拡大．

■ 図 2−31　生検による胃癌の診断

（岩下明徳：カラーアトラス 病理組織の見方と鑑別診断 第 7 版，p213，医歯薬出版，2020）

●術中迅速病理検査

　術中迅速病理検査とは，生検を行うことができない臓器の病理組織検査が必要な場合や，生検での診断が不確実なときには，患者に手術を行って，手術中に病変部位の組織を一部切除して確定診断する検査である．切除した検体を急速に凍結し，迅速に標本を作製して，病理医が診断する．

　術中迅速病理診断の結果は，早ければ 10〜15 分でわかるため，執刀医が手術をどのように続けるか，あるいは治療方針を選択するのに有用な情報となる．たとえば，患者の乳腺に腫瘤がある場合，血液検査や細胞診検査などからだけでは正確な診断が困難なことがある．その場合，患者に手術を行って，腫瘤を一部切除してから病理組織検査を迅速に実施し，悪性腫瘍であると確定診断されれば引き続いて適切な切除手術を行う．悪性腫瘍が否定されれば，必要な処置を行って手術を完了させる．

●手術摘出標本検査

　手術摘出標本検査とは，手術によって摘出した臓器や組織について病理診断を行うものである．病気の診断を確定させるとともに，病態の詳しい解析，予後の推測，手術後の治療方針の決定などに重要な役割を果たす．

8 生理機能検査

生理機能検査とは，機械工学や電子工学の技術を駆使して，**循環機能や呼吸機能，神経・筋活動**などを生体外から測定するもので，施設によっては**臨床生理検査**または**生体機能検査**などともよばれる．血液検査などの検体検査を扱う検査室とは独立した生理機能検査室をもつ病院施設も多い．

A 循環機能検査

● 心電図検査 Electrocardiogram（ECG, EKG）

心電図検査は，心臓に起きる電気的現象を体表面から記録する検査で，心疾患の診断や経過観察のために行われる．心電図は心臓の形態異常を検出するものではなく，電気的現象をみるもので，不整脈や心筋梗塞などの診断に欠かせない検査である．

心電図検査は，安静時に行うだけでなく，トレッドミル（電動式のベルトの上を歩いたり走ったりする）やエルゴメーター（自転車のペダルをこぐ）により**運動負荷**をかけて心筋虚血状態をみたり，長時間（通常24時間）の心電図検査を行う**ホルター心電図検査**などが行われる（図2-32）．

心臓の拍動は，洞結節で発生する電気的刺激が房室結節に伝わり，ヒス束，左右脚枝，プルキンエ線維を経て心筋に伝わって心筋が収縮することによって起きる．この電気的刺激が洞結節から心筋まで伝導する過程を刺激伝導系といい，それが**心電図波形**として捉えられる（図2-33）．

すなわち，洞結節の刺激による心房の興奮がP波として，心室筋の興奮がQRS波として描出される．心房から心室への伝導時間はPQ時間としてあらわされる．心室筋の脱分極はT波としてあらわされる．

心電図波形の変化は，不整脈によるリズムの乱れや，ST-T波の変化をみる虚血性変化などとして表現される．このため，心電図検査は表2-33に示すような疾患の診断に有用である．とくに不整脈の診断には心電図検査が欠かせず，心電図検査の所見から不整脈が分類される（表2-34，図2-34，35）．また，ホルター心電図を記録すると，日常生活を送る中で，どの程度の頻度でどのような不整脈が出現しているのかを確認できる（図2-36）．

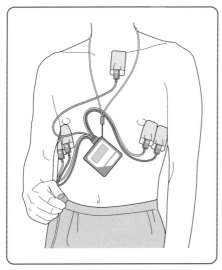

■図2-32
ホルター心電計の装着

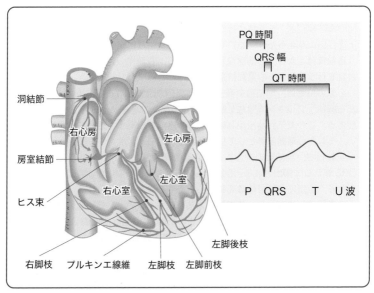

PQ時間
QRS幅
QT時間

P　QRS　T　U波

洞結節

右心房

房室結節

ヒス束

右心室

左心房

左心室

右脚枝　プルキンエ線維　左脚枝　左脚前枝

左脚後枝

■図2-33　心臓の刺激伝導系と心電図の各波形

■表2-33 心電図検査の適応となる疾患

- 不整脈
- 心房・心室肥大症
- 虚血性心疾患 (狭心症, 心筋梗塞)
- 心膜炎
- 電解質異常 (K, Ca)
- 薬剤中毒 (ジギタリス, キニジンなど)
- 心臓に影響する全身性疾患 (甲状腺機能亢進症など)

■表2-34 不整脈の分類

刺激生成異常	
1. 洞結節における刺激生成異常	● 洞頻脈 ● 洞徐脈 ● 洞性不整脈 ● 洞停止
2. 異所性刺激生成異常	● 期外収縮:心房 (上室)・房室接合部・心室性 ● 発作性頻拍:上室・心室性 ● 粗動および細動:心房・心室性 ● 補充収縮・補充調律

刺激伝導異常
1. 洞房ブロック
2. 房室ブロック
3. 脚ブロック:右脚・左脚
4. 房室バイパス路:WPW 症候群, LGL 症候群

●心臓エコー (超音波) 検査 Cardiac echogram

　生体に超音波を投射し, その反射波 (エコー) を検出する検査が**エコー検査**(**超音波検査**) である.

　心臓エコー検査では, 心筋や心臓弁の厚さや動きを検査できる. また, ドップラー効果 (移動している物体に音波が衝突すると, その反射波の周波数が変化する現象) を利用して, 血流の速度や性状, 血流異常の範囲などもわかる.

　心臓エコー検査のこのような性質を応用して, 心臓の拍出量, 駆出率, 左室壁運動速度など**心機能**を計測したり, 先天性心疾患, 心臓弁膜症, 急性心筋梗塞, 感染性心内膜炎, 心膜炎などを診断したり, 手術を決定したりするのに役立つ (図2-37).

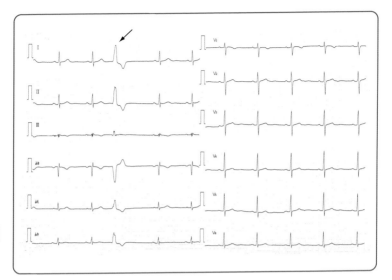

■図2-34 心室性期外収縮（矢印）

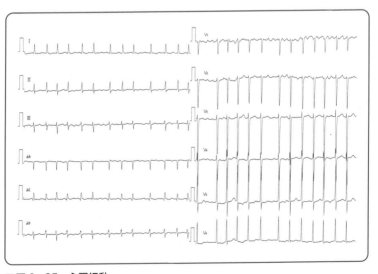

■図2-35 心房細動

P波がなく，QRS波が不規則に出ている．

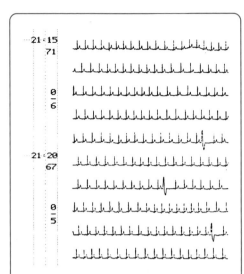

■図2-36
ホルター心電図の解析

不整脈が時折出現している.

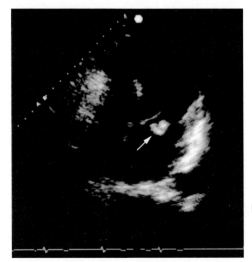

■図2-37
心臓エコー検査

感染性心内膜炎に見られた
弁の疣贅（矢印）

●頸動脈エコー（超音波）検査 Carotid echogram

　　動脈硬化を簡便に調べるためのスクリーニング検査として，頸動脈エコー（超音波）検査がある．超音波を頸動脈に投射し，反射した波（反射波）から血管壁の厚さと血管内側の状態を把握し，動脈硬化の程度を調べることができる．すなわち，動脈硬化によって起きる血管の狭窄，血管壁の肥厚，血管壁にこびりつくプラークや血栓を評価する（図2-38）．

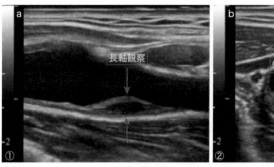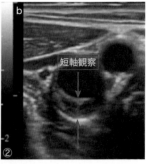

■図2-38　頸動脈エコー検査

プラークの観察　　a：右頸動脈縦断像，b：右頸動脈横断像．
プラークの評価：①部位，②echogenicity，③texture，④surfece，⑤可動性

（松尾　汎：血管超音波テキスト　第2版（日本超音波検査学会監修，佐藤　洋編集），p4，医歯薬出版，2018）

生理機能検査

B 呼吸機能検査

●肺活量測定 Spirometry

　肺活量測定（スパイロメトリー）は，呼吸時の換気に際して口元から肺に出入りする空気量を測定するもので，肺胞におけるガス交換のための**換気機能**を調べる検査である．肺で換気される空気量を計測する装置を**呼吸計**（**スパイロメーター** spirometer）といい，この装置を使って肺活量，換気量などを検査するものを**スパイログラフィ**，描かれた曲線を**スパイログラム**という．

　検査方法は，まず被検者の鼻をクリップでとめて鼻孔を塞ぎ，口にマウスピースを当てて呼吸により肺に空気が出入りする量を検査する．被検者が安静の状態でごく自然に呼吸して肺に出入りする空気量を1回換気量という（図2-39）．被検者にできるだけ深く呼吸をしてもらい，1回の吸入または呼出で肺に出入りすることができる最大限の空気量が肺活量である．肺活量は年齢や体格などによって大きな差異があるので，次に示す計算式によって予測肺活量が求められる．

- **男性**：[27.63-(0.112×年齢)]×身長（cm）
- **女性**：[21.78-(0.101×年齢)]×身長（cm）

生理機能検査

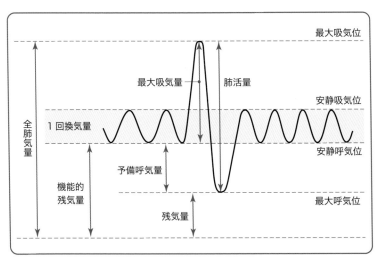

■図2-39　スパイログラム（肺気量分画）

上記の計算式で算出した予測肺活量に対する被検者の実測値の百分率を**パーセント肺活量**とする．パーセント肺活量が80％以上であれば正常，80％未満のときは**拘束性換気障害**があると判定する．拘束性換気障害とは，機能している肺組織が減少している状態を意味し，肺組織が硬くなる肺線維症，胸郭の動きが制限される神経筋疾患や胸膜肥厚・癒着および胸郭変形，肺癌などで気管支が閉塞された場合，肺水腫などの病気が原因で起こる．

●努力肺活量測定

　肺活量測定の次に重要な呼吸機能検査は，**努力肺活量**の検査である．被検者にまず思い切り力いっぱい空気を吸い込んでもらい，次に思い切り空気を吐き出させる．このとき測定される空気量が努力肺活量である．このうち，吐き出し始めの1秒間に出る空気の量を**1秒量**といい，それを努力肺活量で割ったものが**1秒率**である（図2-40）．

　1秒率が70％以上であれば正常であるが，70％未満のときには気道に狭窄があって円滑に空気を吐き出せない病態であると考えられる．このような病態を**閉塞性換気障害**とよび，慢性気管支炎，気管支喘息，肺気腫などでみられる．

　なお，努力呼出曲線におけるそれぞれの肺気量での流量を縦軸に，肺気量を横軸に表示して描いたものが**フローボリューム曲線**である．フローボリューム曲線の形から，気道の閉塞が広範囲に起こっているのか，それとも局所的に起こっているのかを判断できる．フローボリューム曲線は，気管や主気管支に限局した病変や，気管支喘息などの閉塞性肺疾患では特有のパターンを示す．

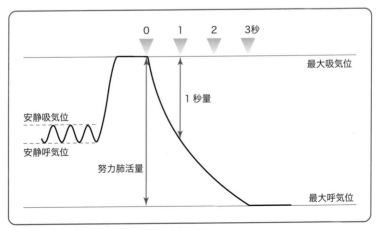

■**図2-40　スパイログラム（努力呼出曲線）**

●動脈血ガス分析 Arterial blood gas analysis

　動脈血ガス分析は，呼吸・循環状態の把握，酸・塩基平衡の判定に重要な検査である．患者の動脈血液を採血し，血液ガス分析器を使って動脈血酸素分圧（PaO_2），動脈血二酸化炭素分圧（$PaCO_2$），pHを測定し，計算によって動脈血酸素飽和度（SaO_2），重炭酸イオン濃度（HCO_3^-），塩基過剰（BE）を求める．

　動脈血酸素分圧（PaO_2）は体位，年齢，肥満度などに影響されるが，健常者では通常 PaO_2 80〜100 mmHg が正常範囲で，これ以下の値の場合が問題になる．PaO_2 の低下は，吸入酸素濃度の低下，肺胞での換気障害（慢性閉塞性肺疾患，喘息重積発作，神経筋疾患，胸郭疾患，窒息，代謝性アルカローシスなど），換気/血流量の不均等（肺梗塞，気管支喘息，慢性閉塞性肺疾患，慢性気管支炎など），肺胞でのガス拡散異常（間質性肺炎，肺炎，肺うっ血，心不全，急性呼吸窮迫症候群 ARDS など）などの病態で起きる．とくに PaO_2 40 mmHg 以下のような著しい低下は生命の存続そのものにとって危険な状態であり，すぐに人工呼吸などの処置を行って，早急に対処しなければならない．

　動脈血二酸化炭素分圧（$PaCO_2$）は肺胞換気量と逆比例示し，呼吸障害があると上昇する．反対に，過換気の状態では $PaCO_2$ は低値となる．健常者では $PaCO_2$ 35〜45 mmHg が正常範囲であるが，不安などの心因的要因や中枢神経疾患，心肺疾患，薬剤などの影響によって過換気状態になると $PaCO_2$ は低値になる．

　$PaCO_2$ が高値になるのは，神経筋疾患による呼吸麻痺（重症筋無力症，灰白髄炎，筋ジストロフィなど），心肺疾患（肺炎，気胸，肺気腫，肺癌，重症喘

■表2-35　動脈血 pH が異常値を示す疾患，病態

pH	酸・塩基平衡異常	一次性病変	代償作用	主な疾患，病態
7.35以下	代謝性アシドーシス	HCO_3^- ↓	$PaCO_2$ ↓	糖尿病，急性膵炎，肝性昏睡，飢餓，脱水，下痢，嘔吐，腎不全
	呼吸性アシドーシス	$PaCO_2$ ↑	HCO_3^- ↑	換気不全症候群，肺炎，肺気腫，肺水腫，気管支喘息
7.45以上	代謝性アルカローシス	HCO_3^- ↑	$PaCO_2$ ↑	嘔吐，利尿薬使用，手術後，胃液吸引，アルドステロン症，クッシング症候群，バーター症候群，ミルクアルカリ症候群
	呼吸性アルカローシス	$PaCO_2$ ↓	HCO_3^- ↓	過呼吸症候群，過換気，発熱，酸素欠乏，肺塞栓，肺線維症，ヒステリー

息，うっ血性心不全など）などの病態がある．このほか，睡眠薬やフグ中毒，人工呼吸器の調節不全などでも $PaCO_2$ が起こる．

$PaCO_2$ が 70 mmHg 以上，あるいは 20 mmHg 以下の場合は，きわめて危険な状態であるといえる．

体液の酸・塩基平衡状態を把握するのが動脈血 pH の測定である．通常では pH 7.35〜7.45 の範囲に保たれているが，pH 7.35 以下を**アシドーシス**，pH 7.45 以上を**アルカローシス**と判定する．酸・塩基平衡の異常は，呼吸不全もしくは緩衝系や腎障害による代謝障害で起こり，呼吸性アシドーシス，代謝性アシドーシス，呼吸性アルカローシス，代謝性アルカローシスがある．それぞれの状態を引き起こす疾患や病態には表 2-35 に示すようなものがある．

酸・塩基平衡は生体のホメオスタシスによって調節されており，アシドーシスもしくはアルカローシスに傾くと，必ず代償機構が作動する．しかし，それでも代償しきれず，動脈血 pH に異常があるときは生体に重大な異変が起きていることを意味するため，早急にその原因をつきとめて対応しなければならない．

●経皮的動脈血酸素飽和度

percutaneous oxygen saturation（SpO_2）

- -

血液（赤血球）中のヘモグロビンの酸素結合部位が酸素で占められている割合（％）を**酸素飽和度**という．**パルスオキシメーター**（図 2-41）を使用して，経皮的に測定された酸素飽和度を**経皮的動脈血酸素飽和度（SpO_2）**という．とくに新型コロナウイルス感染症患者では，急速に間質性肺炎が進行して**呼吸不全**に陥る危険性があるため，パルスオキシメーターで SpO_2 を測定して呼吸不全を早期に検出する必要がある．また，在宅酸素療法患者でも，呼吸状態をモ

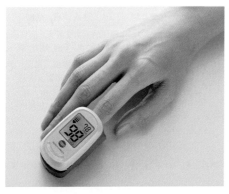

■図 2-41
パルスオキシメーター

（PULSOX-Neo：
コニカミノルタジャパン
株式会社）

ニターする目的でパルスオキシメーターが使用される.

SpO$_2$ の基準値は 96％以上（96〜99％）で，95％以下は低酸素血症，90％未満は呼吸不全を起こしているの可能性が考えられる．SpO$_2$ の低下は体内に酸素を十分に取り込めていない病態をあらわし，原因として肺胞低換気，換気・血流不均等，拡散能障害などが考えられる．

C 神経機能検査

● 脳波検査 Electroencephalogram（EEG）

脳波検査とは，頭皮上に現れる微弱な電位を，2つの電極の間の電位差として増幅して記録するもので，脳の機能的変化を捉えるものである．

脳波は，眼の開閉や，光や音の刺激でも変化する．つまり，脳波は，大脳の複雑な精神活動を反映して，微妙に変化する．

脳波にみられる異常所見としては，突発的に起きるものと，非突発的に起きるものがある．突発的に起きる脳波の異常として代表的なのが**てんかん発作時**にみられる．てんかんには種々のタイプがあるが，それぞれ特徴的な脳波の異常がみられるため，診断の補助になる．

非突発性に起きる脳波の異常としては，通常にみられるはずの波形が変化したり，脳波全体の動きが抑制されたり，消失するものがある．これは，脳機能が全般的に低下したような場合に起こり，意識障害，脳外傷，脳腫瘍などの診断に有用である．

また，肝硬変により意識障害を起こした場合にも，特徴的な脳波の異常所見がみられる．

脳波が 6 時間以上にわたって平坦になってしまった状態は，脳死と判定する基準の一つにされる．

● 筋電図検査 Electromyogram（EMG）

筋肉は，脊髄から出てくる運動神経の命令を受けて興奮し，収縮する．このため，筋肉の運動が障害されたり，筋肉が萎縮したりする病態には，筋肉自体が病気である場合と，神経からの命令の伝達に異常がある場合の2通りがある．これらを区別するのに重要な検査が筋電図検査である．

筋電図検査では，目的とする筋肉に細い針を刺し，筋肉の興奮と収縮によって発生する電位の変化を記録する．

筋肉自体の疾患では，筋電図の波形は小さく，振幅は低く，持続時間も短い．一方，神経の伝達障害では，筋電図の振幅は高く，持続時間が長くなる．不随

意運動が起きる場合もあり，安静時に異常な波形が出たりする．

　このように，筋電図検査は，筋肉に異常所見がみられるときに重要となる検査である．

D エコー（超音波）検査 Echogram

　心臓エコー検査の項で述べたように，生体に超音波を投射し，その反射波（エコー）を検出する検査を，**超音波検査**，もしくは簡単に**エコー検査**とよぶ．エコー検査は患者に与える負担が少なく，装置も簡単で，しかも検査によって得られる情報量は多い．このため，現在では，エコー検査は，脳，心臓，腹部，乳腺，甲状腺，婦人科領域，泌尿器科領域，眼科，耳鼻科など，医学のあらゆる分野において応用がさかんに行われており，健康診断などでも使用されている．

　腹部エコー検査では，肝臓，胆嚢，膵臓，脾臓，腎臓などの諸臓器を描出できる．肝臓病変として，肝癌，肝硬変，脂肪肝，肝嚢胞などを診断できる（図2-42）．胆嚢病変としては，胆嚢炎，胆石症が診断できる．膵臓病変としては，膵臓癌，膵炎の診断に有用である．ことに膵臓癌は従来，診断を早期に行うことは困難とされていたが，エコー検査やCT検査，MRI検査の進歩によって診断技術が向上している．

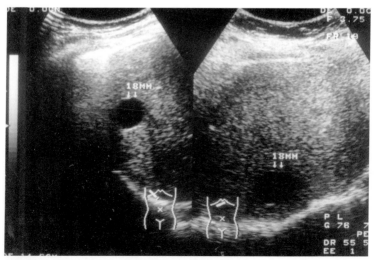

■図2-42　腹部エコー検査（脂肪肝，肝嚢胞〈矢印〉）

生理機能検査

疾患と検査

● 逆流性食道炎 Reflux esophagitis

概念
胃液や胆汁などの胃内容物が食道に逆流し，食道粘膜が傷害されて起こる疾患．

成因と病態生理
下部食道括約部圧の低下により，胃液，胆汁，膵液などが食道へ逆流し，食道粘膜にびらんや潰瘍を生じる．とくに夜間に臥位の状態で胃内容物の逆流が起こりやすい．

症状
胸やけ，呑酸，心窩部痛，前胸部痛，つかえ感，悪心，嘔吐など．

診断
- 食道 X 線検査：下部食道の狭窄，小潰瘍，びらん，粘膜の粗糙．
- 食道内視鏡検査：食道粘膜の発赤，びらん，潰瘍．
- 24 時間食道内 pH モニタリング：pH≦4 を示す時間が長い．

治療
- 生活指導：腹部を強く締めつけたり，前屈する姿勢を長くとったりしない．
- 食事療法：規則正しい食生活．
- 薬物療法：胃酸分泌抑制薬（プロトンポンプ阻害薬，H_2 受容体阻害薬），消化管運動調整薬．
- 外科手術：高度に食道の狭窄がある場合．

経過予後
予後は良好であるが，慢性化しやすい．

💡 検査をふまえた看護・栄養のポイント

- 就寝時の胃内容物逆流を防ぐため，就寝前 2 時間以内の摂食を控える．また，就寝時には頭を高く保つ．
- 過食を避け，1 回食事量を少なくして，食事の回数を 1 日 5〜6 回とする．
- 胃内停滞時間の短い高たんぱく質食を中心とした食事にする．
- 下部食道括約部圧を低下させる脂肪食，アルコール類，チョコレート，ペパーミントなどの香辛料を避ける．
- カフェインなど胃液分泌を亢進させる飲食物を控える．

📖 一口メモ

- 「びらん」とは，皮膚や粘膜における上皮ならびにその下層の結合組織の局所的な浅い組織欠損のことで，「潰瘍」とはより深い組織欠損のことをいう．

● 食道癌 Esophageal cancer

概念
食道に原発する癌．男性に多い．60歳代で最も多く発病し，次いで50歳代，70歳代に多い．

成因と病態生理
食道癌の病因は不明であるが，喫煙，飲酒，熱い食物や漬け物の過剰摂取，食物中の発癌物質などがリスクファクターになる．

食道癌の90％以上は扁平上皮癌である．癌の浸潤が粘膜下層までにとどまるものを表在癌といい，進行すると固有筋層に浸潤する．食道には漿膜がないため，筋層外に飛び出た癌は周囲に浸潤しやすく，大動脈，気管，気管支，肺，反回神経などに浸潤する．また，リンパ行性に縦隔，上腹部，頸部に転移したり，血行性に肺，肝臓，骨などに転移する．

症状
初期症状は，食物が食道にしみる感じ，飲食物の通過障害感，胸骨後異常感などで，特異的なものはない．進行すると嚥下障害が起こる．周囲の臓器に癌が浸潤すると，咳，痰，胸痛，背部痛，嗄声などを訴える．

診断
- X線検査：二重造影で食道粘膜の変化や食道の変形をみる．
- 内視鏡検査：食道粘膜の色調の変化，粘膜の粗糙所見，腫瘤の確認など食道癌の所見の確認を行う．ルゴール液を塗布すると，正常の食道粘膜はグリコーゲンが含まれているので黒褐色に染まるが，食道癌では染まらない．
- 生検・細胞診：内視鏡下で生検や細胞診を行い，確定診断を行う．

治療
- 外科手術：食道病変部を広範に切除し，その後，食道を再建する．
- 放射線療法：根治的照射療法として，術前または術後照射を行う．
- 内視鏡的粘膜切除術：表在性の小さな癌に対して行われる．
- 化学療法：手術不能例や，手術の併用療法として制癌薬を投与する．

経過予後
手術を受けた食道癌患者の5年生存率は44％程度である．早期癌は70％以上，粘膜癌はほぼ100％の5年生存率である．進行癌の予後は悪い．

経過のモニター
治療後は再発や転移の有無を画像検査などで確認する．

💡 検査をふまえた看護・栄養のポイント

- 食道癌手術後は食物摂取，消化・吸収機能が低下するため，少量ずつの食事を頻回に分けてとる．
- 手術を受けた食道に食物が逆流し，誤嚥性肺炎を起こすことがある．このため，食後すぐに仰臥位をとらないように注意する．また，就寝する2〜3時間前は食事をしないようにする．就寝時には上半身を少し挙上し，夜間の食物の逆流や誤嚥を防止するように指導する．

● 急性胃炎 Acute gastritis

概念 機械的・化学的な刺激，細菌，毒素などによって胃粘膜がびまん性に発赤・浮腫・びらんなどの炎症反応を起こした病態をいう．急激に発症して胃粘膜の炎症や出血を起こす疾患として，急性びらん性胃炎・急性胃潰瘍・出血性胃炎をまとめて急性胃粘膜病変 acute gastric mucosal lesion（AGML）とよぶこともある．

成因と病態生理 種々の原因（表3-1）により，胃粘膜が刺激によって傷害され，うっ血，浮腫，出血，多発性のびらんや潰瘍などを起こす．

症状 食後の上腹部痛，心窩部不快感，食欲不振，嘔気，嘔吐，ゲップ，吐血，下血など．

診断
- 他覚所見：心窩部の圧痛．
- 胃内視鏡検査：胃粘膜の発赤，浮腫，びらん，潰瘍，出血．

■ 表3-1　急性胃炎の原因

精神的・身体的ストレス	過度の緊張，大手術後，外傷，熱傷など
薬剤	非ステロイド系抗炎症薬（アスピリン，インドメタシンなど），副腎皮質ステロイド薬，抗菌薬など
飲食物	高濃度アルコール，刺激物など
機械的刺激	胃内異物（魚骨など）
細菌・寄生虫	ヘリコバクター・ピロリ，アニサキスなど
その他	強酸・強アルカリ性食品の誤嚥，放射線障害など

治療
- 誘因の除去：急性胃炎の原因あるいは誘因が明らかな場合にはそれらを避け，安静を保つ．
- 食事療法：自覚症状が強かったり，出血したりしている場合には，禁食とし，輸液により栄養を補給する．経口摂取が可能なときには，香辛料やアルコールなどの刺激物を避け，消化の良いバランスのとれた食事をとる．
- 薬物療法：抗コリン薬，胃粘膜保護薬，制酸薬，H_2拮抗薬，プロトンポンプ阻害薬などを適宜使用する．

経過予後 うっ血や多発性びらんがある者では1〜2週間で，潰瘍のある場合でも1カ月前後で治癒する．

経過のモニター 食事療法と薬物療法を行い，自覚症状の改善から治療効果を判断する．

検査をふまえた看護・栄養のポイント
- 症状の強いときは禁食とし，心身の安静を保つよう指導する．
- 症状の改善に合わせ食事を開始するが，刺激物や消化の悪い食物は避ける．
- 発症の初期には炭水化物食品を主体とし，徐々にたんぱく質性食品，脂肪性食品を加える．暴飲暴食を避け，日頃から栄養バランスに配慮する．

● 慢性胃炎 Chronic gastritis

概念
胃粘膜の慢性炎症と固有胃腺の萎縮をきたす疾患で，粘膜病変の性状から表層性胃炎，萎縮性胃炎，胃萎縮に分類される．ただし，明確な病理所見がなくても，腹部膨満感，慢性的な上腹部痛，胸やけ，ゲップなどの上腹部の不定愁訴があると，慢性胃炎という病名がつくこともある．

成因と病態生理
食事や薬物などによる化学的・物理的刺激，自己抗体，ヘリコバクター・ピロリ感染などによって胃粘膜上皮が慢性的に欠損と再生を繰り返して発生する．

症状
腹部膨満感，上腹部痛や不快感，嘔気，胸やけ，食欲不振などが長期にわたって続く．

診断
- 胃内視鏡検査
  ・表層性胃炎：胃粘膜の発赤，浮腫，粘液付着．
  ・萎縮性胃炎：粘膜の菲薄化，退色調粘膜，粘膜の平板状隆起．
- 胃生検：ヘリコバクター・ピロリの検出．
- 胃 X 線検査
  萎縮性胃炎：皺襞の減少・消失，胃小区の不整．
- その他：抗内因子抗体（悪性貧血），血清ペプシノゲン I / II 比低下．

治療
- 症状がない場合には，特別な治療は不要．
- 薬物療法：抗コリン薬，胃粘膜保護薬，制酸薬，H_2 拮抗薬などを服用

経過予後
薬物療法で，通常は 2〜4 週間で症状が軽快する．

経過のモニター
自覚症状の改善から治療効果を判断する．必要に応じて胃内視鏡検査で症状の改善を確認する．

💡 検査をふまえた看護・栄養のポイント

- ヘリコバクター・ピロリ陽性では除菌が望ましいことを説明する．
- 過度のアルコール，香辛料，食塩の過剰摂取は控え，バランスのとれた食事を規則正しくとるように指導する．

📖 一口メモ

- 悪性貧血やヘリコバクター・ピロリ感染では，胃潰瘍や胃癌の合併に注意する．

● 胃・十二指腸潰瘍 Gastric ulcer, Duodenal ulcer

概念　胃液中のペプシンによる消化作用によって胃・十二指腸粘膜が部分的に欠損した病態をいう．合わせて消化性潰瘍ともよばれる．

成因と病態生理　胃・十二指腸粘膜を傷害する攻撃因子（ペプシン，塩酸）と粘膜を保護する防御因子（粘液，粘膜血流，アルカリ分泌など）のバランスが乱れ，潰瘍が発生する．その原因として，ストレス，薬剤，アルコール，ヘリコバクター・ピロリ感染などがあげられる．

症状　上腹部痛，悪心，嘔吐，腹部膨満感，胸やけ，食欲不振

診断
- 他覚所見：上腹部圧痛．
- 胃X線造影検査（図3-1）：粘膜欠損部に造影剤の貯留（ニッシェ），皺襞集中像．
- 胃内視鏡検査（図3-2）：①活動期（円形もしくは卵円形の粘膜欠損があり，潰瘍底は白色または淡緑色の厚苔で覆われ，潰瘍周囲に発赤・浮腫・出血がある），②治癒期（炎症が消失し，潰瘍底の白苔が縮小してくる），③瘢痕期（再生上皮で潰瘍が覆われ，白苔が消失している）．
- 胃生検：癌と鑑別する上で重要．

治療
- 心身の安静
- 食事療法
- 薬物療法：胃酸分泌抑制薬（H_2受容体拮抗薬，プロトンポンプ阻害薬），抗コリン薬，胃粘膜保護薬，制酸薬．
- 外科治療：出血，穿孔，狭窄のある場合．

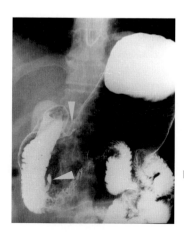

■ 図3-1
胃のX線造影所見

上の矢印：胃潰瘍（ニッシェ）
下の矢印：十二指腸憩室

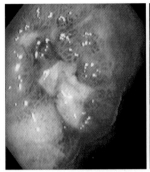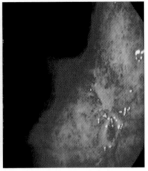

■ 図3-2　胃の内視鏡所見
（左：活動性胃潰瘍，右：治癒期胃潰瘍）

● ヘリコバクター・ピロリの除菌：ヘリコバクター・ピロリが原因となっている場合，抗菌薬，プロトンポンプ阻害薬を用いて除菌する．

経過・予後　大出血や穿孔による腹膜炎などの重篤な合併症を起こさない限り，予後は良好．ただし，慢性的に再発を繰り返すことがある．

経過のモニター　腹痛などの自覚症状の改善をモニターし，必要に応じて内視鏡検査で治癒を確認する．

🔦 検査をふまえた看護・栄養のポイント

● 精神的なストレスを避けるよう指導する．
● 出血など合併症がなければ，厳格な食事制限は必要なく，十分な栄養をとれるよう，バランスのとれた食事を心がける．
● 長時間の空腹を避けるため，分割少量摂取，あるいは軽い中間食をとるなど食事回数を工夫する．
● タバコ，アルコールなど刺激性の強い嗜好品は避ける．

📖 一口メモ

● 合併症として，出血（吐血，下血），穿孔（腹膜炎），狭窄（食物の通過障害）が起こりうるので注意する．

● 胃切除後症候群 Postgastrectomy syndrome

概念　胃癌などのために胃切除手術を受けた後に発生する，種々の症状をきたす病態を総称する．胃切除後症候群の代表的な障害に「ダンピング症候群」，「胆石症」，「消化吸収障害の結果として生じる各種疾患」などがある．

成因と病態生理　胃が手術で切除された結果，胃の貯留能・粉砕能・排出能・分泌能などが障害されたり，切除後再建として残胃と小腸の吻合による異常な交通，さらに迷走神経切断による運動障害も加わり，さまざまな症状が発生する．

症状
- ● 早期ダンピング症候群
  - ● 血管運動性症状：食物が食道から小腸に急速に流入して，セロトニン，ヒスタミン，ブラジキニン，カテコールアミンなどの血管作動性因子が分泌される．この結果，食後5〜30分後に，冷汗，動悸，顔面紅潮，頭痛，めまい，しびれ感，全身倦怠感などが生じる．
  - ● 食後消化器症状：食物が急速に小腸に流入して腸管運動が亢進し，食後30〜60分後に，嘔気，嘔吐，腹痛，腹部膨満感，下痢などを訴える．
- ● 後期ダンピング症候群
  炭水化物の多い食事をとった場合，食物が小腸で急速に吸収されて高血糖状態となり，インスリン分泌が亢進して低血糖状態を起こす．この結果，食後2〜3時間後に，全身倦怠感，脱力，動悸，発汗，空腹感，振戦，不安などの症状を訴える．
- ● 消化吸収障害
  胃切除により，ビタミンや電解質などの吸収も障害される．このため，栄養障害，体重減少などが発生する．鉄やビタミン B_{12} 不足による貧血，カルシウム不足による骨障害（骨折，骨粗鬆症）にも注意する．

診断　胃切除手術を受けていることの確認．

治療
- ● 早期ダンピング症候群：1回食事量を少なくし，食事回数を増やして1日に必要なエネルギーを補う．
- ● 後期ダンピング症候群：低血糖にならないよう，適当な時に間食する．
- ● 鉄欠乏性貧血：鉄剤の服用．
- ● ビタミン B_{12} 欠乏性貧血：ビタミン B_{12} の筋注．
- ● 骨障害：カルシウムを多く含む牛乳，チーズ，豆腐，魚類などを摂食する．必要により，カルシウム剤やビタミン D 製剤を服用する．

経過予後　胃切除手術を受けたあと，症状は永続するので，食事や生活の工夫を行うことが大切である．

症状の改善を確認する．鉄欠乏性貧血やビタミン B_{12} 欠乏性貧血の場合は定期的に血球検査，血清鉄，血清ビタミン B_{12} を測定し，欠乏状態に応じて治療を行う．

💡 検査をふまえた看護・栄養のポイント

- 患者の精神的不安を取り除くよう，栄養指導を的確に行う．
- 食物はなるべく固形食とし，軟らかいものはあまり多く摂取しないようにする．1回の食事量が多くなりすぎないようにし，ゆっくりと時間をかけて食べるようにする．
- 炭水化物の多いものは避け，たんぱく質，脂質を十分に摂取する．
- 低血糖による後期ダンピング症候群に対しては，適当な間食をして低血糖の発生を予防する．低血糖発作が起きたときには，あめなどの糖類を摂取する．

📖 一口メモ

- ダンピング（dumping）とは，「ドサッと落ちる」ことを表現している．

● 胃癌 Gastric cancer

概念
胃の粘膜上皮細胞から発生する悪性腫瘍．わが国では肺癌に次いで死亡率が高い．推定患者数は約 26 万人で，年間に約 5 万人が死亡している．60 歳代での発病が最も多く，次いで 50 歳代，40 歳代となる．男女比はほぼ 2：1．

成因と病態生理
胃癌の病因は不明であるが，疫学的には食塩，喫煙，焼けこげた魚介類や肉類の摂取量と胃癌の発生率の相関が指摘されている．ヘリコバクター・ピロリが胃炎，胃潰瘍，十二指腸潰瘍，さらに胃癌の発生に関係していることが指摘されている．

胃癌には，癌細胞が粘膜または粘膜下層に留まっている早期胃癌と，固有筋層まで浸潤した進行胃癌がある（図 3-3）．進行癌は腫瘤の形状から 4 型に分けられる（ボルマン分類，図 3-4）．進行すると，リンパ行性（所属リンパ節，ウィルヒョウリンパ節など）または血行性に種々の臓器（肝臓，肺など）へ転移する．また，癌細胞が腹膜に散布され，癌

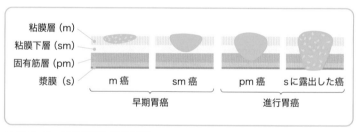

粘膜層 (m)
粘膜下層 (sm)
固有筋層 (pm)
漿膜 (s)

m 癌　　sm 癌　　pm 癌　　s に露出した癌

早期胃癌　　　進行胃癌

■ 図 3-3　早期胃癌と進行胃癌

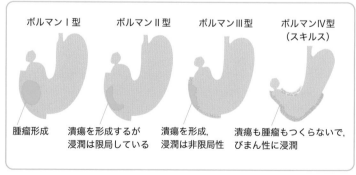

ボルマン I 型　　ボルマン II 型　　ボルマン III 型　　ボルマン IV 型（スキルス）

腫瘤形成　　潰瘍を形成するが浸潤は限局している　　潰瘍を形成，浸潤は非限局性　　潰瘍も腫瘤もつくらないで，びまん性に浸潤

■ 図 3-4　進行胃癌の分類

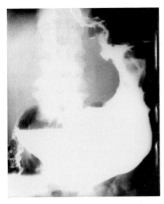

■図3-5　胃癌のX線造影所見
胃の著しい変形.

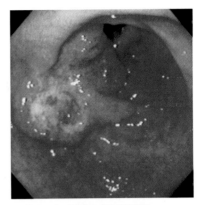

■図3-6　胃癌の内視鏡所見
潰瘍を伴った腫瘤.

　性腹膜炎を起こすこともある（腹膜播種）.

症状　初期には特別な症状がない. 進行すると, 胃のもたれ感, 腹痛, 食欲不振, 嘔吐, 体重減少, 出血, 全身倦怠感などの自覚症状をを訴える.

診断
- 胃X線検査：二重造影による粘膜皺の集中と中断（早期胃癌）, 充盈(じゅうえい)検査で陰影欠損像の確認（進行癌）（図3-5）.
- 内視鏡検査：胃の伸展不良, 粘膜不整, 腫瘤など（図3-6）.
- 腹部エコー検査, CT検査：胃の腫瘤, 癌転移の有無の確認.
- 超音波内視鏡検査：胃癌の深達度, 所属リンパ節転移の有無の確認.

治療
- 外科手術：胃切除術.
- 内視鏡的治療：転移のない表在性癌に対して内視鏡的胃粘膜切除術やレーザー治療.
- 切除不能例：化学療法, 放射線療法, 温熱療法.

経過予後　早期胃癌の5年生存率は90%以上であるが, 進行癌になるにつれ, 予後が不良になる. 転移した場合には, 予後が悪い.

経過のモニター　治療後は, 定期的に腹部エコー検査やCT検査などで再発や転移の有無を確認する. 手術後5年経っても再発や転移がなければ, 胃癌は完治したと考えてもよい.

検査をふまえた看護・栄養のポイント

- 胃癌患者に病名を告知する場合には，患者の精神的な安定を図るよう注意する．
- 手術後には，ダンピング症候群，鉄欠乏性貧血，ビタミン B_{12} 欠乏性貧血，逆流性食道炎，胆石症などの合併症が，術式に応じて発症しうる．手術後の栄養管理に十分配慮する．
- 手術不能例には，疼痛に対する対策，幽門狭窄に対する対策が重要になる．

一口メモ

- 強い腹痛のある場合には，非麻薬系鎮痛薬，あるいは麻薬を適宜使用し，鎮痛を図る．幽門狭窄を起こした場合には，絶食にして中心静脈による栄養管理が行われる．

● 急性腸炎 Acute enteritis

概念　下痢，悪心・嘔吐，腹痛などの腹部症状があり，それが1〜2週間が続いて急性の経過をたどるものを急性腸炎という．

成因と病態生理　急性腸炎の原因はさまざまであるが，多いのは急性細菌性腸炎である（表3-2）．
乳幼児では，ウイルス，食品，抗菌薬などが原因となる．細菌の産生する毒素や中毒性物質が腸に作用して炎症反応を起こし，下痢や腹痛などの症状をきたす．

症状　感染性腸炎では，腹痛，下痢，発熱などの症状があり，血便，悪心・嘔吐，テネスムス（しぶり腹），脱水症状などを伴うこともある．非感染性腸炎では下痢以外の症状は乏しく，数日以内に自然軽快することが多い．

診断
- 他覚所見：腹部圧痛
- 糞便検査：潜血反応，細菌培養，虫卵検査，原虫検査．

治療
- 補液：脱水があれば輸液療法を行う．
- 薬物療法：抗菌薬（細菌性腸炎），整腸薬，鎮痙薬，制吐薬，解熱薬．

経過予後　原疾患によって異なるが，菌血症や脱水による循環障害がなければ一般に予後は良い．

経過のモニター　自覚症状の改善から経過を判断することが多い．原因となった病原体が検出されている場合には，治療後に病原体の消失を確認することもある．

■ 表3-2　急性腸炎の病因による分類

感染性	1. ウイルス性腸炎	ロタウイルス，エンテロウイルス，アデノウイルスなど
	2. 細菌性腸炎	細菌性食中毒：カンピロバクター，腸炎ビブリオ，サルモネラ 二類感染症：細菌性赤痢，コレラ，腸チフス・パラチフス 三類感染症：病原大腸菌 抗菌薬起因性腸炎：偽膜性腸炎
	3. 原虫性腸炎	アメーバ赤痢，ランブル鞭毛虫症
	4. 寄生虫性腸炎	鉤虫，糞線虫，日本住血吸虫
	5. 真菌性腸炎	カンジダ
非感染性	1. 中毒性	重金属（水銀，鉛，砒素），薬物，キノコ
	2. 物理的刺激	寒冷，食物の摂取過剰（暴飲暴食），放射線障害
	3. アレルギー性	食物アレルギー
	4. 心因性	

検査をふまえた看護・栄養のポイント

● 心身の安静を保つ．一般的に症状の軽減には腹部を温めたほうが良い．

● 急性腸炎の症状が強いときには水分摂取のほかは禁食とし，水分と電解質を輸液で補う．

● 下痢症状が軽快してくると，状態に応じて流動食（重湯，くず湯など），半流動食（三分粥，五分粥），全粥，常食を適宜選択する．

● 腸炎では腸管の蠕動運動が亢進し，腸粘膜の消化吸収能力は低下している．このため，食事を許可する場合，刺激性食品や植物繊維成分が多く含まれて腸管運動を亢進させる食品（海藻，豆類，いも類など）は避ける．冷たい飲み物，炭酸飲料，アルコール，香辛料は控える．

一口メモ

● 急性腸炎は病理学的には腸管の急性炎症性変化と定義されているが，臨床的に用いられる腸炎とは必ずしも一致しない．

● 慢性腸炎 Chronic enteritis

概念　病理学的には慢性炎症の所見を示すカタル性単純性腸炎を意味するが，臨床的には原因不明の比較的長期にわたる下痢または便通異常を主徴とする疾患をいう．

成因と病態生理　慢性腸炎には，原因の明らかな感染性慢性腸炎として腸結核，アメーバ赤痢などがあり，非感染性慢性腸炎のほとんどはセリアック病，潰瘍性大腸炎，クローン病，腸型ベーチェット病，非特異性腸管潰瘍など非特異的炎症性腸炎である．

症状　下痢，便通異常，腹痛が長期間にわたって続く．

診断
● 便検査：潜血反応，細菌培養，原虫検査．
● 消化吸収試験
● 腸X線検査，内視鏡検査：クローン病などの診断．

治療　原因となった疾患に応じた治療を行う．感染性腸炎には，抗菌薬を使用する．クローン病，潰瘍性大腸炎の治療についてはそれぞれの項目を参照のこと．

経過予後　予後は原疾患によって異なるが，症状は長期間にわたることがある．

経過のモニター　自覚症状の改善で経過をみるが，潰瘍性大腸炎やクローン病などでは腸X線検査や内視鏡検査で経過を観察する．

検査をふまえた看護・栄養のポイント

● 器質的疾患で活動期のときは，原疾患を治療するための薬物療法を行い，栄養管理の目的で経腸栄養や中心静脈栄養を行う．下痢の激しい場合は，水分と電解質の補充に留意する．
● 症状が安定していれば，必要なエネルギー量に応じ，炭水化物は米飯を主食とし，たんぱく質は体重 kg あたり 1 g を超えない程度とする．脂質は腸管運動を刺激するので少なめにする．
● 機能的な疾患の場合には，下痢や腹痛を誘発しないような食事を心がける．脂質を控え，水溶性食物繊維の多い食品の摂取が勧められる．

一口メモ

● 慢性腸炎の多くは，過敏性腸症候群や吸収不良症候群である．

● タンパク漏出性胃腸症 Protein-losing enteropathy

概念
血漿タンパク，とくにアルブミンが胃腸管壁から胃腸管腔内に異常に漏出することによって引き起こされる低タンパク血症を主徴とする症候群である．

成因と病態生理
タンパクが過剰に漏出するメカニズムには種々の原因があり，さまざまな疾患で発症しうる（表3-3）．

- リンパ系の異常：腸壁から静脈までのリンパ管の経路に異常があり，腸リンパ管が拡張して起きる．リンパ管の一次性の形成不全や閉塞のほか，悪性リンパ腫や後腹膜結核でリンパ管が圧迫されたり，うっ血性心不全で静脈圧が上昇したりして発生する．
- 毛細血管透過性の異常：アミロイドーシス，IgA血管炎，アレルギー性胃腸炎では血管透過性が亢進し，タンパクが漏出する．
- 胃腸粘膜上皮の異常：偽膜性腸炎やクローン病などでの消化管粘膜上皮の炎症，潰瘍や悪性腫瘍などの病変部位では，粘膜の血管やリンパ管が破綻したり，局所免疫異常などでタンパクが漏出する．

症状
- 浮腫，腹水，胸水
- 消化器症状：下痢，嘔吐，腹部膨満感，腹痛，食欲不振．
- 脂肪便
- 発育障害

診断
血清アルブミンの分解亢進と，消化管へのタンパクの漏出を証明する．前者は ^{131}I-標識ヒト血清アルブミン（RISA）法でアルブミンの血中半減期と分解率を計測する．後者は α_1-アンチトリプシン試験により，α_1-ア

■ 表3-3　タンパク漏出性胃腸症の原因になる主な疾患

1. 胃疾患	メネトリエ病，胃ポリープ，萎縮性胃炎，びらん性胃炎，胃癌
2. 腸疾患	腸リンパ管拡張症，ウイップル病，セリアック病，腸結核，細菌感染性腸炎，赤痢アメーバ，アレルギー性腸炎，潰瘍性大腸炎，クローン病，悪性リンパ腫，大腸ポリポーシス，巨大結腸症，盲係蹄症候群
3. 心血管疾患	うっ血性心不全，心房中隔欠損症，上大静脈症候群
4. 肝・胆・膵疾患	肝硬変，胆管癌，慢性膵炎，ゾリンジャー・エリソン症候群
5. 全身性疾患	ネフローゼ症候群，嚢胞性線維症，妊娠高血圧症候群，無グロブリン血症，全身性エリテマトーデス，関節リウマチ，アミロイドーシス，全身性硬化症，サルコイドーシス
6. 治療の影響	下剤の過剰投与，偽膜性腸炎，放射線性腸炎，化学療法，骨髄移植

ンチトリプシンの腸管漏出クリアランスを計測する.

原因になる疾患を同定するには，糞便検査，消化管X線造影検査，内視鏡検査，リンパ管造影検査などを行う.

治療

①一般的内科対症療法
- 浮腫に対し，利尿薬，アルブミン製剤を投与する. 食事はリンパ管圧を下げるために高たんぱく質，低脂質とする.

②疾患別内科治療
- メネトリエ病：H_2-ブロッカー，抗プラスミン薬.
- アレルギー性胃腸症：抗原の除去.
- セリアック病：無グルテン食.
- 盲係蹄症候群：抗菌薬治療.
- クローン病，潰瘍性大腸炎：副腎皮質ステロイド薬，サラゾピリン，免疫抑制薬，経腸栄養剤など.
- 腸リンパ管拡張症：副腎皮質ステロイド薬，プロスタグランジンなど.

③外科治療
- メネトリエ病やポリポーシスなど，限局性の腸管病変によるタンパク漏出症では手術を行う.

経過予後

原疾患に左右される.

経過のモニター

低タンパク血症に対しては，血清アルブミン濃度を検査して経過を観察する. 自覚症状や便の性状の改善を確認する.

💡 検査をふまえた看護・栄養のポイント

- 小児では発育不良の原因になるので，エネルギーの摂取量を十分に保つ.

📖 一口メモ

- 長鎖脂肪はリンパ系を経由して肝臓に運ばれるが，中鎖脂肪は消化管から門脈を介して肝臓に運ばれる. このため，長鎖脂肪の少ない低脂質とし，中鎖脂肪を主成分とする栄養摂取を心がける.

● 過敏性腸症候群 Irritable bowel syndrome（IBS）

概念
器質的な異常がなく，消化管機能の障害によって下痢，便秘，交代性便通異常があり，腹痛，腹部膨満感を症状とする症候群をいう．

成因と病態生理
神経症的素因や自律神経失調状態に，精神的・身体的要因や，食事，飲酒などの影響が加わって発病するとされる．

症状
- 腹痛：左下腹部が多く，排便や排ガスによって軽快する．
- 便通異常：下痢と便秘が起きる．下痢の性状は軟便から水様便までさまざまで，便秘の場合は兎糞状になる．便意が頻回にあり，排便困難感や残便感を伴う．激しい腹痛に続いて多量の粘液を下痢とともに排出することもある．平日は早朝から午前中にかけて症状が強く出ても，休日には軽快したりする．
- その他の症状：発汗・不眠・頭痛・動悸・頻尿・めまい感などの自律神経の不安定化による症状や，抑うつ・易疲労感・焦燥感などの精神症状を伴いやすい．

診断
特徴的な症状と，器質的な疾患を除外して診断する．上部消化管造影検査では造影剤の通過亢進が，小腸造影検査では小腸の緊張亢進や蠕動運動の増強，注腸造影検査では結腸の攣縮・蠕動亢進・粘液の過分泌などがみられる．

治療
- 心理療法：心理的要因が発病に関係している場合，精神的不安となる原因を取り除くよう指導したり，自律訓練法や行動療法などを行う．
- 生活指導：食事や排便リズムを規則正しくする．睡眠時間を十分にとり，適度な運動や休養をとる．
- 薬物療法：下痢を主症状とする場合には 5-HT_3 受容体拮抗薬，便秘が中心的な症状の場合には粘膜上皮機能変容薬などで治療が行われる．下痢と便秘が混在している場合は，病状に応じて消化管運動機能調節薬，プロバイオティクス，高分子重合体などを使用する．また，病態に応じて心理療法や，抗うつ薬，抗不安薬などが用いられる．

経過予後
長期にわたって症状が続くことが多いが，生命予後は良好である．

経過のモニター
自覚症状の状態改善を中心に経過を観察する．

検査をふまえた看護・栄養のポイント

- 精神的要因や不節制な生活，環境の変化などが症状の発現や増悪を招くことを患者によく理解させ，精神的な安定を保つよう助言する．
- 食事は規則正しくとり，暴飲暴食を避ける．
- 下痢が強い場合には，腸管の蠕動を亢進させる食物繊維の多い食品，香辛料，冷たい飲み物，アルコールなどを避ける．
- 便秘が強い場合には，食物繊維を多くとり便通改善を図る．牛乳や水分を多めにとるように指導する．
- 複雑な社会情勢の変化を反映して，患者は増加傾向にある．そのため，患者の心理的不安を解消するような環境整備が望まれる．

一口メモ

- 症候群とは，複数の症候が組み合わさって命名される診断名または疾患のことをいう．

● クローン病 Crohn's disease

消化器疾患（消化管疾患）

概念

1932 年にアメリカのクローンらによって報告された終末回腸に好発する炎症性疾患である．増悪と寛解を繰り返す．

終末回腸だけでなく，口腔から肛門までの消化管のいずれの部位にも発症しうるが，小腸か大腸に好発するので，小腸型，小腸大腸型，大腸型などに分類される．

消化管以外にも，関節炎，皮膚病変，眼病変などを伴うことがある．

成因と病態生理

原因は不明．消化管の全層に浮腫，線維化，細胞浸潤などの炎症性変化が起こり，瘻孔を形成したり，穿孔して腹腔内に膿瘍や炎症性腫瘤を作ったりする．

症状

10 歳代後半から 20 歳代に好発する．

- 大腸型：下痢，腹痛，血便．
- 小腸型：下痢，腹痛，血便，体重減少，低タンパク血症，発育障害，発熱．
- 腸管外合併症：虹彩炎，関節炎，壊死性膿皮症，静脈血栓症，肺線維症，心筋炎など．

診断

- 炎症所見：CRP 陽性，赤沈亢進．
- 低タンパク血症，低コレステロール血症，貧血
- 注腸造影，内視鏡検査，経口経管小腸二重造影：飛び石病変，縦走潰瘍（図 3-7），敷石像などの特徴的な所見．

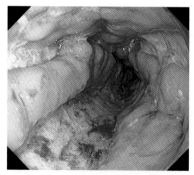

■図 3-7　クローン病の縦走潰瘍

（黒木優一郎・他著：最新臨床検査学講座　病態学/臨床検査医学総論　第 2 版，p86，医歯薬出版，2021）

治療 症状が強いときには入院して安静にし，高エネルギー・高たんぱく質・ビタミン補給による食事療法と薬物療法が治療の中心になる.

- 薬物療法：自覚症状や一般症状を改善し，炎症を抑制するために副腎皮質ステロイド薬やサラゾピリンが投与される.
- 栄養療法：完全静脈栄養 total parenteral nutrition（TPN）や経腸成分栄養 elemental diet（ED）は，低栄養や脱水・電解質異常の改善，腸病変の治療に有効である.
- 手術療法：腸管の狭窄，瘻孔形成，腹部膿瘍などの合併症を起こしたときには手術を行う.

経過 予後 再発・再燃を繰り返し，社会生活に影響を及ぼす.

経過の モニター 自覚症状の改善と，CRP などの炎症所見から病勢を判断する.

 検査をふまえた看護・栄養のポイント

- クローン病は完全に治癒することは難しく，長期間にわたって再発・再燃を繰り返すので，病気の特徴を患者に理解させ，病勢をコントロールするよう指導する.
- 栄養療法が治療の基本である. 低脂質・低残渣食にして腸管への刺激を少なくする.
- 急性期には絶食とし，必要なエネルギーは TPN もしくは ED で供給する.
- 腸管に狭窄や通過障害があるときや，膿瘍形成，または栄養障害の強い患者では TPN を第 1 選択とする. それ以外は ED でも効果がある.
- 寛解に入ると，再燃防止のために，在宅で経腸栄養を行う.

 一口メモ

- クローン病は慢性に経過し，次項で述べる潰瘍性大腸炎とともに炎症性腸疾患と総称される.

● 潰瘍性大腸炎 Ulcerative colitis

概念　大腸の粘膜表層がびまん性に連続性に侵され，びらんや潰瘍を形成する疾患である．直腸やS状結腸に好発し，左側結腸にまで広がることが多いが，全大腸におよぶこともある．潰瘍性大腸炎はクローン病と同様に慢性の炎症性腸疾患である．

成因と病態生理　原因は不明であるが，免疫機構の異常や心理学的要因による影響が考えられている．約1/3は20歳代に発症し，30歳代，40歳代と合わせて発症者全体の約2/3を占める．もっとも，小児から高齢者まで幅広く発症のリスクがあり，人口10万人当たり年間に約0.3〜0.5人が発病している．

急性期には，大腸粘膜に浮腫，びらん，潰瘍，炎症性ポリープなどがみられる．

症状　粘血便が必発で，症状として下痢，腹痛，発熱，食欲不振がある．重症になるほど出血量が増し，粘血・膿性便となる．

長期にわたると，体重減少，貧血，衰弱などが起きる．

診断
- 炎症所見：CRP陽性，白血球増加，低タンパク血症．
- 注腸造影検査，大腸内視鏡検査，生検：直腸やS状結腸を中心に，連続性に広がるびらんや潰瘍が認められる（図3-8）．

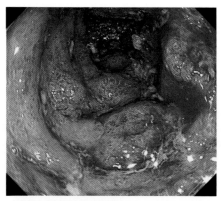

■図3-8　潰瘍性大腸炎
出血や潰瘍がみられる．

（黒木優一郎・他著：最新臨床検査学講座　病態学/臨床検査医学総論　第2版，p85，2021）

治療
- 一般療法：全身症状が強いときには，入院し，脱水・電解質異常・貧血・栄養障害に対する治療を行う．重症例では絶食にして完全中心静脈栄養とする．
- 薬物療法：サラゾピリン，副腎皮質ステロイド薬（注腸，経口，静脈注射），免疫抑制薬など．
- 外科治療：薬物療法の効果が出ないとき，腸管の穿孔，大出血などのある患者では手術を行う．

経過・予後
大部分は内科的治療で寛解に至るが，約 2/3 で再発や再燃を繰り返す．病変の局所で穿孔などの合併症を起こさなければ生命予後は良好である．

経過のモニター
自覚症状の改善と，CRP などの炎症所見から病勢を判断する．

検査をふまえた看護・栄養のポイント

- 慢性的に粘血便が出るので患者の不安感は強い．しかし，治療効果は期待できるので，医療者は十分な説明を行って患者を安心させ，適切な治療を受けるように指導する．
- クローン病と違い，潰瘍性大腸炎では栄養療法による腸管病変そのものの改善効果は少ないため，栄養療法は栄養状態を管理するための補助的療法として位置づける．
- 食事療法は，腸管の負荷を軽減するために，消化されやすく，吸収の良いものを基本とする．高エネルギー，高たんぱく質，低脂質を基本とし，腸管に局所的な刺激を与えないよう，食事の温度，香辛料，食物繊維の量に注意する．

● 吸収不良症候群 Malabsorption syndrome

概念 糖質・脂質・たんぱく質・ビタミン・ミネラル・水・電解質など栄養素の消化や吸収が障害され，種々の臨床症状を示す症候群の総称．

成因と病態生理 各栄養素の消化吸収の過程（管腔内消化，膜消化，膜輸送，吸収細胞内代謝，腸管外への輸送）に障害があって消化吸収不良が起こる．これらをきたす疾患には図3-9に示すようなものがある．

症状
- 消化吸収障害による症状：下痢，脂肪便，腹部膨満感，排ガス増加，腹痛，腎結石．
- 各栄養素の欠乏による症状
  - エネルギー不足：体重減少，やせ．
  - 低栄養，低たんぱく質：浮腫，無月経，不妊，インポテンツ．

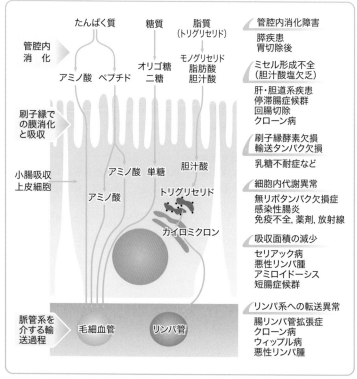

■図3-9 各栄養素の消化吸収過程と，その異常による吸収不良症候群

- 鉄，ビタミン B_{12}，葉酸の欠乏：貧血.
- ビタミン K 欠乏：出血傾向，紫斑.
- 鉄，葉酸，ビタミン B_{12}，ビタミン K，カロチンなどの欠乏：舌炎，口内炎，爪変形，皮膚角化症，末端皮膚炎，色素沈着，浮腫，夜盲症，末梢神経炎など.

診断
- 栄養障害の確認：血清タンパク濃度 6.0 g/dL 以下，総コレステロール 120 mg/dL 以下，貧血，血清 Ca 低値，血清鉄低下.
- 消化吸収不良の確認：糞便検査（Sudan III 染色法），消化吸収試験（糖質：ブドウ糖負荷試験，D-キシロース試験，乳糖負荷試験，脂質：糞便中脂肪定量，たんぱく質：^{131}I-RISA 消化吸収試験，PFD 試験）.
- 原因疾患の診断：消化管 X 線検査，内視鏡検査，生検，腹部エコー検査，CT 検査，内視鏡的逆行性胆管膵管造影（ERCP），消化管ホルモン測定など.

治療 栄養療法が基本になるが，原因となった基礎疾患に応じた治療を行う.

経過予後 原因疾患によって異なる.疾患の原因を除去できなければ，長期的予後は悪い.

経過のモニター 栄養療法を行って，自覚症状や栄養状態の改善を確認する.

検査をふまえた看護・栄養のポイント

消化吸収の程度と低栄養状態に応じて，以下のような栄養療法を行う.
- 食事療法：低脂質，高たんぱく質（100 g/日，1.5 g/kg/日以上），高エネルギー（2,400〜3,000 kcal/日，40〜50 kcal/kg/日），低繊維食とする.
- 補液・輸液療法：栄養素の欠乏に応じ，水分，電解質，エネルギー，たんぱく質，ビタミンなどを補う.
- 経管栄養：半消化態栄養剤や成分栄養剤（ED）を経鼻チューブから注入するか，経口投与する.維持療法は，食事と夜間などに ED を併用する在宅成分栄養を行う.
- 経静脈高カロリー輸液法：40 kcal/kg/日を投与する.

一口メモ

- 本症候群はわが国では症例が比較的少なく，欧米に多いセリアック病はまれである.手術後の消化吸収障害，膵外分泌障害による吸収不良が問題になる.

● 大腸癌 Carcinoma of the large bowel

概念 大腸に発生する悪性腫瘍で，大部分が腺癌で，まれに扁平上皮癌がある．大腸癌は発生部位から結腸癌と直腸癌に分けられる．約3：2で結腸癌のほうが多く，結腸癌が近年急速に増加している．

成因と病態生理 大腸癌の真の発症原因は不明であるが，わが国でも食生活の西欧化が進むにつれて大腸癌も増加しており，高脂質・高たんぱく質・低繊維成分の食生活が，大腸癌発生と関係している可能性がある．

大腸癌は，それまで正常であった大腸粘膜細胞から発生する場合と，腺腫（ポリープ）から癌化する場合がある．後者ではいくつかの癌遺伝子，癌抑制遺伝子の変異が発癌に関係していると考えられている（Vogelstein の大腸癌の多段階発癌モデル，図3-10）．

症状 初期には自覚症状は乏しく，検診時の便潜血反応陽性により発見されたりする．進行すると下痢，血便，腹痛の症状のほか，腸閉塞（イレウス），貧血，体重減少も出現する．直腸癌では，排便時の不快感，残便感，便通の不整，便の狭小化，血便，粘液便が特徴である．進行してリンパ節や肝臓に転移すると身体が衰弱し，黄疸が出たりする．

診断
- 直腸指診：腫瘤を触知する．
- 便検査：潜血反応陽性．
- 血液検査：腫瘍マーカー（CEA，CA19-9 など）が陽性，貧血．
- 注腸造影検査：大腸に腫瘤や潰瘍がみられる（図3-11）．
- 大腸内視鏡検査：腫瘤，潰瘍を確認する（図3-12）．

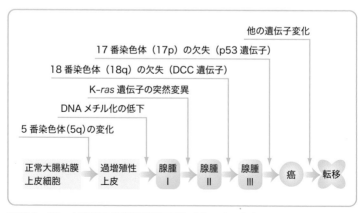

■ 図3-10　大腸癌の多段階発癌モデル（Vogelstein）

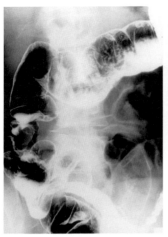

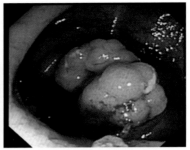

■ 図 3-12　大腸癌の内視鏡所見
腫瘤を認める.

■ 図 3-11　大腸癌の注腸造影所見
腸管の変形がある（矢印）.

- 転移の検索：腹部エコー検査，CT 検査，血管造影検査.

- 内視鏡的切除：早期癌は内視鏡的ポリープ切除術（ポリペクトミー）.

- 外科的切除：進行癌には外科手術が必要である.
- 補助療法：手術が困難な場合や，転移を起こしていれば，放射線療法，化学療法，温熱療法，免疫療法，レーザー療法などが試みられる.

早期癌では予後が良く，5 年生存率は 90％超. 進行癌は予後不良.

手術後は，定期的に内視鏡検査，腹部エコー検査，CT 検査などで再発や転移の有無を確認する. 治療前に CEA や CA19-9 などの腫瘍マーカーが高値であったものが，治療により低下している場合には，定期的に腫瘍マーカー検査を行いモニターすることが癌の再発や転移の指標になる.

💡 **検査をふまえた看護・栄養のポイント**

● 便通異常が続いたり，血便のあるときには早く検査を受け，もしも大腸癌であれば，早期に治療するように説明する.

● 治療後の再発や転移の有無などを経過観察するには，CEA，CA19-9 などの腫瘍マーカー検査が役立つ.

● 人工肛門を設置する場合には，使用についての注意事項を丁寧に説明する.

📖 **一口メモ**

● 2020 年の人口動態統計によれば，がん死亡数は，男女計では多い順に肺，大腸，胃，膵臓，肝臓癌となっている．男性では肺，胃，大腸，膵臓，肝臓の順で多く，女性では大腸，肺，膵臓，乳房，胃の順に多くなっている.

● 慢性便秘 Chornic constipation

概念
便秘は，大便が腸管に長く留まり，水分が減少して硬くなって排便に困難を伴う状態をいい，急性便秘と慢性便秘がある．
慢性便秘は「本来体外に排出すべき糞便を十分量かつ快適に排出できない状態」と定義される．

成因と病態生理
便秘には，大腸癌や腸閉塞など器質的疾患や，糖尿病や甲状腺機能低下症などに伴う症候性便秘がある．器質性疾患を除いた機能性の慢性便秘症は，症状から排便回数減少型と排便困難型に分けられる（表3-4）．

症状
慢性便秘症の具体的な症状として「排便回数の減少かつ/または排便困難」がある．排便回数の減少は一般的には週3回未満の場合とされ，症状として腹痛や腹部膨満感などがある．排便困難による症状には，過度の努責，残便感，排便時の会陰部の不快感，頻回便などがある．
排便困難のほか，腹部膨満感，腹痛，頭痛，めまい感などの症状を訴えることがある．

■ 表3-4 慢性便秘症の分類

原因分類		症状分類	専門的検査による病態分類	原因となる病態・疾患
器質性	狭窄性			大腸癌，クローン病，虚血性大腸炎など
	非狭窄性	排便回数減少型		巨大結腸など
		排便困難型	器質性便排出障害	直腸瘤，直腸重積，巨大結腸，S状結腸癌など
機能性		排便回数減少型	大腸通過遅延型	特発性 症候性：代謝・内分泌疾患，神経・筋疾患，膠原病，便秘型過敏性腸症候群など 薬剤性：向精神薬，抗コリン薬，オピオイド系薬など
			大腸通過正常型	経口摂取不足（食物繊維摂取不足を含む）など
		排便困難型	硬便による排便困難	硬便による排便困難・残便感（便秘型過敏性腸症候群など）
			機能性便排出障害	骨盤底筋協調運動障害，腹圧（怒責力）低下，直腸感覚低下，直腸収縮力低下など

（日本消化器病学会関連研究会慢性便秘の診断・治療研究会編：慢性便秘症診療ガイドライン2017，p3，南江堂，2017より許諾を得て改変し転載）

診断 肛門・直腸指診，注腸造影検査，大腸内視鏡検査などを行い，器質性疾患かどうかを鑑別する．機能性慢性便秘症では，大腸通過時間検査や排便造影検査などを行う．

治療 基礎疾患のある場合には，その治療を行う．
食習慣をはじめとした生活習慣の改善をまず行い，効果が十分でなければ浸透圧下剤（酸化マグネシウム，ラクツロース，ポリエチレングリコールなど）や刺激性下剤（センノシド，センナなど），膨張性下剤などを適宜使用する．

経過 予後 器質性疾患がある場合には原因を除去すると改善される．機能性の便秘症は慢性に経過しやすい．

経過の モニター 自覚症状の改善を中心に経過を観察する．

💡 検査をふまえた看護・栄養のポイント

- 規則正しい食事や睡眠などの生活習慣の改善が基本である．
- 便意を感じたら我慢せずに排便する習慣をつけるように指導する．
- 食物繊維の摂取が不足している患者には，食物繊維を十分にとる（18〜20 g/日程度）ように指導する．
- 脊髄障害や高齢のために便意を感じない場合には，坐剤や浣腸を適宜使用する．

📖 一口メモ

- 全身性疾患として，内分泌性疾患（糖尿病，甲状腺機能低下症など），中枢性疾患（脳血管障害，パーキンソン症候群など），低 K 血症，高 Ca 血症，尿毒症，鉛中毒などでも慢性便秘を訴えることがあるため，原因疾患を確認して対応する必要がある．

● 急性肝炎 Acute hepatitis

概念
ウイルスや薬物などの作用で肝臓が急性の傷害を受け，肝細胞の変性，壊死，さらにそれに続いて生体側の炎症反応が加わった病態である．肝機能が低下し，全身倦怠感，食欲不振，嘔気などの症状ををきたす．

成因と病態生理
肝炎ウイルス（A～G型の7種類あり，日本ではA，B，C型肝炎ウイルスが問題となる），EBウイルス，サイトメガロウイルス，薬物，アルコール，自己免疫機序などによって肝細胞が傷害を受けて発症する．A型肝炎ウイルスは経口感染し，B，C型肝炎ウイルスは血液を媒介とした感染や，母子感染で起こる．

症状
全身倦怠感，発熱，食欲不振，嘔気，嘔吐，黄疸などの症状がある．自覚症状は1～2週間で消失することが多い．A型ウイルス性急性肝炎は，ほとんどが5～6週間で完全に治癒する．B型ウイルス性肝炎も2～3カ月で治癒することが多いが，急激に肝機能が悪化して意識障害などで致命的な劇症肝炎に移行することもある．C型ウイルス肝炎では，慢性肝炎に移行する症例が多い．

診断
- 他覚所見：黄疸など．
- 血液生化学検査：AST，ALT，Bil高値など肝機能異常．
- 免疫血清検査：ウイルス抗原・抗体検査（図2-22，23〈p.100，101〉）.
- 腹部エコー検査

治療
安静と食事療法が主体を占める．

経過予後
- A型肝炎：発症後数カ月で自然治癒することが多い．
- B型肝炎：2～3カ月で治癒するが，一部は劇症肝炎に移行する症例がある．
- C型肝炎：慢性化することが多く，さらに肝硬変，肝癌へと進展することもある（図3-13）.
- 薬剤性肝炎：原因薬剤を中止すれば一般に2～4週間で治癒するが，劇症肝炎に至るケースもある．
- アルコール性肝炎：飲酒を続ければ，肝硬変に至ることもある（図3-14）.

経過のモニター
定期的に肝機能検査を行い，肝炎の改善状況を判断する．

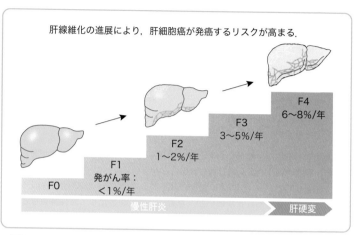

■ 図3-13 C型肝炎の自然経過と肝線維化ステージ

肝線維化はF0からF4へと緩徐に進展し，肝線維化ステージが進行するに従って，年間の肝発癌率（％）が高くなる.

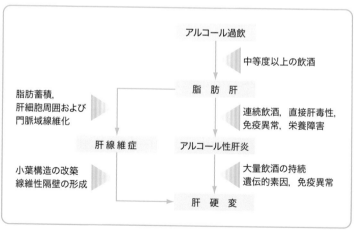

■ 図3-14 アルコール性肝障害の進展

💡 **検査をふまえた看護・栄養のポイント**

● 肝炎では安静により肝血流量を保つことが重要である.
● 急性期：安静を保つ. 食欲がなく, 嘔気などの消化器症状も強いので, 食事は消化吸収の良い炭水化物を主体とし, たんぱく質は 1〜1.2 g/kg 程度とし, 脂質は控える.
● 回復期：傷害された肝細胞の回復を促進するよう, 高たんぱく質（1.5〜2 g/kg/日）, 高エネルギー（2,000〜2,500 kcal/日）食とする. ビタミン, ミネラルも適宜補給する.
● 劇症肝炎：経口摂取は困難で, 中心静脈栄養もしくは経管・経腸栄養とし, 全身管理を行う.

📖 **一口メモ**

● A 型肝炎はウイルスで汚染された生の魚介類から経口感染しやすい. とくに海外諸国で生の魚介類を食べるときには十分注意する必要がある.

● 慢性肝炎 Chronic hepatitis

概念
急性肝炎に罹患後，6カ月以上にわたって肝臓内に炎症が残り，臨床症状や肝機能異常が遷延する病態をいう．

成因と病態生理
わが国では肝炎ウイルスの持続感染によるものが圧倒的に多い．このうち約20%はB型肝炎ウイルス，約70%がC型肝炎ウイルスによる．そのほか，アルコール，自己免疫，薬剤アレルギーによるものもある．慢性肝炎では，肝臓内の門脈域を中心に，円形細胞や線維の新増生があり，さまざまな程度の肝細胞変性，壊死がみられる．

症状
自覚症状として，全身倦怠感，易疲労感，食欲不振，腹部膨満感，皮膚掻痒感，黄疸などを訴える．
他覚所見として，肝臓の腫大を触知し，皮膚にクモ状血管腫，手掌紅斑，色素沈着を認める．

診断
- 肝機能検査：AST，ALT高値，γ-グロブリン上昇，ICG排泄の遅延．
- ウイルス抗原・抗体検査
- 画像検査：腹部エコー検査，核医学検査，CT検査．
- 腹腔鏡検査
- 肝生検

治療
- 薬物療法：抗ウイルス療法（インターフェロン，抗ウイルス薬など），免疫賦活療法，肝庇護薬．
- 食事療法：栄養素のバランスがとれた食事を心がける．
- 社会生活：肝機能が安定している時期には，社会生活を送ることが可能である．食後は安静とし，十分に睡眠をとるよう指導する．レクリエーションや旅行などは無理のない程度とする．肝機能が悪化しているときには入院し，安静にする．

経過・予後
数年から20〜30年にわたって肝機能の軽快と増悪を繰り返す．
B型肝炎では，HBe抗体が陽性であれば予後は良いが，HBe抗原が長期にわたって陽性の症例では肝硬変に移行することが多い．
C型肝炎では，抗体が持続して陽性の患者では肝硬変へ進展する例が多い．

経過のモニター
肝機能を定期的に検査して肝機能の状態を判断する．腫瘍マーカーとしてα-フェトプロテイン検査，腹部エコー検査，CT検査などで肝硬変や肝細胞癌への移行がないかをモニターする．

💡 **検査をふまえた看護・栄養のポイント**

- 肝機能検査のデータを見ながら、社会生活の範囲や安静の程度を指導する。肝機能が安定している時期には無理のない範囲で社会生活を送るようにする。
- HBs抗原陽性者、C型肝炎ウイルス（HCV）抗体陽性者から健常者への感染を予防することが重要である。そこで、患者の血液あるいは血液のついた汚染物は自分で処理するように指導する。剃刀、歯ブラシ、タオルなどの日用品は共用しないようにする。
- 食事は、高エネルギー、高たんぱく質、低脂質、高ビタミンを基本とする。
- 摂取エネルギーは運動量によって加減するが、30〜35 kcal/kg/日、たんぱく質1.3 g/kg/日とする。過栄養では、脂肪肝にならないよう注意する。

📖 **一口メモ**

- アルコールは、肝機能の数値が落ち着いていれば（AST 100 U/L以下）、少量の機会飲酒なら認められるが、基本的には禁酒を勧める。

● 劇症肝炎 Fulminant hepatitis

概念　肝炎のうち，経過中に肝細胞が急激に広範にわたって壊死に陥り，重篤な肝機能障害を起こす結果，意識障害（肝性脳症，肝性昏睡ともいう）をはじめとする急性肝不全症状を呈し，予後がきわめて不良な症候群である．

成因と病態生理　劇症肝炎の90%以上はウイルス，約5%程度は薬剤性が原因である．
A型肝炎ウイルスが約5%，B型肝炎ウイルスが約20%，非A非B型（C型，G型ウイルスなど）が約61.5%が原因と推計されている．
薬剤では，ハロタン麻酔薬，抗結核薬，抗菌薬，抗癌薬，非ステロイド系消炎鎮痛薬（NSAIDs）などの服用が原因になりうる．
劇症肝炎の発症メカニズムについては，まだ不明な点が多い．ウイルスが原因の場合には，ウイルスの変異や重複感染などのウイルス側の要因と，過剰な免疫反応や炎症性サイトカイン（TNF-α, IL-1, IL-2, IL-12など）など生体側の要因が考えられる．

症状　意識障害が必発で，肝性脳症とよばれる．肝性脳症は，軽度の意識障害から，完全な昏睡まで，意識障害の程度はさまざまである．
そのほか，進行性の黄疸，強い全身倦怠感，悪心・嘔吐，発熱，出血傾向，浮腫，腹水，乏尿，羽ばたき振戦（鳥が羽ばたくような手の不随意運動）などがみられる．

診断
- 肝機能検査：ビリルビン高値，AST・ALTの活性が急激に低下（劇症肝炎への移行リスク↑），コリンエステラーゼ・総コレステロール・アルブミン減少，血液アンモニア上昇（意識障害への移行リスク↑）．
- 末梢血液検査：白血球増加，血小板減少．
- 血液凝固検査：プロトロンビン時間延長，ヘパプラスチンテスト低下（肝臓で合成される第VII因子など血液凝固因子の減少による）．
- 腎機能，電解質：カリウム異常値，尿素窒素低値．
- 脳波：徐波，3相波などの所見がみられる．
- 腹部エコー検査，CT検査：肝臓の萎縮，腹水貯留．

治療　全身状態を管理し，合併症を予防しつつ，肝不全で生じた中毒物質を除去して失われた必須物質を補給する．
- 全身管理：中心静脈を確保し，水分，エネルギー，ビタミンを補給する．
- 特殊療法：血漿交換，グルカゴン-インスリン療法，副腎皮質ステロイド薬，プロスタグランジンE_1投与などを行う．

経過予後　播種性血管内凝固（DIC），消化管出血，感染症，腎不全，脳浮腫などを合併しやすく，きわめて重症である．死亡率は70〜80%と高い．

肝機能検査を定期的に実施して肝機能の状態を判断する．急性肝炎で高値を示していた AST や ALT が急激に低下する場合には，肝炎が改善したと早計できず，劇症肝炎に移行した可能性があるため注意が必要である．

検査をふまえた看護・栄養のポイント

- 劇症肝炎はきわめて重症で，病態の変化も著しい．そのため，バイタルサインを頻回にチェックする．全身状態の管理を行い，合併症の予防と治療を適切に行う．
- 肝性昏睡期：中心静脈栄養ないしは経管流動食（たんぱく質 0 g，脂質 20 g，炭水化物 400 g）で栄養を補給する．
- 覚醒後：中心静脈栄養に経腸栄養を加え，状態に応じて経腸栄養剤を増やしていく．肝細胞の再生を促すため，分岐鎖アミノ酸輸液を点滴静注，もしくは経腸栄養でたんぱく質を増やしていく．

一口メモ

- 血液アンモニア濃度が上昇している場合には，意識障害に移行する危険性が高い．

● 肝硬変 Liver cirrhosis

概念 さまざまな原因による肝細胞の壊死・変性・炎症と，それに伴う線維化と肝細胞の再生が持続性または反復性に起こり，肝臓の基本構造に再構築が生じた病態である．慢性肝障害の終末像といえる．

成因と病態生理 肝臓は硬くなって表面は凹凸不整となり，門脈を中心とする脈管系の循環障害と，タンパク合成能低下などの肝機能不全が問題になる．

慢性的に肝細胞傷害を起こす病因が肝硬変の成因になり，C型肝炎ウイルス，B型肝炎ウイルスの順に多く，アルコール，自己免疫なども原因となる（図3-15）．このほか特殊な型の肝硬変を起こす病因として，代謝異常（ヘモクロマト

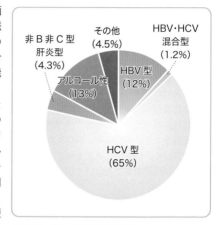

■ 図3-15　肝硬変の病因

ーシス，ウィルソン病など），うっ血（心臓性肝硬変，バッド・キアリ症候群など），胆汁うっ滞（原発性胆汁性胆管炎，先天性胆道閉鎖症など），寄生虫症（日本住血吸虫症など）がある．

症状 肝硬変では肝機能が比較的安定している代償期と，肝不全状態に陥った非代償期がある．

- 代償期：自覚症状は軽く，全身倦怠感，腹部膨満感がある程度である．他覚的には，皮膚のクモ状血管腫，手掌紅斑，肝腫大，脾腫などが認められる．
- 非代償期：肝機能不全，循環動態の変化による症状が現れる．自覚症状として重度の全身倦怠感，嘔気・嘔吐，黄疸，下腿浮腫を訴える．アンモニアなどの代謝異常産物が脳機能に障害を与える肝性脳症を起こせば，精神障害，意識障害が現れる．黄疸，腹水，アンモニア臭，静脈瘤破裂による消化管出血もみられる．

診断
- 末梢血液検査：血小板減少．
- 血液生化学検査：AST・ALT・LD・γ-GT高値，アルブミン低下，γ-グロブリン増加，プロトロンビン時間延長，ヘパプラスチンテスト低

値，アンモニア増加，アミノ酸インバランスなど．

- ICG 試験：排泄異常．
- 免疫・血清検査：HBs 抗原，HCV 抗体陽性例あり．
- 画像検査：腹部エコー検査，CT 検査で肝臓表面不整，辺縁が鈍，左葉腫大，脾臓腫大などの所見がみられる．
- 肝生検：肝臓に偽小葉を認める．

- 代償期：病態の進行を防ぐために生活指導，栄養食事指導を行い，肝庇護薬を投与する．アルコール性肝硬変，ウイルス性肝硬変では，禁酒する．
- 非代償期：続発症に対応する．
  - ・腹水：食塩制限，利尿薬投与．
  - ・肝性脳症：ラクツロースや抗菌薬を投与し，高アンモニア血症を是正する．アミノ酸バランス異常の対策として，特殊アミノ酸製剤の点滴静注，経口投与を行う．
  - ・食道静脈瘤：内視鏡的硬化療法，手術療法を行う．
  - ・根本的治療：肝臓移植．

経過 予後 肝硬変の併発症の種類と程度によって予後は異なる．消化管出血，肝細胞機能不全，肝細胞癌（5 年間の経過で 20～30％に発症）が死因となる．

経過の モニター 肝機能検査，α-フェトプロテイン検査，腹部エコー検査，CT 検査などで定期的にモニターする．

検査をふまえた看護・栄養のポイント

- 便秘は肝性脳症を誘発するので，便秘にならないよう注意する．
- 肝機能状態，病態の活動度をみながら，生活指導，栄養食事指導を行う．過労や飲酒を避け，高たんぱく質，高エネルギー，低脂質食を食事の基本とするが，患者の生活習慣や運動量に合わせて栄養指導を行う．
- 腹水のあるときには食塩摂取を控える（3～7 g/日）．
- 肝性脳症のあるときには，アンモニア源になるたんぱく質摂取を控える（0.5～1.0 g/kg/日）．

● 脂肪肝 Fatty liver

概念 肝細胞内に中性脂肪が5〜10%以上蓄積し，組織学的に肝小葉の20〜30%に脂肪化を認める病態である．アルコールが原因で起こるアルコール性脂肪肝と，アルコールが原因でない非アルコール性脂肪性肝疾患（non-alcoholic fatty liver disease：NAFLD）がある．

成因と病態生理 過剰飲酒，過栄養，運動不足，肥満，糖尿病，脂質異常症，中毒などが病因となる．
肝臓での脂肪合成促進，脂肪酸の酸化低下，末梢から肝臓への脂肪動員，肝臓から末梢への脂肪輸送障害などにより，肝臓に中性脂肪が過剰に蓄積する．

症状 過栄養，肥満による脂肪肝では自覚症状はほとんどないが，肝腫大がみられる．
アルコール性脂肪肝では，自覚症状として全身倦怠感，食欲不振があり，肝腫大を認める．

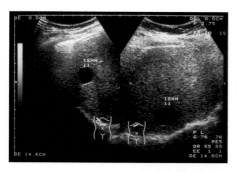

■図3-16
脂肪肝の腹部エコー検査所見
肝縁が鈍になり，エコー輝度が高い．肝嚢胞も認められる．

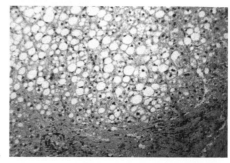

■図3-17
脂肪肝の肝生検
肝臓に脂肪が沈着している．

診断
- 血液生化学検査：コリンエステラーゼ高値，AST・ALT・γ-GT 高値，コレステロール・トリグリセリド高値のことが多い．
- 画像検査：腹部エコー検査で肝臓の輝度が高い（図 3-16）．CT, MRI 検査でも脂肪肝の程度や部位が診断できる．
- 肝生検：肝細胞に脂肪変性がある（図 3-17）．

治療
食事ならびに運動療法が中心となる．原因疾患がある場合には，原因となった疾患を治療する．

経過 予後
NAFLD には，病態がほとんど進行しない非アルコール性脂肪肝（NAFL）と，進行する非アルコール性脂肪肝（NASH）がある．NASH は徐々に進行して脂肪肝炎や肝硬変などに進むこともある．妊娠性急性脂肪肝は劇症肝炎と同じく重症であるが，それ以外の脂肪肝は一般に予後は良好である．

経過の モニター
肝機能検査，腹部エコー検査などで定期的にモニターする．

検査をふまえた看護・栄養のポイント

- 過栄養・肥満が原因の場合には，栄養食事療法，運動療法を行って減量する．体重 kg 当たりエネルギーは 25〜30 kcal/日，たんぱく質 1.2〜1.5 g/日とし，脂質は総エネルギーの 20〜25％とする．
- アルコール性脂肪肝では，断酒と食事療法を行う．

一口メモ

- 脂肪肝は頻度が高く，軽症にみられがちであるが，肝硬変などに進行することもあるので，肥満症や脂質異常症の改善に努めるべきである．

● 肝癌 Liver cancer

概念
肝臓に発生する癌には，原発性のものと，他臓器の癌が転移してくる場合の2種類がある．原発性肝癌には肝細胞に発生する肝細胞癌と，胆管細胞に由来する胆管細胞癌がある．わが国では原発性肝癌のおよそ95％は肝細胞癌 hepato-cellular carcinoma（HCC）である．

成因と病態生理
病因としては，B型肝炎ウイルス（約11％）およびC型肝炎ウイルス（約79％）の長期にわたる持続感染が多く，このほかアルコール性肝硬変，ヘモクロマトーシス，自己免疫性肝炎なども原因になる．肝細胞癌の80〜90％では肝硬変が併存している．

症状
肝細胞癌自体の症状よりも，併存する肝硬変の症状が現れる．進行すると，上腹部や右季肋部の疼痛と肝腫大をきたし，黄疸，腹水，腹部膨満，発熱などの症状が現れる．

診断
- 血液生化学検査：AST・ALT・LD・ALPなどの上昇．腫瘍マーカーのα-フェトプロテイン高値．
- 画像検査：腹部エコー検査，CT検査，MRI検査，肝動脈造影検査，肝臓シンチグラムなどで腫瘤の陰影を認める（図3-18）．
- 肝生検：癌細胞を認める．

治療
腫瘍の大きさ，進行度，肝機能および患者の状態に応じて，経皮的エタノール注入療法，経カテーテル肝動脈塞栓療法，外科手術，放射線療法，化学療法などが選択される．

経過予後
早期の微小な肝細胞癌では5年生存率が80％を超えるが，進行した肝細胞癌では半年以内で死亡することが多い．

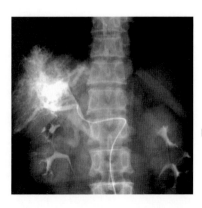

■図3-18
肝細胞癌の肝動脈造影写真
血管が増生し，腫瘍陰影がみられる．

経過の モニター 治療後は，肝機能検査，腫瘍マーカー検査，腹部エコー検査，CT 検査などで肝癌の再発や転移の有無を確認する．

検査をふまえた看護・栄養のポイント

- 肝硬変を合併して肝機能異常を認めることが多い．生活習慣や食事の留意点は肝硬変に準ずる．

一口メモ

- 慢性肝炎や肝硬変の患者では，肝機能検査，腫瘍マーカー検査，腹部エコー検査などで定期的にモニターし，肝癌への移行に注意する．

● 胆石症 Cholelithiasis

概念
胆汁から作られる固形物を胆石といい，存在する部位により，胆嚢胆石症，総胆管胆石症，肝内胆石症に分類される．胆石は構成される主成分によって，コレステロール胆石，色素胆石（黒色石とビリルビンカルシウム石），その他のまれな胆石に分類することができる．

成因と病態生理
胆嚢胆石の70〜80%はコレステロール胆石である．原因として，肥満，脂肪食，妊娠，糖尿病，脂質異常症，回腸末端疾患，極端なダイエットによる急激なやせ，ピル使用などによるコレステロール過飽和状態の胆汁産生などが考えられる．

総胆管胆石症は高齢男性に多く発症し，とくにビリルビンカルシウム胆石が多い．大腸菌などによる胆道感染，低たんぱく質，低栄養などによって胆汁中にビリルビンカルシウムが析出し，胆石になる．

症状
- 胆嚢胆石：上腹部の疝痛発作や胆嚢炎症状を起こす．ただし，半数以上は無症状胆石として一生経過するが，検診で偶然に発見されることもある．
- 総胆管胆石，肝内胆石：腹痛，発熱，黄疸などを起こし，速やかな処置が必要である．

診断
- 血液生化学検査：ALP，ビリルビン高値．AST・ALTが高値のこともある．
- 画像検査：腹部エコー検査，CT検査，MRI検査，直接胆道造影検査，MRCP（磁気共鳴胆管膵管造影）などで胆石の存在を証明する（図3-19）．

治療
- 無症状胆石：経過観察をする．
- 内科的治療：食事療法，胆汁酸溶解療法，衝撃波破砕療法．

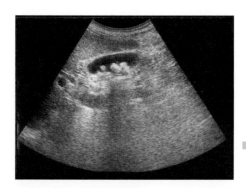

■図3-19
胆石症のエコー検査所見
胆嚢内に複数の胆石がある．

- 外科的治療：腹腔鏡下手術，開腹外科手術.
- 急性期の治療：総胆管胆石で胆管炎を起こしているときには，抗菌薬の投与や，胆管内ドレナージを行い，胆管炎の沈静化を図る.

経過 予後
適切な治療を行えば，予後は良好.

経過の モニター
胆石の存在によって胆汁の流れが障害されていることの判断には，血清ビリルビン，ALP，γ-GT 高値が指標になる. このような場合は，たとえ無症状でも定期的に腹部エコー検査で胆石の状態をモニターする必要がある.

検査をふまえた看護・栄養のポイント

- 急性期：胆道を安静にし，疝痛発作を防ぐため，絶食にして経静脈栄養を行う.
- 回復期：流動食から経口摂取を開始し，三分粥，全粥へと移行する.
- 間欠期：無症状のときには，暴飲暴食を避け，栄養のバランスに注意するよう指導する. 脂質については高コレステロール食や高中性脂肪食とならないよう配慮を必要とするが，あまり厳密にしすぎることはない. 肥満者では，運動療法，食事療法を行って減量をはかる.

一口メモ

- 胆石保有者は 40 歳代から増加しはじめ，加齢とともに保有率は高くなる. 人間ドックでの発見率は 3〜5% 程度である. 受診時の胆石保有率の男女比は約 1：2 である. 成人剖検例での胆石保有率は 10〜15% であるが，生前に症状のない場合も多い.

急性胆嚢炎 Acute cholecystitis

| 概念 | 胆嚢に起きる急性炎症である.

| 成因と病態生理 | 細菌感染のほか，胆汁酸などの化学的刺激，膵液逆流，胆汁うっ滞，アレルギーなども原因となる．細菌ではグラム陰性桿菌が多く，従来多かった *E. coli*, *Klebsiella* は減少傾向にあり，*P. aeruginosa*, *Enterococcus*, *Enterobacter*, 嫌気性菌が増えている.

| 症状 | 発熱，悪寒・戦慄，右季肋部または上腹部の疼痛（持続性で，食後に増悪する），悪心，嘔吐，右肩への放散痛などがある．右季肋部に圧痛のある胆嚢を触知することがある.

| 診断 |
- 末梢血液検査：白血球増加，赤沈亢進.
- 血液生化学検査：ビリルビン，ALP などが高値．CRP 陽性.
- 画像検査：腹部エコー検査，CT 検査で，胆嚢腫大，胆嚢壁肥厚，胆石合併など.
- 十二指腸ゾンデ：胆汁を採取し，細菌検査を行う.

| 治療 |
- 一般療法：食事制限（とくに脂質制限）を行う.
- 抗菌薬投与
- 胆石のある場合は，炎症を沈静化させたあと，胆石除去手術を行う．（腹腔鏡下胆嚢摘出術または開腹手術）.
- 胆嚢が穿孔し，腹膜炎を併発したときには外科手術が絶対適応である.

| 経過予後 | 適切な治療を行い，胆嚢穿孔や腹膜炎などを合併しなければ予後は良い.

| 経過のモニター | 症状や炎症所見の改善がみられるかどうかにより治療効果を判定する.

検査をふまえた看護・栄養のポイント

- 発熱と疼痛の症状が強いので，安静にして鎮痛薬を使用する.
- 急性期：絶食とし，経静脈栄養を行う.
- 回復期：流動食から開始し病態をみながら徐々にエネルギーと脂質を増やす.

一口メモ

- 急性胆嚢炎の約 90％に胆石の合併がみられる．胆石，腫瘍などを合併している場合は，胆道感染を誘発したり，増悪するので注意が必要である.

● 急性膵炎 Acute pancreatitis

概念
何らかの原因によって膵組織内で膵消化酵素が活性化され，膵臓が自己消化されて起こる炎症性疾患である．

急性膵炎になると，膵臓は浮腫，出血，壊死などの症状を起こす．

さらに膵臓の壊死組織からタンパク分解酵素や生理活性物質が隣接臓器や遠隔臓器にまで作用し，腎不全，呼吸不全，肝不全，意識障害，重症感染症，播種性血管内凝固（DIC）など多臓器不全を引き起こすこともある．

成因と病態生理
成因としてアルコール過飲が約40％，胆石が約20％で多くを占め，アルコールと胆道疾患が原因になりやすい．

そのほか，腹部外傷，脂質異常症，感染症（流行性耳下腺炎，肝炎など），胃十二指腸疾患（胃十二指腸潰瘍など），副甲状腺機能亢進症，高カルシウム血症，妊娠，膠原病，薬剤などが原因になることもある．

症状
上腹部の腹痛（心窩部または左右季肋部に起こり，強い前屈姿勢で軽減する），吐き気，嘔吐，発熱などを訴える．

診断
- 身体所見：腹部圧痛，腹膜刺激症状（筋性防御），黄疸，ショック．
- 末梢血液検査：白血球増加，CRP上昇．
- 血液生化学検査：血清・尿アミラーゼ高値，トリプシン，血清リパーゼ，血清エラスターゼ I 高値（図3-20）．血糖上昇．
- 画像検査：腹部単純X線検査，エコー検査，CT検査などで，麻痺性イレウスの所見，膵臓腫大，滲出液貯留，仮性囊胞などの所見がある（図3-21）．

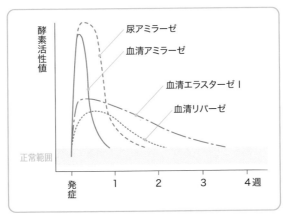

■図3-20　急性膵炎における酵素活性異常

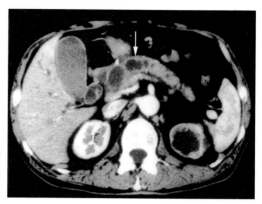

■図3-21
急性膵炎のCT所見
膵臓の腫大と複数の
仮性嚢胞（矢印）が
ある.

治療
- 膵外分泌の抑制：絶食にして，輸液で栄養を管理する.
- 鎮痛：鎮痛・鎮痙薬を投与する.
- 抗酵素療法：タンパク分解酵素阻害薬などを使用し，膵臓内および血中に流出した膵酵素活性を阻害して炎症反応を抑える.
- 全身管理：重症例では，血液透析，呼吸循環管理，ショック治療.
- 手術療法：重症化した症例では手術を考慮する.

経過予後
軽症例の場合は予後良好で，2〜5日で腹痛は軽減し，2〜3週間で治癒する. 多臓器不全を起こした重症例では予後が悪く，死亡率は20〜30%である.

経過のモニター
症状の改善に加え，白血球数やCRPなどの炎症所見，アミラーゼなど膵酵素活性を測定し，改善状態を判断する. 腹部エコー検査，CT検査，MRI検査でもモニターする.

💡 **検査をふまえた看護・栄養のポイント**

- 急性膵炎は，腹痛が強いので，鎮痛・鎮痙薬で鎮痛を行う.
- ショックに陥ることがあるので，全身状態を慎重に観察する.
- 急性期には絶食とするが，症状が軽快してきたら，果汁や重湯などを与える. 疼痛の状態や検査所見を見ながら，食事量を徐々に増量する. 脂質は制限し，炭水化物を中心とする.
- アルコール，カフェイン飲料の摂取は避ける.

● 慢性膵炎 Chronic pancreatitis

概念
膵臓の実質細胞が破壊，脱落し，不規則な線維化や膵石を形成する病態で，膵内外分泌異常により消化吸収障害，糖尿病が出現する.

成因と病態生理
わが国の患者数は人口10万人当たり37人と推定されている（2017年）．原因は，アルコールの過剰摂取によるものが過半数を占め，このほか胆石症，急性膵炎，副甲状腺機能亢進症，脂質異常症などがある.

症状
上腹部痛が主症状で，激しい腹痛をきたす急性増悪期と，腹痛のない間欠期がある．このほか，悪心，嘔吐，全身倦怠感，食欲不振，腹部膨満感，糖尿病症状などがある.

診断
- 血液生化学検査：急性増悪期には，アミラーゼ，リパーゼ，トリプシン，エラスターゼⅠなどの膵酵素上昇．血糖高値.
- 膵外分泌機能検査：セクレチン試験，便中キモトリプシン濃度検査，PFD試験などで異常所見あり.
- 膵内分泌機能検査：ブドウ糖負荷試験で耐糖能異常あり.
- 画像検査：腹部単純X線検査，エコー検査，CT検査などで膵石，主膵管の不整拡張，膵嚢胞などの所見がみられる．内視鏡的逆行性胆管膵管造影（ERCP）で主膵管の狭窄，閉塞，不整拡張，分枝膵管の嚢胞状拡張などの所見がみられる.

治療
- 成因の除去：禁酒．過労やストレスを避け，脂質の過剰摂取を控える.
- 対症療法：急性増悪期は急性膵炎に準じた治療を行う．間欠期は，疼痛対策（鎮痛薬，鎮痙薬，精神安定薬），消化酵素薬，糖尿病に対する食事療法とインスリン治療などを行う.
- 外科手術：難治性疼痛，総胆管の高度狭窄などには手術を行う.

経過予後
慢性に経過する．死因の過半数は，糖尿病および慢性合併症による.

経過のモニター
アミラーゼなど膵酵素活性で膵外分泌能を，糖代謝検査で膵内分泌機能をモニターする.

💡 検査をふまえた看護・栄養のポイント

- 疼痛発作のあるときには急性膵炎に準じ，鎮痛とショック対策を行い，膵臓の安静を目的とした食事療法を行う.
- 間欠期には膵臓への過度の刺激を防ぐ食事内容にする．禁酒し，規則正しい食生活とする．過食を禁じ，炭水化物とたんぱく質を十分に摂取する．脂質制限は，摂取エネルギーの20〜30%程度としてよい.
- 糖尿病を併発しているときには，糖尿病食とする.

一口メモ

- 毎日，純アルコールとして 90 g（日本酒 3 合，ビール 2 L，25 度焼酎 2 合）以上の飲酒を 10〜20 年間続けると，慢性膵炎に罹患する確率が高くなる．
- 腹部単純 X 線検査で膵臓の形態にそって石灰化の所見が認められることがある．

● 膵癌 Pancreatic cancer

概念　膵臓には原発性ないし転移性腫瘍が発生しうる．原発性に発生する上皮性悪性腫瘍には，外分泌系腫瘍と内分泌系腫瘍があるが，外分泌系の悪性腫瘍が多い．

成因と病態生理　膵癌による死亡数は年々増加傾向にあり，男性では 18,880 人が，女性では 18,797 人が膵癌で死亡している．人口 10 万人当たりの死亡率は男性で 31.5 人，女性で 29.7 人である（2020 年度統計）．
原因は明らかでないが，喫煙，食習慣，飲酒，産業関連発癌物質などとの関連が示唆されている．

症状　黄疸，上腹部や腰背部の疼痛，体重減少が主な症状である．このほか，上腹部の鈍痛，腹部膨満感，食欲不振，下痢，便秘，全身倦怠感，吐き気，嘔吐，吐血，下血，腫瘤触知などがある．

診断
- 血液生化学検査：ビリルビン，ALP，γ-GT などが高値となる．
- 腫瘍マーカー検査：CA19-9，Span-1，DU-PAN-2 などが陽性．
- 膵機能検査：セクレチン試験，ブドウ糖負荷試験が異常の場合がある．
- 画像検査：腹部エコー検査，CT 検査，MRI 検査，ERCP，腹部血管造影検査，経皮的胆道造影検査 percutaneous transhepatic cholangiography（PTC）などで腫瘍を描出する．
- 細胞診，生検：腫瘍細胞の確認．

治療　外科手術が第一選択．手術不能例では，放射線療法や化学療法を行う．

経過予後　予後は悪い．膵癌部位が切除された症例でも，5 年生存率は 19％程度である．膵癌が進行して手術のできない患者の平均生存期間は 3〜6 カ月で，1 年以内に 85％は死亡する．

経過のモニター　治療効果は，腫瘍マーカー検査や MRI 検査など画像検査でモニターする．

検査をふまえた看護・栄養のポイント

- 手術不能の進行癌では，疼痛対策，消化器症状に対する対症療法が必要．

一口メモ

- 膵癌は初期症状が乏しく，黄疸や腹痛などは病状が進行してからでないと出にくいため，上腹部不定愁訴があって膵癌の可能性がある場合には，腫瘍マーカー検査や MRI 検査などの画像検査で膵癌の有無を確認する．

● 不整脈 Arrhythmia

概念 心臓の拍動は，洞結節で発生する電気的興奮が刺激伝導系を伝わり，心筋が興奮して発生する〈p.133〉．このリズムは規則正しく保たれているが，正常の調律が乱れ，心臓の拍動に異常がある病態を不整脈という．

成因と病態生理 電気的刺激の生成か，刺激伝導系が障害されると不整脈が起きる（表3-5）．正常の調律は自律神経によって調節されている．すなわち，交感神経は心拍を亢進し，副交感神経は抑制する．そのため，自律神経系による調節に異常があると不整脈が起きる．心疾患，甲状腺機能亢進症，電解質異常，薬物中毒などの病態で不整脈がみられる．

症状
- 心拍数が多くなる頻脈性不整脈では，心悸亢進を訴える．呼吸困難，失神などを起こすこともある．
- 心拍数が少なくなる徐脈性不整脈では，めまい，心不全などを起こす．

診断
- 心電図検査で診断する．ホルター心電図検査を行えば，日常生活の中でどのようなときに不整脈が発生するかを診断できる．

治療
- 誘発因子の除去：精神的緊張を避け，飲酒，喫煙，コーヒーなどを控える．
- 薬物治療：抗不整脈薬を投与する．
- 物理的治療：難治性の心房細動や高度の徐脈で失神発作を繰り返す場合は人工ペースメーカー装着，副伝導路焼灼術などを行う．

経過予後 基礎疾患にもよるが，心室細動を除けば生命予後の観点からは良好．

経過のモニター 心電図検査でモニターする．

■ 表3-5　不整脈の種類

刺激生成異常	● 洞徐脈 ● 洞停止 ● 洞性不整脈 ● ペースメーカー移動 ● 洞頻脈 ● 期外収縮：上室性期外収縮，心室性期外収縮 ● 発作性頻拍 ● 心房粗動 ● 心房細動 ● 心室細動 ● 補充調律・収縮
興奮伝導障害	● 洞房ブロック ● 心房内ブロック ● 房室ブロック ● 心室内伝導障害 ● WPW症候群

💡 検査をふまえた看護・栄養のポイント

- 不整脈は過労や緊張などが誘因となる．このため喫煙，アルコール，カフェインなど，不整脈の誘発要因となる物質の摂取を避けるよう指導する．
- 基礎疾患のある場合：心不全のある場合は，食塩摂取量を6g/日以下にする．虚血性心疾患のある場合には，脂質異常症，糖尿病，高血圧などのコントロールを行う．

● 心臓弁膜症 Valvular diseases

概念　心臓を構成する4つの弁膜（僧帽弁，大動脈弁，三尖弁，肺動脈弁）に器質的もしくは機能的に障害があり，狭窄または閉鎖不全を起こし，血流の流出障害や逆流をきたす病態．1つの弁膜に狭窄と閉鎖不全が併存していたり，複数の弁膜に同時に異常が生じていたりすることもある．

成因と病態生理　先天性障害と後天性障害があり，そのうち，後天性異常が約90%である．後天性異常の原因として，かつてはリウマチ熱が多かったが，今日ではまれで，動脈硬化症，心筋症，外傷などが原因になっている．

症状
- 僧帽弁膜症：労作時の息切れ，動悸，不整脈（とくに心房細動）などがある．心房細動のある患者では，脳塞栓を起こしやすい．
- 大動脈弁膜症：末期になると狭心症，失神，心不全などの症状が出る．
- 三尖弁膜症：下腿浮腫，肝腫大，頸静脈怒張など右心不全をきたす．
- 肺動脈弁膜症：症状に乏しいが，高度の狭窄では右室負荷を起こす．

診断
- 身体所見：聴診で心音，心雑音の異常．
- 胸部単純X線検査，心エコー検査，心電図検査：弁膜異常による心臓肥大，弁膜運動異常，不整脈などがある．
- 心臓カテーテル検査，血管造影検査：弁膜症の存在と重症度を判定し，手術の適応を決定する．

治療
- 一般療法：運動の制限，食事療法．
- 薬物療法：心不全，不整脈に対する治療薬を投与する．
- 手術療法：根本治療．

経過予後　適切な治療を行えば予後は良好である．ただし大動脈弁狭窄症では症状が出現すると平均余命は5年以内とされ，突然死することもある．

経過のモニター　手術で根本的治療を行った後は，心不全や不整脈の発生を胸部X線検査，心電図検査，心臓エコー検査などでモニターする．

💡 検査をふまえた看護・栄養のポイント

- 弁膜症で心不全や不整脈を起こしている場合は安静にして全身管理を行う．
- 手術で人工弁に置換した患者では，血栓形成を防ぐ目的で抗凝固薬としてワルファリンを服用することが多い．ワルファリンの作用と拮抗するビタミンKを多く含有する納豆，クロレラ，パセリなどの摂取に注意する．
- 心不全や高血圧があれば食塩を制限する．肥満や動脈硬化症があれば，体重の減量をはかる．

● うっ血性心不全 Congestive heart failure

概念　心臓の血液拍出ポンプ機能が低下し，全身組織に必要な血液量を駆出できないか，心室充満圧を上昇させることによってのみ血液を拍出できる病態をいう．心臓疾患の末期症状として重篤である．

成因と病態生理　小児では先天性心疾患，成人では高血圧性心疾患，虚血性心疾患，心臓弁膜症，心筋症などで心筋収縮力が低下し，血行動態に異常が起こる．

症状
● 全身臓器への血液駆出障害による症状：易疲労感，脱力，チアノーゼ，四肢冷感，集中力・記銘力低下，睡眠障害，意識障害など．
● 血流うっ滞に基づく症状：早期には労作時の息切れ，呼吸困難があり，重症になると安静時にも呼吸困難を訴える．うっ血心不全が重症になると患者は呼吸困難のために臥床できなくなり，上半身を起こしたり，うつぶせの状態になったりする（起坐呼吸）．また，発作性夜間呼吸困難を起こすこともある．下肢の浮腫，腹水，胸水貯留や，消化管でのうっ血により，食欲不振，吐き気，腹部膨満感も出現する．

診断
● 身体所見：不整脈，浮腫，頸静脈怒張などの所見がみられる．
● 血液生化学検査：脳性ナトリウム利尿ペプチド（BNP）の上昇．
● 胸部X線検査，心電図，心臓エコー検査：心臓肥大，肺うっ血，肺水腫，不整脈，心拍出量低下などがみられる．
● 血行動態検査：スワン・ガンツカテーテル検査を行い，肺動脈楔入圧，心係数，混合静脈血酸素飽和度，右心房圧などを計測する．

治療
● 一般療法：生活指導，食事療法．
● 薬物療法：利尿薬，血管拡張薬，ジギタリス剤などを投与する．
● 特殊な治療：心臓移植，透析，補助循環．

経過予後　基礎疾患と重症度により，予後は不良である．心駆出率が30％以下に低下した患者の死亡率は，年間約5％である．

経過のモニター　慢性に経過するので，血漿BNP濃度，胸部X線検査，心電図検査，心臓エコー検査などでモニターする．

💡 検査をふまえた看護・栄養のポイント

● 生活指導：心機能に応じ，重労働や激しいスポーツを控え，肉体的・精神的な安静を保つ．
● 食事療法：血液循環量を保つため食塩を制限（3〜6 g/日）し，過剰な水分摂取を回避する．アルコール摂取を制限する．

● 狭心症 Angina pectoris

概念　一過性に心筋が虚血状態になり，酸素欠乏状態によって胸部の疼痛や不快感を主症状とする症候群である．虚血があっても自覚症状のない場合には，無痛（無症候）性心筋虚血発作とよばれる．

成因と病態生理　心筋虚血は，冠血流量の減少による心筋への酸素供給減少，または心筋の酸素需要の増加によって生じる．

冠血流量の減少は冠動脈の動脈硬化による狭窄が主たる原因で，加齢，遺伝，脂質異常症，高血圧，糖尿病，肥満，運動不足，ストレスなどが危険因子となる．心筋の酸素需要増加は，身体的労作，精神的興奮，頻脈，血圧上昇，心筋肥大，甲状腺機能亢進症などで起こる．

症状　前胸部が締めつけられる，圧迫されるなど，胸部絞扼感や胸部圧迫感として自覚症状を訴える．これらの症状は，身体的労作，精神的ストレス，過飲，過食，寒冷などが原因で増悪し，数分以内で消失する．ニトログリセリンを舌下投与すると軽快するのも特徴である．

診断
- 心電図検査：発作のない時には安静心電図に異常のないことが多い．運動負荷心電図検査，ホルター心電図検査で心筋虚血性変化を認める（図 3 − 22）．
- 心臓エコー検査：心筋壁運動の異常を検出する．
- 冠動脈造影検査：冠動脈の動脈硬化性変化を認める．

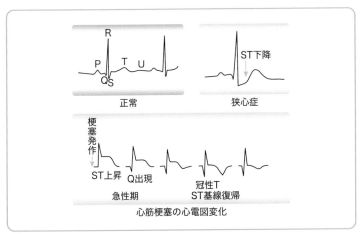

■図 3 − 22　狭心症の心電図と心筋梗塞の心電図変化
（田中雅明・本間　健：エッセンシャル臨床栄養学　第 9 版，p112，医歯薬出版，2022 を改変）

治療
- 薬物療法：硝酸薬（ニトログリセリンなど），β遮断薬，Ca拮抗薬など．
- 手術療法：薬物療法でコントロールできない患者には，A–Cバイパス形成手術や，経皮的冠動脈形成術（PTCA）を行う．
- 一般療法：身体的労作，精神的興奮，寒冷，過食，過飲などを避ける．高血圧症，甲状腺機能亢進症などがある場合，それらの治療を行う．

経過予後 冠動脈病変の罹患枝数と左心室機能の状態によって予後は左右される．

経過のモニター 冠動脈硬化症などの既往がある場合には，発作を繰り返すので，胸部X線検査，心電図検査，心臓エコー検査などでモニターする．

検査をふまえた看護・栄養のポイント

- 患者は狭心痛発作が消えると狭心症の治療を軽視しがちである．そこで，狭心症は重篤な病気であることを説明し，とくに危険因子のある患者には適切な治療を受けるように指導する．
- 冠動脈硬化症の危険因子を避けるために，食事療法を行う．
- 脂質異常症患者では脂質を，高血圧患者では食塩摂取を制限する．
- 糖尿病患者，肥満者にはエネルギー制限と各栄養素のバランスを保つように指導する．

一口メモ

- 左冠動脈主幹病変や，胸痛発作が頻発したり持続時間が長かったりする場合には，急性心筋梗塞や突然死の危険性があり，予後が悪い．

● 心筋梗塞 Myocardial infarction

概念　冠動脈の閉塞や高度の狭窄によって血行障害をきたし，心筋虚血のため心筋細胞が広範にわたり壊死に陥った病態をいう．激烈な胸痛で発症し，不整脈，心不全，心破裂を合併し，適切な治療を行わないと死亡率が高い．

成因と病態生理　冠動脈の粥状硬化による狭窄が基礎となり，そこに血栓が生じて閉塞に至る．高血圧，糖尿病，脂質異常症，高尿酸血症，喫煙などの因子が冠動脈硬化を促進する．

症状　激烈な胸痛，絞扼感，圧迫感がみられる．これらの症状が30分以上持続し，ニトログリセリン投与では軽快しない．肩，腕，背筋，頸部に疼痛が放散することもある．冷汗，脱力感，呼吸困難，吐き気，嘔吐，めまい，失神などのショック症状を伴うこともある．

診断
- 身体所見：ショック症状により低血圧や発熱を伴うことがある．
- 心電図検査：心筋虚血性変化がある（ST上昇，異常Q波，T波陰転）（図3-23）．
- 末梢血液検査：白血球増加．赤沈亢進．
- 血液生化学検査：AST，LD，CK，CRP高値．
- 心臓エコー検査：梗塞部位での収縮異常を認める．
- 核医学検査：テクネシウム99mピロリン酸は梗塞部位に陽性に取り込まれる．タリウム201は梗塞部位で欠損像を示す．

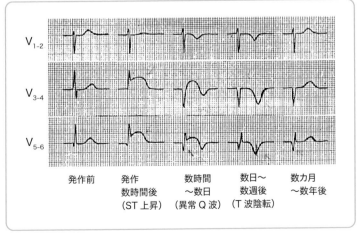

■図3-23　心筋梗塞の心電図

治療
- 発症直後：絶対安静とし，鎮痛と不整脈に対する治療を行う．静脈路を確保し，酸素吸入を行って，循環-呼吸系を管理する．
- 発症早期の治療：発症後の 6 時間以内，遅くとも 12 時間以内に閉塞した冠動脈の再開通（再灌流療法）を行い，梗塞範囲の拡大を防いで心機能を保持する．この目的には，経皮的冠動脈血栓溶解療法（PTCR）や経皮的冠動脈形成術（PTCA）で閉塞した冠動脈を再開通し，心筋保護のためにβ遮断薬，硝酸薬，Ca 拮抗薬，心筋代謝薬などを使用する．
- 入院後急性期：一般療法として，絶食にして鎮痛をはかる．不整脈，心不全，ショック，心膜炎などの対策を行う．
- リハビリテーション：心不全，ショック，重症不整脈などの合併症がなければ，徐々に運動量を増やし，社会復帰に備える．
- 再発予防：社会復帰後は，再発を予防するためにβ遮断薬，抗血小板薬，抗凝固薬などを投与する．高血圧，脂質異常症，糖尿病，喫煙などの危険因子を除去する．

経過
予後
急性心筋梗塞発症直後の予後は悪いが，CCU（冠動脈疾患集中治療室）の普及により死亡率は 10% 以下に改善している．主な死因は，致死性不整脈，ショック，心不全である．

経過の
モニター
心筋梗塞の再発防止が重要であり，胸部 X 線検査，心電図検査，心臓エコー検査などでモニターする．

検査をふまえた看護・栄養のポイント

- 心筋梗塞の発症直後は絶対安静とし，循環-呼吸系の管理を慎重に行う．
- 回復期には，リハビリを行って少しずつ運動量を増やす．食事については，エネルギーは 25～30 kcal/kg/日，脂質エネルギー比は 20～25%，多価不飽和脂肪酸，とくに n-3 系多価不飽和脂肪酸の摂取量を増やす．
- 退院後の慢性期には，冠動脈硬化の危険因子を防ぐために，狭心症の患者に準じた生活，食事療法を行う．

一口メモ

- 動脈が閉塞されて発症する梗塞では，激痛が突然に起こるのが特徴である．

● 高血圧症 Hypertension

概念　血圧は大動脈とその分岐動脈内の圧力をさし，全身組織に血液を灌流させる原動力である．血圧は心臓の拍動に伴って変動し，最高血圧は心臓の収縮期に，最低血圧は心臓の拡張期に一致し，それぞれ最高血圧（収縮期血圧），最低血圧（拡張期血圧）という．血圧の基準値は，最高血圧130mmHg未満，最低血圧80mmHg未満で，理想値は最高血圧120mmHg未満，最低血圧80mmHg未満である．最高血圧が140mmHg以上，かつ/または最低血圧が90mmHg以上を高血圧と定義する（表3−6）．高血圧が続くと血管，心臓，腎臓，脳に器質的変化が生じ，高血圧が高度なほどこれらの臓器の機能が障害されやすい．

成因と病態生理　高血圧症には，原因が明確でない本態性高血圧と，基礎疾患の明らかな二次性高血圧がある（表3−7）．高血圧症患者の90〜95％が本態性高血圧で，二次性高血圧の中では糸球体腎炎など腎実質疾患が最も多く，高血圧全体の2〜6％を占める．
本態性高血圧は，遺伝的背景のほかに，食塩過剰摂取，肥満，運動不足，アルコール過飲，精神的ストレスなどの環境因子が作用して発病する．

症状　高血圧だけでは自覚症状は少ないが，臓器機能障害による種々の症状が出る．重症の高血圧では，頭痛，意識障害，神経症状が生じ，高血圧性脳症とよばれる．

診断
- 血圧測定
- 臓器機能の評価：血管（眼底検査，頸部・腹部エコー検査），心臓（胸部X線検査，心電図検査，心臓エコー検査），腎臓〔尿検査，血液生化学検査（尿素窒素，クレアチニン，電解質など）〕

■ 表3−6　成人における血圧値の分類（診察室血圧のみ掲載）

分類	収縮期血圧（mmHg）		拡張期血圧（mmHg）
正常血圧	<120	かつ	<80
正常高値血圧	120〜129	かつ	<80
高値血圧	130〜139	かつ/または	80〜89
I度高血圧	140〜159	かつ/または	90〜99
II度高血圧	160〜179	かつ/または	100〜109
III度高血圧	≧180	かつ/または	≧110
（孤立性）収縮期高血圧	≧140	かつ	<90

（日本高血圧学会：高血圧治療ガイドライン2019，2019）

心臓・循環器疾患

■表 3-7　二次性高血圧の分類

腎実質性高血圧	●慢性糸球体腎炎，糖尿病性腎症，多発性嚢胞腎，虚血性腎症など
腎血管性高血圧	●粥状動脈硬化，線維筋性異形成，大動脈炎症候群など
内分泌性高血圧	●原発性アルドステロン症（副腎皮質腺腫によるもの，特発性アルドステロン症など） ●先天性副腎皮質過形成，クッシング症候群，褐色細胞腫 ●甲状腺機能亢進症，甲状腺機能低下症，副甲状腺機能亢進症，先端巨大症，レニン産生腫瘍など
血管性（脈管性）高血圧	●大動脈炎症候群，大動脈縮窄症など
脳・中枢神経系疾患による高血圧	●脳血管障害，脳腫瘍など
遺伝性高血圧	●リドル症候群，ゴードン症候群など
薬剤誘発性高血圧	●非ステロイド性抗炎症薬，カンゾウ（甘草），糖質コルチコイド，シクロスポリン，タクロリムス，エリスロポエチン，エストロゲン製剤，三環系抗うつ薬など

（日本高血圧学会：高血圧治療ガイドライン 2019，2019 をもとに作成）

治療 若年・中年患者，糖尿病患者では，血圧が 130/85 mmHg 未満，高齢者では 140/90 mmHg 未満になるよう目標を設定する．

治療
●一般療法：食塩制限，アルコール制限，適度な運動，体重調整，禁煙．
●薬物療法：降圧薬の投与．
●合併症の治療：腎障害，糖尿病，脂質異常症などの合併症を治療．

経過予後 高血圧を放置すると，脳，心臓，腎臓などに臓器障害が発生し，脳卒中，心不全，腎不全などで死亡する確率が高くなる．臓器障害としては，①高血圧に基づくもの（心肥大，心不全，腎不全，脳出血，網膜の浮腫・出血など）と，②粥状動脈硬化に基づくもの（脳梗塞，狭心症，急性心筋梗塞など）がある．これら合併症の有無と程度，高血圧以外の心血管病変危険因子（脂質異常症，糖尿病，喫煙など）の有無が予後を左右する．

経過のモニター 定期的に血圧を測定し，心電図検査や心臓エコー検査で心機能を，血液生化学検査などで脂質代謝，糖代謝，腎機能，肝機能をモニターする．

💡 検査をふまえた看護・栄養のポイント

- 高血圧症患者では，睡眠を十分にとり精神的緊張をとるように指導する．
- 肥満や糖尿病を合併している場合には合併症のコントロールも重要．
- 食塩制限：6 g/日未満に減量する．
- 減量：BMI 25 を超えないように食事療法を行うほか，30 分以上の有酸素運動を行う．
- 禁煙：喫煙は動脈硬化を促進するので禁煙する．
- 適切な食事：野菜・果物を積極的に摂取し，アルコールの摂取量はエタノールで男性 30 mL/日以下，女性 20 mL/日以下とする．

📖 一口メモ

- 診察室で測定した血圧が収縮期血圧 140 mmHg かつ/または拡張期血圧が 90 mmHg 以上の患者で，家庭で測定した血圧が収縮期血圧 135 mmHg 未満かつ拡張期血圧 85 mmHg 未満の場合には「白衣高血圧」と考えられる．白衣高血圧は高血圧患者の 15〜30％にみられるとされ，とくに高齢者に多い傾向がある．ただし，白衣高血圧でも血圧が正常の人に比べると脳・心血管病変を起こす危険性は高いので，慎重に経過を観察することが大切である．

● 肥満・メタボリックシンドローム Obesity, Metabolic syndrome

概念　肥満とは，体内の脂肪組織が過剰に増加した状態で，体格指数（BMI＝体重〔kg〕/身長〔m〕^{2}）≧25 のものをいう．
肥満症とは，肥満に起因ないし関連する健康障害を合併するか，その合併が予測される場合で，医学的に減量を必要とする病態をいう（表3-8）．

成因と病態生理　肥満には，過食が原因で起きる単純性肥満と，内分泌疾患（クッシング症候群，甲状腺機能低下症など），視床下部障害（間脳腫瘍など），遺伝性疾患（ローレンス・ムーン・ビードル症候群など），薬剤（副腎皮質ステロイド薬など）などが原因で起きる症候性肥満がある．このうち，単純性肥満が最も多い．
肥満は脂肪の分布から，①上半身肥満，下半身肥満，②中心性肥満，末梢性肥満，③内臓蓄積型肥満，皮下型肥満に分類される．
脂質異常症，糖尿病，高血圧，虚血性心疾患など，肥満に伴う代謝異常は上半身肥満，中心性肥満，内臓蓄積型肥満に発生しやすいため，メタボリックシンドロームの概念が提唱され，注意が喚起されている（表3-9）．

症状　肥満そのものによる症状は乏しい．合併する代謝異常が問題になる．

診断
- 身体計測：身長，体重，ウエスト/ヒップ比，皮下脂肪計（キャリパー）を用いた皮下脂肪厚，インピーダンス法による体脂肪量などを測定．
- CT 検査：臍部での横断面で内臓に分布する脂肪面積と皮下脂肪面積を算出し，その比が 0.4 以上を内臓蓄積型肥満と判定する．
- エコー検査：内臓蓄積型肥満の診断に役立つ．

■ 表3-8　肥満の判定基準

BMI (kg/m^2)	判　　定	WHO 基準
<18.5	低体重	Underweight
18.5≦〜<25	普通体重	Normal range
25≦〜<30	肥満（1度）	Pre-obese
30≦〜<35	肥満（2度）	Obese class I
35≦〜<40	肥満（3度）	Obese class II
40≦	肥満（4度）	Obese class III

1) ただし，肥満（BMI≧25）は，医学的に減量を要する状態とは限らない．なお，標準体重（理想体重）は最も疾病の少ない BMI 22 を基準として，標準体重（kg）＝身長（m）^{2}×22 で計算された値とする．
2) BMI≧35 を高度肥満と定義する．　　（日本肥満学会：肥満症診療ガイドライン 2016）

代謝・栄養障害

■ 表 3−9　メタボリックシンドロームの診断基準

内臓脂肪（腹腔内脂肪）蓄積
ウエスト周囲長　男性≧85 cm，女性≧90 cm 　　　　　　　（内臓脂肪蓄積男女とも≧100 cm² に相当）
上記に加え以下のうち 2 項目以上
高トリグリセリド血症　　≧150 mg/dL　かつ/または 低 HDL コレステロール血症　＜40 mg/dL（男女とも）
収縮期血圧　≧130 mmHg　かつ/または 拡張期血圧　≧85 mmHg
空腹時高血糖　≧110 mg/dL

（メタボリックシンドローム診断基準検討委員会：メタボリックシンドロームの定義と診断基準，2005 より一部改変）

治療
- 食事療法：摂取エネルギーを調節し，体脂肪を減らす．
- 行動療法：食生活の改善が肥満の治療になるということを自覚させ，適切な食事療法を実行するようにする．
- 運動療法：治療の動機づけと基礎代謝の亢進に有用で，高血圧などの合併症がなければ，1 日 1 万歩の歩行を実施するように指導する．
- 薬物療法：糖尿病を合併した高度肥満症には薬物療法を行うこともある．
- 外科療法：高度の重症例では胃縮小手術を行うことがある．

経過 予後
合併症の有無と程度に左右される．

経過の モニター
体重を定期的に測定し，血液生化学検査などで脂質代謝，糖代謝，腎機能，肝機能をモニターする．

💡 **検査をふまえた看護・栄養のポイント**

- 単純性肥満では，患者に減量の必要性を自覚させて体重をコントロールすることが重要である．患者に適度な運動と食事制限を行うように指導する．
- 食事療法
  ①摂取エネルギー：800～1,800 kcal/日，月に体重 1～2 kg の減量が目標．
  ②各栄養素：たんぱく質は 1.0～1.2 g/標準体重/日，炭水化物は 100 g/日の摂取量を下回らないようにし，脂質はエネルギー比で 20～25％とする．各ビタミン，ミネラルは過不足のないように摂取する．
  ④食生活：規則正しく食事をとるようにする．よく咀嚼し，時間をかけて食事するように指導する．アルコールの摂取は慎む．

● るいそう Leanness

概念　るいそうは，脂肪組織だけでなく筋肉組織のタンパク量が減少した状態である．

BMI が 18.5 未満をやせ（るいそう）と定義することが多い（表3-8〈p.206〉）．

成因と病態生理　生来やせていて身体の機能には異常のない単純性やせ（体質性やせ）と，基礎疾患がある症候性やせがある（表3-10）．

原因となる器質的あるいは精神疾患がないのに摂食が障害されて著しいやせが長期間続き，内分泌異常・代謝異常を伴う状態を神経性食欲不振症 anorexia nervosa といい，神経過食症とともに摂食障害に属する．

■表3-10　やせ（るいそう）の原因と主な疾患

原因	疾患
原因不明	単純性やせ
食物摂取量の低下	
1. 食物不足 2. 食欲不振，拒食	栄養失調 ●食欲中枢異常：脳腫瘍，脳血管障害 ●精神神経疾患：不安神経症，うつ病 ●消化管疾患：胃炎，胃潰瘍，胃癌 ●全身性疾患：感染症，肝不全，腎不全，妊娠高血圧症候群，悪性腫瘍，高 Ca 血症 ●中毒：薬物中毒，アルコール中毒 ●その他：神経性食欲不振症
3. 食物通過障害	食道癌，球麻痺
消化・吸収の障害	
1. 消化管の異常 2. 吸収の異常	切除胃，膵炎 潰瘍性大腸炎，吸収不良症候群，慢性下痢，小腸手術後
栄養素の利用障害	
1. 先天性代謝異常 2. ホルモン作用異常 3. その他	ガラクトース血症，リピドーシス 糖尿病，アジソン病 肝不全，鉛中毒，砒素中毒
基礎代謝の亢進	
1. ホルモン作用異常 2. その他	甲状腺機能亢進症，褐色細胞腫 悪性腫瘍，感染症，覚醒剤中毒
摂取エネルギーの喪失	
1. 寄生虫症 2. 尿細管異常 3. 体液の喪失	条虫症，回虫症 ファンコニ症候群，腎性糖尿 外傷，外科手術

症状 やせそのものでは自覚症状はない．悪性腫瘍や感染症などの基礎疾患による症候性やせでは，基礎疾患に基づく症状がある．

診断
- 身体計測：身長，体重などの測定．
- 炎症反応，血糖値を含む尿・血液検査，腫瘍マーカー，便潜血反応検査，胸部 X 線検査，腹部エコー検査，上部消化管内視鏡検査，胸部・腹部 CT 検査など：基礎疾患の有無を診断する．

治療
- 原因になる基礎疾患がある症候性やせでは，基礎疾患の治療が必須である．
- 栄養補充：適切なエネルギーと栄養素のバランスがとれた食事を摂取する．
  必要により，経鼻腔栄養，経中心静脈による高カロリー輸液を行う．
- 薬物療法：胃の機能亢進や食欲中枢を刺激する目的で使用することがあるが，あくまで補助的に用いる．

経過予後 やせそのものより，基礎疾患により予後が左右される．

経過のモニター 体重を定期的に測定し，血液生化学検査などで脂質代謝，糖代謝，内分泌機能，腎機能，肝機能をモニターする．

検査をふまえた看護・栄養のポイント

- 神経性食欲不振症では，やせに対する患者の心理的側面を把握したうえでカウンセリングを行う．
- 食事量だけでなく，患者の嗜好に合わせた調理法などを工夫して，食欲を増進させる．

一口メモ

- 神経性食欲不振症は，若い女性などがやせようとして食べなくなることがきっかけに発症することが多く，この場合は，心療内科，精神科，臨床心理士などに相談するように促す．

● 糖尿病 Diabetes mellitus（DM）

概念
糖代謝調節ホルモンのインスリン分泌が不足，または体内組織・細胞のインスリン感受性が低下した結果，インスリンの作用が障害されて血糖値の上昇をきたし，それに伴う代謝異常が起きる疾患である．血糖高値が長期間続くと血管が障害され，網膜症，神経障害，腎症などの合併症を併発する．2016年の厚生労働省「国民健康・栄養調査」によると，糖尿病患者数は約1,000万人，糖尿病が強く疑われる人も約1,000万人にのぼると推計される．

成因と病態生理
糖尿病には，治療にインスリン補充が必須の1型糖尿病と，インスリン補充が必須ではない2型糖尿病がある．両者は病因が異なる．
2型糖尿病はインスリン分泌低下やインスリン抵抗性をきたす複数の遺伝素因に，栄養の過剰摂取，運動不足などが加わって発症する．わが国では2型糖尿病患者が多く，中年以降の肥満者に発症が多い．
1型糖尿病は，自己免疫反応によって膵臓のランゲルハンス島β（B）細胞が破壊されて発症するもので，自己抗体（抗GAD抗体，インスリン自己抗体，抗膵島細胞質抗体など），ウイルス感染などに加え，特定の遺伝因子の関与が推定されている．若年者に多く，肥満との関連はない．

症状
- 高血糖による症状：口渇，多飲，多尿，全身倦怠感，体重減少など．
- 合併症による症状：糖尿病性網膜症や白内障による視力低下，神経障害による四肢のしびれなど．

診断
- 病歴：家系内に糖尿病患者がいる．
- 血糖検査：尿糖，血糖，HbA1c，フルクトサミン，1, 5AG，グリコアルブミンなど．
- ブドウ糖負荷試験
- 内分泌検査：甲状腺ホルモン，ステロイドホルモン測定．
- 合併症の診断
  - 網膜症：眼底検査．
  - 神経障害：神経伝導速度検査．
  - 腎症：尿検査，尿微量アルブミン，UN，クレアチニンなどの検査．
  - 動脈硬化症：LDL-コレステロール，中性脂肪．

以上の所見から，糖尿病を診断する（表2-8〈p.43〉）．

治療
適正な血糖値のコントロールを目標に（表3-11），下記の治療を行う．
- 食事療法：肥満を是正する．
- 運動療法：運動は高血糖や脂質異常症の是正に役立つことを指導する．
- 経口糖尿病薬：スルホニル尿素薬（SU薬），ビグアナイド薬，α-グルコシダーゼ阻害薬 GLP-1アナログ，DPP-4阻害薬，SGLT$_2$阻害薬など．

■ 表3-11 血糖コントロール目標

目　標	血糖正常化を 目指す際の目標[注1]	合併症予防 のための目標[注2]	治療強化が 困難な際の目標[注3]
HbA1c (%)[注4]	6.0 未満	7.0 未満	8.0 未満
治療目標は年齢，罹病期間，臓器障害，低血糖の危険性，サポート体制などを考慮して個別に設定する．			

注1) 適切な食事療法や運動療法だけで達成可能な場合，または薬物療法中でも低血糖などの副作用なく達成可能な場合の目標とする．
注2) 合併症予防の観点から HbA1c の目標値を 7%未満とする．対応する血糖値としては，空腹時血糖値 130 mg/dL 未満，食後 2 時間血糖値 180 mg/dL 未満をおおよその目安とする．
注3) 低血糖などの副作用，その他の理由で治療の強化が難しい場合の目標とする．
注4) いずれも成人に対しての目標値であり，また妊娠例は除くものとする．
※高齢者糖尿病については，2016 年に「高齢者糖尿病の血糖コントロール目標（HbA1c 値）」が設定された．

(日本糖尿病学会編・著：糖尿病治療ガイド 2022-2023, p33, 文光堂, 2022)

● インスリン療法：1 型糖尿病には必須である．2 型糖尿病でも経口薬が無効なときや，重症な合併症を伴っているときには必要である．

腎不全や動脈硬化症などの合併症の有無と程度に左右される．

治療開始後は血糖値，HbA1c を定期的に測定して血糖コントロール状態を把握し，腎機能，肝機能，心血管障害の有無を随時確認する．

検査をふまえた看護・栄養のポイント

● 食事療法と運動療法が最も重要であることを自覚できるように指導する．
● 食事療法
　①摂取エネルギー：理想体重×25（高度肥満者は 20）kcal．肥満者では 1 カ月に 1～2 kg の減量を心がける．
　②栄養素の配分：炭水化物 50～60%，たんぱく質 15～20%，脂質 20～25%を基準とする．
　③ビタミン，ミネラル：過不足のないように留意．
　④食物繊維：炭水化物や脂質の腸管での吸収を遅らせ，インスリン需要の急激な増加を防ぐ効果があるため，十分にとる．
　⑤アルコール類：エネルギー源となり，食欲を増進するので過飲を控える．

一口メモ

● 糖尿病は完全に治癒するわけではなく，血糖値を適切にコントロールして糖代謝異常，合併症進展の防止を行うことが治療の基本である．

● 低血糖症 Hypoglycemia

 概 念 血糖値が 70 mg/dL 以下になり，種々の症状が出る病態をいう．

 成因と病態生理 血糖レベルの調節が障害されて発生する．

● 自発性（空腹時）低血糖症：インスリン産生腫瘍（インスリノーマ）によるインスリンの分泌過剰，または下垂体機能不全や副腎皮質機能不全などでインスリン拮抗ホルモンが不足して血糖値が空腹時に低下する．さらに糖原病などでは，酵素欠損により肝臓での糖新生やグリコゲン分解が障害されて血糖値が低下する．

● 食後低血糖症：胃切除後や副交感神経の緊張では，食事で血糖値が急速に上昇し，食後 4〜5 時間後にリバウンドで血糖値が降下する．

● 誘発性低血糖症：インスリンや経口糖尿病薬の過量投与で発生する．

症 状 重要なエネルギー源であるブドウ糖が不足すると多彩な症状が出る．

● 低血糖に反応して，交感神経系の興奮と，アドレナリン分泌亢進による症状：頻脈，動悸，冷汗，振戦，不安など．

● 中枢神経系のブドウ糖欠乏症状：頭痛，倦怠感，傾眠，記憶減退，思考障害，意識障害，痙攣，異常行動など．

診 断
● 尿検査：尿糖，ケトン体チェック．

● 血液生化学検査：血糖，インスリン，C ペプチド，グルカゴン，成長ホルモン，甲状腺ホルモンなどを検査．

● 画像検査：エコー検査，CT 検査，血管造影検査などでインスリノーマなど腫瘍の診断を行う．

治 療
● 対症療法：血糖値を上昇させるために，グルコースを経口もしくは静脈内投与する．重症の場合には，グルカゴン，副腎皮質ステロイド薬を投与する．

● 原因治療：インスリノーマのある場合には，外科手術を行う．

経過予後 適切な治療を行い，低血糖の予防に配慮すれば問題はない．

経過のモニター 経口糖尿病薬やインスリン治療を受けている患者では，血糖値，HbA1c を定期的に測定して，低血糖にならないように注意する．

> 💡 **検査をふまえた看護・栄養のポイント**
>
> ● インスリンや経口糖尿病薬で治療を受けている患者では，角砂糖やアメ玉を常時携帯し，低血糖症状が出現したらすぐになめるように指導する．

● 脂質異常症 Dislipidemia（旧：**高脂血症** Hyperlipidemia）

概念　血清中の LDL コレステロール（LDL-C），HDL コレステロール（HDL-C），トリグリセリド（TG）値のいずれかが異常である場合を脂質異常症という（表 3-12）．従来用いられていた「高脂血症」という表現は2007 年に日本動脈硬化学会により「脂質異常症」に変更された．

成因と病態生理　遺伝的素因によって家族性に高脂血症が認められる原発性高脂血症と，種々の疾患や病態に続発する続発性高脂血症がある．
　原発性高脂血症は，リポタンパクリパーゼ（LPL）欠損，アポタンパク代謝異常，LDL 受容体の障害，コレステロールエステル転送タンパク（CETP）欠損などが原因となって発症する（表 2-9〈p.47〉）．
　続発性高脂血症は，ネフローゼ症候群，甲状腺機能低下症（橋本病など），糖尿病，過食，肥満，長期の飲酒，運動不足などが原因となり発症する．

症状　脂質異常症自体による自覚症状は乏しいが，高度の脂質異常症が長期間続くと種々の症状が出る．
- ●粥状動脈硬化症：狭心症，急性心筋梗塞，脳梗塞，末梢動脈硬化症，大動脈瘤などを起こしうる．
- ●急性膵炎：トリグリセリドが 1,000 mg/dL 以上で起こりやすい．
- ●黄色腫：皮膚，腱などに脂肪が沈着する．

■表 3-12　脂質異常症診断基準

LDL コレステロール	140 mg/dL 以上	高 LDL コレステロール血症
	120〜139 mg/dL	境界域高 LDL コレステロール血症**
HDL コレステロール	40 mg/dL 未満	低 HDL コレステロール血症
トリグリセライド	150 mg/dL 以上（空腹時採血*）	高トリグリセライド血症
	175 mg/dL 以上（随時採血*）	
Non-HDL コレステロール	170 mg/dL 以上	高 non-HDL コレステロール血症
	150〜169 mg/dL	境界域高 non-HDL コレステロール血症**

*　基本的に 10 時間以上の絶食を「空腹時」とする．ただし水やお茶などカロリーのない水分の摂取は可とする．空腹時であることが確認できない場合を「随時」とする．
**　スクリーニングで境界域高 LDL-C 血症，境界域高 non-HDL-C 血症を示した場合は，高リスク病態がないか検討し，治療の必要性を考慮する．
- ● LDL-C は Friedewald 式（TC-HDL-C-TG/5）で計算する（ただし空腹時採血の場合のみ）．または直接法で求める．
- ● TG が 400 mg/dL 以上や随時採血の場合は non-HDL-C（=TC-HDL-C）か LDL-C 直接法を使用する．ただしスクリーニングで non-HDL-C を用いる時は，高 TG 血症を伴わない場合は LDL-C との差が +30 mg/dL より小さくなる可能性を念頭においてリスクを評価する．
- ● TG の基準値は空腹時採血と随時採血により異なる．
- ● HDL-C は単独では薬物介入の対象とはならない．

（日本動脈硬化学会：動脈硬化性疾患予防ガイドライン 2022 年版，p21，日本動脈硬化学会，2022）

診断 総コレステロール，LDL-C，HDL-C，nonHDL-C，TG など血清脂質を検査して診断する．遺伝子検査が必要な場合もある．動脈硬化症などの合併症の診断には胸部 X 線検査，心臓エコー検査，頸動脈エコー検査，CT 検査などが行われる．続発性高脂血症の診断には，血液生化学検査や内分泌検査を併用する．

治療 食事療法と運動療法が基本である．これらを行っても効果が十分でないときには，薬物療法を併用する．高度の脂質異常症には，血漿交換療法や LDL 吸着療法などを行う．

■ 表 3－13　リスク区分別脂質管理目標値

治療方針の原則	管理区分	脂質管理目標値 (mg/dL)			
		LDL-C	Non-HDL-C	TG	HDL-C
一次予防 まず生活習慣の改善を行った後薬物療法の適用を考慮する	低リスク	<160	<190	<150 (空腹時) *** <175 (随時)	≧40
	中リスク	<140	<170		
	高リスク	<120 <100*	<150 <130*		
二次予防 生活習慣の是正とともに薬物治療を考慮する	冠動脈疾患またはアテローム血栓性脳梗塞(明らかなアテローム****を伴うその他の脳梗塞を含む)の既往	<100 <70**	<130 <100**		

- *糖尿病において，末梢動脈疾患，細小血管症（網膜症，腎症，神経障害）合併時，または喫煙ありの場合に考慮する．（日本動脈硬化学会ガイドライン 2022 年版　第 3 章 5.2 参照）
- **「急性冠症候群」，「家族性高コレステロール血症」，「糖尿病」，「冠動脈疾患とアテローム血栓性脳梗塞(明らかなアテロームを伴うその他の脳梗塞を含む)」の 4 病態のいずれかを合併する場合に考慮する．
- 一次予防における管理目標達成の手段は非薬物療法が基本であるが，いずれの管理区分においても LDL-C が 180 mg/dL 以上の場合は薬物治療を考慮する．家族性高コレステロール血症の可能性も念頭に置いておく．（日本動脈硬化学会ガイドライン 2022 年版　第 4 章参照）
- まず LDL-C の管理目標値を達成し，次に non-HDL-C の達成を目指す．LDL-C の管理目標を達成しても non-HDL-C が高い場合は高 TG 血症を伴うことが多く，その管理が重要となる．低 HDL-C については基本的には生活習慣の改善で対処すべきである．
- これらの値はあくまでも到達努力目標であり，一次予防（低・中リスク）においては LDL-C 低下率 20～30％も目標値としてなり得る．
- ***10 時間以上の絶食を「空腹時」とする．ただし水やお茶などカロリーのない水分の摂取は可とする．それ以外の条件を「随時」とする．
- ****頭蓋内外動脈の 50％以上の狭窄，または弓部大動脈粥腫（最大肥厚 4 mm 以上）
- 高齢者については日本動脈硬化学会ガイドライン 2022 年版　第 7 章を参照．

（日本動脈硬化学会：動脈硬化性疾患予防ガイドライン 2022 年版，p71，日本動脈硬化学会，2022）

LDL コレステロールが 120 mg/dL 以上のときの指針として，

- 冠動脈疾患の既往がある→二次予防
- 糖尿病（耐糖能異常は含まない），慢性腎臓病（CKD ステージ G3 以上），非心原性脳梗塞，末梢動脈疾患のいずれかがある→高リスク
- 以上に当てはまらなければ，喫煙，高血圧，低 HDL コレステロール血症，耐糖能異常，早発性冠動脈疾患家族歴の多寡により，低，中，高リスクに分ける．
- 患者のリスク区分別脂質管理目標値を表 3-13 に示す．

経過予後 原発性高脂血症の病型分類（表 2-9〈p.47〉）において，トリグリセリドが 400 mg/dL 以上の I，IV，V型では急性膵炎，脾梗塞などを合併しやすく，IV，V型では脳梗塞，急性心筋梗塞などの血栓性疾患を併発しやすい．総コレステロールが 240 mg/dL 以上の IIa，IIb，III型では虚血性心疾患，脱疽，脳梗塞などの粥状動脈硬化性病変を起こしやすい．

経過のモニター 治療開始後は脂質検査を定期的に行う．また，動脈硬化症など合併症の存在の有無と程度をエコー検査や CT 検査などで確認する．

💡 検査をふまえた看護・栄養のポイント

- 脂質異常症は患者の自覚が乏しく，患者に動脈硬化症の病態についての説明をよく行い，適切な治療を受けるよう指導する．食事療法と運動療法が大切である．
- 運動は 1 日 1 万歩の歩行を指導する．また，禁煙を指導する．

📖 一口メモ

- non-HDL-C は，総コレステロール値から HDL-C 値を引き算して算出する．TG 値が高値で LDL が検査できない場合などに用いられる．

● 高尿酸血症 Hyperuricemia， 痛風 Gout

概念
プリン体の代謝異常，または最終代謝産物である尿酸の排泄障害により，体内に尿酸が蓄積し，血中で尿酸値が通常よりも高い病態を高尿酸血症という（図2−14〈p.66〉）．成人男性の約1％の頻度でみられる．
高尿酸血症だけでは無症状であるが，尿酸塩が関節に沈着し，関節炎を起こすと激烈な痛みを生じ，これを痛風とよぶ．

成因と病態生理
高尿酸血症には原発性と続発性がある．原発性は遺伝性素因に環境因子が加わるもので産生過剰型と排泄低下型，さらに両方の混合型がある．続発性は，悪性腫瘍（白血病，多発性骨髄腫など），腎不全，薬剤（利尿薬など）などが原因で発症する．

症状
高尿酸血症だけでは症状は出ない．尿酸結晶が関節内に沈着し，白血球が貪食して炎症を起こすと痛風発作となる．母趾基関節（第1中足趾節関節）の発赤，熱感，激痛が特徴である．
そのほか，高尿酸血症では，尿管結石を合併しやすく，腰痛，背部痛を起こす．さらに動脈硬化を併発しやすい．
血清尿酸値が7.0 mg/dL以上を高尿酸血症とする．血清尿酸値が8.0 mg/dL以上では痛風を発症する確率が高くなり，治療を必要とする．

治療
痛風発作時の治療と，高尿酸血症に対する治療の2つがある．痛風発作を起こしている時は，抗尿酸薬を使わず，鎮痛薬を投与して局所の安静をはかる．疼痛が改善されたら抗尿酸薬を投与する．
- 痛風発作の治療：コルヒチンは痛風発作の特効薬である．消炎鎮痛薬でも痛風発作を鎮静化できる．
- 高尿酸血症：肥満を是正し，アルコール過飲，肉食中心の食事を控える．薬剤としては，尿酸排泄薬もしくは尿酸生成阻害薬を使用する．

経過予後
重症の痛風では，関節破壊と腎不全が進行する．痛風患者では心疾患や脳血管障害を合併することが多く，予後を左右する．

経過のモニター
高尿酸血症は長期に続くので，定期的に血清尿酸値を検査する．脂質異常症や糖尿病を伴うことが多く，並行して腎機能，肝機能，心機能もモニターする．

検査をふまえた看護・栄養のポイント

- 過食を避けて適度な運動を行い，肥満を是正するよう指導する．
- プリン体を多く含むエビ，レバー，肉などの摂取を控える．
- アルコール，とくにビールは多量のプリン体を含むので大量飲酒を控える．

● ビタミン欠乏症 Vitamin deficiency

現代の食生活ではビタミン欠乏症は少ないが，ビタミン欠乏による主な症状と治療を表3-14に示す．なお，ビタミン欠乏症にビタミン剤で補充する場合，過剰症にならないよう注意する．たとえばビタミンA過剰投与では，無気力，脱毛，骨の有痛性腫脹，ビタミンC過剰では尿路結石，ビタミンD過剰では高カルシウム血症などが問題となる．

診断 特徴的な症状でビタミン欠乏が疑われる場合には，血清ビタミン濃度を検査して診断する．

治療 欠乏しているビタミンを多く含む食品を適切に摂取する．症状と血清濃度の改善を確認する．

■ 表3-14 ビタミン欠乏症

ビタミン		欠乏症	治療
水溶性ビタミン	ビタミン B₁	脚気	ビタミン B₁ 　10〜100 mg/日内服
		ウェルニッケ脳症 (意識障害, 精神障害)	ビタミン B₁ 100〜200 mg/日静注
	ビタミン B₂	口角炎, 口唇炎, 口内炎, 舌炎, 羞明, 流涙, 脂漏性皮膚炎	ビタミン B₂ 　30〜50 mg/日内服
	ビタミン B₆	貧血, 多発性末梢神経炎, 脂漏性皮膚炎, 口角炎, 舌炎	ビタミン B₆ 　5〜100 mg/日内服
	パントテン酸	四肢しびれ感, 足の灼熱感	パントテン酸 50〜100 mg/日内服
	ニコチン酸 (ナイアシン)	ペラグラ (皮膚炎, 下痢, 認知障害)	ニコチン酸アミド 　　　　　50〜200 mg/日内服
	葉酸	巨赤芽球性貧血, 下痢, 舌炎	葉酸 　　10〜20 mg/日内服
	ビタミン B₁₂	巨赤芽球性貧血, ハンター舌炎, 末梢神経炎, 亜急性連合脊髄変性症	ビタミン B₁₂ 　　　0.5〜1 mg 筋注
	ビオチン	脂漏性皮膚炎, 舌炎, 筋肉痛, 悪心, 嘔吐	ビオチン 100〜3,000 μg/日内服
	ビタミン C	壊血病	ビタミン C 50〜2,000 mg/日内服
脂溶性ビタミン	ビタミン A	夜盲症, 眼球乾燥, 皮膚乾燥・角化	ビタミン A 　　　3,000〜10,000 IU/日内服
	ビタミン D	くる病, 骨軟化症	1α-OH-D₃ 　　1〜2 μg/日内服
	ビタミン E	溶血性貧血, 未熟児で浮腫, 脱毛	ビタミン E 　10〜300 mg/日内服
	ビタミン K	出血傾向, メレナ	ビタミン K 　10〜50 mg/日筋注

欠乏症を起こしやすいのは，ビタミン A, B₁, B₂, C, D, ナイアシンの6種類である．

● 尿崩症 Diabetes insipidus

概念　下垂体後葉機能の低下により，抗利尿ホルモン（ADH），バソプレシン（AVP）の分泌が低下し，多飲，多尿を主徴とする疾患である．

成因と病態生理　原因の明らかでない特発性尿崩症が約 39%，脳腫瘍・外傷・脳外科手術・脳出血などに起因する続発性尿崩症が約 60%，そして家族性尿崩症が約 1%である．

なお，抗利尿ホルモン（ADH）に対する腎臓の集合尿細管主細胞の感受性が低下して尿の濃縮能力が障害されて多飲，多尿となる病態は腎性尿崩症とよばれる．腎性尿崩症には，先天性のものとリチウム副作用などによる後天性のものがある．

また，精神的な要因で水分を過剰に摂取して多尿になる状態を心因性多飲症という．

症状　多飲と多尿が主である．1 日の尿量が 3 L 以上で，なかには 10 L を超えることもある．その結果，口渇，口内灼熱感，乾燥感，睡眠障害などの症状を訴える．

診断
- 尿浸透圧が 300 mOsm/kg 以下で，高張食塩水試験，水制限試験を行っても尿量の減少や尿浸透圧の上昇がなければ，心因性多飲症と区別できる．
- 血漿 AVP 濃度は尿崩症では低値，腎性尿崩症では高値である．

治療　デスモプレシン（DDAVP）の点鼻投与が有効である．脳腫瘍などの基礎疾患がある場合には，その治療も必要である．

経過予後　尿崩症自体による生命予後は良好である．著しい多尿が長期間続くと，尿路拡張や水腎症が起こる．

経過のモニター　尿量，尿浸透圧をモニターする．

💡 検査をふまえた看護・栄養のポイント

- 脱水にならないよう，水分の管理が重要である．

📖 一口メモ

- 特発性尿崩症の原因には，視床下部−下垂体後葉系における自己免疫性炎症の関与が考えられている．

内分泌疾患

● 甲状腺機能亢進症 Hyperthyroidism

概念
甲状腺ホルモンが過剰に分泌されて，代謝亢進，自律神経刺激などによって種々の臓器に影響がでる病態.

成因と病態生理
甲状腺機能亢進症をきたす病態にはいくつかの疾患がある（表3-15）.
このうち80%以上はバセドウ病（グレーブス病ともいう）が原因で，TSH受容体に対する抗TSH受容体抗体が甲状腺を過剰に刺激して発症する自己免疫疾患である.

症状
過剰な甲状腺ホルモンによって物質代謝や交感神経系の働きが亢進し，頻脈，手指振戦，発汗過多，体重減少，精神不安定などの全身的な代謝亢進症状がみられる. バセドウ病では，眼球突出，甲状腺腫脹もある.

診断
- 甲状腺ホルモン検査：バセドウ病では総T_4・FT_4・総T_3・FT_3が高値，TSHが低値.
- 画像検査：甲状腺エコー検査，シンチグラム検査で甲状腺腫を検出.
- 自己抗体検査：バセドウ病では抗ミクロソーム抗体，抗サイログロブリン抗体，抗TSH受容体抗体が高率で陽性になる.
- その他：アルカリホスファターゼが上昇，総コレステロールは低値.

治療
薬物療法（抗甲状腺薬），放射性ヨード治療，外科的療法が行われる.

経過予後
バセドウ病は抗甲状腺薬を服用すると平均2年くらいで寛解になるが，投薬を中止すると2年以内に40〜60%ほどが再発する. プランマー病などの腺腫には外科出術を行う.

経過のモニター
症状の改善状況と甲状腺ホルモン，TSHを検査してモニターする.

内分泌疾患

■表3-15　甲状腺機能亢進症をきたす主な疾患

- バセドウ病（グレーブス病）
- 中毒性結節性甲状腺腫（プランマー病）
- 中毒性多結節性甲状腺腫（腺腫様甲状腺腫）
- 破壊性甲状腺炎（亜急性甲状腺炎，無痛性甲状腺炎，急性化膿性甲状腺炎）
- その他
  - TSH産生腫瘍
  - hCG産生腫瘍（胞状奇胎，悪性絨毛上皮腫）
  - 甲状腺ホルモン過剰摂取

💡 **検査をふまえた看護・栄養のポイント**

● バセドウ病の患者では，精神的不安感が強いことがあるが，適切な治療を行えば改善するので，安心して治療を受けるよう指導する．

● 甲状腺機能の代謝亢進によってエネルギー消費が亢進しているので，エネルギー，ビタミン，ミネラルが不足しないよう補給する．

📖 **一口メモ**

● 甲状腺ホルモンの多くは血中ではアルブミンなどのタンパク質と結合しており，1%以下の遊離型ホルモンが生理活性を示す．このため，FT_4，FT_3 の測定が重要である．

● 甲状腺機能低下症 Hypothyroidism

概念　甲状腺ホルモンの分泌低下，または甲状腺ホルモンに対する感受性の低下により，末梢組織で甲状腺ホルモンの不足による種々の症状をきたす病態である.
　甲状腺機能低下症のために硬い浮腫を認めるものを粘液水腫，先天性の甲状腺機能低下症で身体と精神の発達が遅延した病態をクレチン病とよぶ.

成因と病態生理　甲状腺機能低下症には，甲状腺自体に異常がある原発性，下垂体または視床下部に病変のある中枢性，末梢組織での甲状腺ホルモンレセプター異常によるホルモン不応性の3種類がある（表3−16）.
　このうち，甲状腺に対する自己免疫反応によって甲状腺組織が破壊される慢性甲状腺炎（発見者にちなんで橋本病という）の頻度が最も高い.

症状　甲状腺ホルモンは全身の組織に作用するので，多彩な症状がある.
- 全身症状：寒さに弱い，発汗減少，嗄声，全身倦怠感，易疲労感，体重増加，低体温，月経異常など.
- 消化器症状：食欲低下，便秘.
- 循環器症状：徐脈，息切れ.
- 皮膚：硬い浮腫（粘液水腫），皮膚の乾燥，頭髪の脱毛，眉毛が外1/3脱毛.
- 神経筋：こむらがえり，アキレス腱反射の弛緩相遅延.
- 精神症状：活動性低下，記憶障害，言語緩慢.

■ 表3−16　甲状腺機能低下症をきたす主な原因疾患

原発性	
1. 甲状腺組織の減少	● 先天性甲状腺欠損あるいは低形成 ● 慢性甲状腺炎（橋本病） ● 放射線照射，甲状腺摘出術 ● 特発性粘液水腫
2. 甲状腺ホルモンの合成・分泌障害	● 先天性酵素欠損症 ● ヨード過剰あるいは欠乏 ● 薬物性（抗甲状腺薬，リチウムなど）
3. 破壊性	● 亜急性甲状腺炎 ● 無痛性甲状腺炎
中枢性	
1. 下垂体性（二次性）	● 汎下垂体機能低下症 ● TSH単独欠損症
2. 視床下部性（三次性）	● 腫瘍
ホルモン不応性	● 甲状腺ホルモン不応症

診断
- 甲状腺ホルモン検査：橋本病では，甲状腺ホルモン（総または遊離 T_4, T_3）が低下し，TSH が高値となる．
- 自己抗体検査：橋本病では抗サイログロブリン抗体，抗甲状腺ペルオキシダーゼ抗体が高率で陽性となる．
- その他の検査：総コレステロール，トリグリセリド，AST，CK，LD などが高値．貧血．

治療 ― 甲状腺ホルモン薬を投与．

経過予後 ― 甲状腺ホルモン薬を生涯服用すれば，日常生活に支障はない．

経過のモニター ― 症状の改善状況と甲状腺ホルモン，TSH を検査してモニターする．

💡 検査をふまえた看護・栄養のポイント

- 甲状腺機能低下症になると，動作が緩慢になるなためにうつ病や認知症と間違えられやすいことを家族などに説明し，協力を依頼する．
- 甲状腺機能低下症そのものに食事療法は不要であるが，合併する脂質異常症や貧血に対する食事療法が必要になる．

📖 一口メモ

- 甲状腺機能低下症は多彩な症状があるため，他の疾患と間違えられやすい．活動力低下からうつ病と誤診されたり，認知症と間違えられたりする．

● 原発性副甲状腺機能亢進症 Primary hyperparathyroidism

概念 副甲状腺ホルモン（PTH）が過剰に分泌され，高カルシウム血症をきたす疾患.

成因と病態生理 副甲状腺の腺腫，過形成，癌が原因になる.
PTHには，骨からのカルシウム動員，腎臓でのカルシウム再吸収，小腸からのカルシウム吸収促進などの作用があり（図2-16〈p.71〉），カルシウム過剰によって高カルシウム血症と低リン血症を起こす.

症状 高カルシウム血症により，食欲不振，悪心・嘔吐，多飲多尿，口渇，筋力低下，精神神経症状，腎結石症，骨病変，そのほか消化性潰瘍や急性膵炎などの症状もみられる.

診断
- 血液生化学検査：カルシウム高値，リン低値.
- ホルモン検査：副甲状腺ホルモン低下.
- 骨病変：骨X線検査で骨膜下吸収像，脱灰所見など.
- 画像検査：副甲状腺エコー検査，CT検査，シンチグラム.

治療 副甲状腺の手術を行う.

経過予後 副甲状腺の手術後，腺腫でも10年以内に10〜20%が再発し，癌では5年生存率が50%，10年生存率は13%程度である.

経過のモニター 血清カルシウム，リン，副甲状腺ホルモンを検査して経過を観察する.

検査をふまえた看護・栄養のポイント

- 水分摂取：多尿による脱水，尿管結石予防のため，水分を十分に摂取する.
- たんぱく質：たんぱく質を過量に摂取すると，尿中カルシウム排泄量が増加して結石を作りやすくなるので，たんぱく質は軽度に制限する（40〜60 g/日，0.8〜1.0 g/kg/日）.

一口メモ

- 腎結石症を繰り返す患者では，副甲状腺機能亢進症を疑って検査する.

● クッシング症候群 Cushing's syndrome

内分泌疾患

概念 クッシング症候群とは, 慢性のコルチゾール過剰によって起きる症候群.

成因と病態生理 クッシング症候群の原因には, ①副腎皮質の腫瘍（ほとんどが腺腫, まれに癌）によるコルチゾール過剰分泌, ②原発性副腎皮質過形成（異形成）, ③下垂体からの副腎皮質刺激ホルモン（ACTH）過剰分泌（クッシング病）, ④腫瘍による異所性ACTH産生がある. わが国での内訳は, 副腎腫瘍が約50%, 下垂体性が約40%, その他が10%程度である.

症状 中心性肥満（満月様顔貌, 水牛様脂肪沈着）, タンパク異化作用による皮膚の萎縮と赤色皮膚線条, 糖代謝異常による糖尿病, 骨吸収促進による骨粗鬆症, 病的骨折, 筋力低下, 筋萎縮, 高血圧, 多毛, 痤瘡（にきび）, 月経異常, 不眠・不穏・うつ状態など, 多彩な症状がある.

診断
- コルチゾール測定でコルチゾール過剰分泌を確認する. また副腎皮質機能検査により, 副腎性か下垂体性か, あるいは異所性ACTH産生であるかを区別する（表2-17〈p.81〉）.
- 画像検査：エコー, CT検査, MRI検査などにより, 副腎腫瘍, 下垂体腫瘍を診断する.

治療
- 副腎腫瘍：摘出術.
- 原発性副腎皮質過形成：両側副腎を摘出し, ヒドロコルチゾンを補充.
- 下垂体腫瘍：摘出術, 放射線照射, 薬物療法.
- 異所性ACTH産生腫瘍：手術, 薬物療法.

経過予後 クッシング症候群に対して未治療のまま経過すると, 感染症, 高血圧や動脈硬化による心・血管・腎障害で死亡する. 副腎腺腫, 下垂体腺腫では, 腫瘍を摘出すれば治癒例もあるが, 再発例もある. 癌では予後不良.

経過のモニター 症状の改善とコルチゾール測定によって経過をモニターする.

💡 検査をふまえた看護・栄養のポイント

- クッシング症候群は, 症状が多彩なので, 全身状態を慎重にチェックする. また, 免疫力低下による易感染状態に注意する.
- 糖尿病, 高血圧, 脂質異常症, 脳血管障害, 虚血性心疾患, 骨粗鬆症などの合併が多いので, それらの病態に応じた生活指導と食事療法が重要である.

● アジソン病 Addison's disease

概念
アジソン病とは，副腎に病変が原発する慢性副腎皮質機能不全で，副腎皮質ホルモン（アルドステロン，コルチゾール，副腎アンドロゲン）の総合的な脱落症状がみられる．

成因と病態生理
副腎結核，自己免疫による特発性副腎萎縮，癌の副腎転移，その他（真菌症など）により副腎機能不全が起こる．

症状
- コルチゾール欠落による低血糖，低血圧症
- アルドステロン欠落による低ナトリウム血症，高カリウム血症
- 副腎アンドロゲン欠落による女性の腋毛・恥毛の脱落
- コルチゾール低下によるネガティブ・フィードバックで ACTH 分泌が増加し，色素沈着

これらの結果，色素沈着，易疲労感，脱力感，食欲不振，体重減少，月経異常，皮膚乾燥，恥毛脱落などの症状がみられる．

診断
- 副腎皮質ホルモン検査
- 一般検査：ナトリウム低値，カリウム高値，貧血，低血糖など．
- 画像検査：副腎結核では CT 検査で副腎の石灰化がみられる．

治療
生涯にわたり，欠落している副腎皮質ホルモン（グルココルチコイド，ミネラルコルチコイド）を補充する．

経過予後
慢性に経過するが，癌転移によるもの以外は予後良好である．

経過のモニター
症状の改善と副腎皮質ホルモンや電解質検査を行って経過をモニターする．

💡 検査をふまえた看護・栄養のポイント

- アジソン病は，急激に低血圧となってショック状態に陥ることもあるので，注意深く経過を観察する．
- 易疲労感の強いときには，安静にする．
- 不足したホルモンを補えば特別な治療食は必要ない．ただし，低ナトリウム血症のある場合には，食塩 10〜15 g/日を目安に摂取する．

📖 一口メモ

- アジソン病の原因は，以前は結核が多かったが，近年では特発性副腎萎縮が半数を占める．

● 原発性アルドステロン症 Primary aldosteronism

概念　副腎皮質の球状層に腺腫，癌，過形成などの病変があり，アルドステロンが過剰に分泌されて起こる病態．発見者にちなみ，コン（Conn）症候群ともよばれる．二次性高血圧症の中では比較的頻度が高い．

成因と病態生理　過剰に分泌されたアルドステロンが腎臓の遠位尿細管と集合管に作用して，ナトリウムイオンの再吸収亢進，カリウムイオンと水素イオンの排泄を促進し，その結果として低カリウム血性代謝性アルカローシスを伴う高血圧症を発症する（図3-24）．

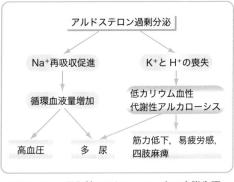

■ 図3-24　原発性アルドステロン症の病態生理

症状
- 循環血液量の増加による高血圧，多尿
- 低カリウム血性代謝性アルカローシスによる筋力低下，易疲労感，四肢麻痺など．このほか，耐糖能異常や，低マグネシウム血症によるテタニーも起こる．

診断
- 血液生化学検査：血清ナトリウム高値，カリウム低値，血漿レニン活性低値，血漿アルドステロン濃度が高値．
- 画像検査：CT検査，シンチグラフィ検査で副腎腺腫，癌を診断する．

治療
- 手術：副腎腺腫，癌は摘出する．
- 薬物療法：副腎皮質の過形成には，抗アルドステロン薬を投与する．

経過予後　適切な治療を行い，高血圧を管理すれば予後は良好である．

経過のモニター　血圧，血清ナトリウム，カリウム値を定期的に確認する．

検査をふまえた看護・栄養のポイント

- 本態性高血圧の治療に準じ，食塩を6g/日以下に制限する．
- 腎障害の合併例ではたんぱく質制限を行う．

内分泌疾患

● 肺炎 Pneumonia

概念　細菌やウイルスなど病原微生物が肺に侵入して付着し，肺胞レベルを中心に起こる急性炎症である．

成因と病態生理　肺炎を起こす病原体には，肺炎球菌，ブドウ球菌，肺炎桿菌，インフルエンザ桿菌，肺炎マイコプラズマ，クラミジアなどがある．肺炎は原発性に発症するほか，何らかの基礎疾患のある患者に続発することも多い．

症状　初期症状には，発熱，悪寒，咳嗽，喀痰，胸痛などがある．病変が進展すれば，呼吸困難，意識障害，脱水，チアノーゼなどもみられる．

診断
- 血液検査：白血球増加，CRP陽性，赤沈促進．
- 胸部X線検査：異常陰影を認める（図3-25）．
- 喀痰培養：病原体の培養，分離，薬剤感受性検査．
- 呼吸機能，血液ガス検査：呼吸機能の評価．

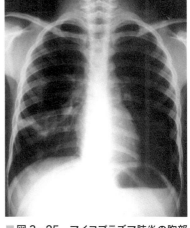

■図3-25　マイコプラズマ肺炎の胸部X線写真所見
右中肺野に白い陰影を認める．

治療　病原体に応じた抗菌薬で治療する．

経過予後　高齢者，基礎疾患がある患者や，薬剤耐性菌による肺炎などでは予後不良になりやすい．高齢者ではワクチン接種による予防が推奨されている．

経過のモニター　症状，胸部X線写真，血液検査所見で確認する．

💡 **検査をふまえた看護・栄養のポイント**

- 安静にし，呼吸困難が強いときには酸素吸入を行う．
- 高齢者では重症肺炎でも自覚症状が乏しいこともあるので，慎重に経過を観察する．
- 水分を補給して脱水を防ぐ．発熱による基礎代謝の亢進があるので，エネルギー，たんぱく質，ビタミン，ミネラルを十分に補う．

● 肺結核症 Pulmonary tuberculosis

呼吸器疾患

概念 ─ 肺結核症は，結核菌が原因となって起きる肺の慢性炎症性疾患である．

成因と病態生理 ─ 肺結核症は，経気道的に空気感染で人から人に感染することが多い．1980年には人口10万人当たり60.7人の患者数であったが，2018年には人口10万人当たり12.3人で，結核登録者数は37,134人である．今日では結核に対する薬剤耐性菌の出現や，基礎疾患がある患者への感染などが問題になっている．

症状 ─ 発熱，全身倦怠感，体重減少，咳，喀痰など．血痰や喀血，胸痛を伴うこともある．

診断 ─
- 炎症所見：白血球増加，赤沈亢進，CRP陽性．
- 胸部X線検査：肺に浸潤性の陰影がみられる．空洞や胸膜炎を伴うこともある（図3-26）．
- インターフェロン-γ遊離試験（クォンティフェロン®やT-SPOT®など）：陽性．
- 喀痰検査：結核菌培養検査，遺伝子検査などで結核菌感染を同定する．

治療 ─ 抗結核薬で治療する．必要により手術を行うこともある．

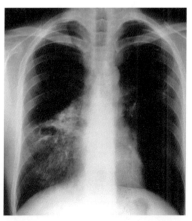

■ **図3-26　肺結核の胸部X線写真所見**
右肺野に白い陰影と空洞が認められる．

| 経過 予後 | 結核菌に感受性のある薬剤での治療が奏効すれば，予後は良い．全身に結核菌が広がる粟粒結核や，基礎疾患のある患者では予後不良． |

| 経過の モニター | 咳や発熱などの症状，炎症所見，胸部X線写真所見の改善をモニターする． |

検査をふまえた看護・栄養のポイント

- 肺結核は感染力が強いため，医療スタッフも結核の定期検診を受け，健康管理を行うことが大切である．
- 肺結核では慢性的に消耗するので，たんぱく質，エネルギーを補給する．
- 抗結核薬のイソニアジドではビタミン B_6 不足により末梢神経障害が起こることがあるため，ビタミン B_6 を補給する．

一口メモ

- 従来は結核の診断にツベルクリン反応が用いられてきたが，現在ではインターフェロン-γ 遊離試験が主に行われている．

● 慢性気管支炎 Chronic bronchitis

概念　気道の慢性炎症により気道分泌の亢進をきたし，長期にわたって慢性的に咳，痰が続く病態で，慢性閉塞性肺疾患（COPD）の1つ．2年以上，とくに冬期に少なくとも3カ月間ほとんど毎日咳，痰が続き，その原因が肺や気管支の限局性病変や心疾患によらないものである．

成因と病態生理　喫煙が病因として最も重要で，そのほか大気汚染，乳幼児期の反復した下気道感染，低栄養なども原因となる．

症状　咳と痰が持続してみられる．感染を起こすと，労作性呼吸困難，喘息発作などもみられる．

診断
- 胸部X線検査，CT検査：気管支壁肥厚，気管支拡張など．
- 呼吸機能検査：1秒率の低下（図2−40〈p.140〉），動脈血ガス分析でPaO$_2$低下．

治療
- 禁煙
- 薬物療法：マクロライド系抗菌薬，去痰薬など．
- 在宅酸素療法：慢性呼吸不全に対して使用する．

経過予後　禁煙によって改善する例も多い．しかし，一方で重症化して呼吸不全を起こすと，5年生存率が男性42%，女性53%と予後が悪くなる．

経過のモニター　自覚症状，呼吸機能検査，胸部X線検査でモニターする．

💡 検査をふまえた看護・栄養のポイント

- 禁煙を励行させる．
- 過労を避け，風邪をひかないように注意する．
- ビタミンCを十分にとる．

📖 一口メモ

- 禁煙が必須で，必要な場合は患者に禁煙外来を受診させる．在宅酸素療法によって患者の活動範囲を広げることができる．

呼吸器疾患

● 気管支喘息 Bronchial asthma

概念
慢性の炎症性気道障害で，息切れ，喘鳴，胸部圧迫感，咳の発作が夜間や早朝などに繰り返し起こる．症状は自然に，または適切な治療で寛解する病態である．

成因と病態生理
発症頻度は増加の傾向にあり，成人の 3～4%，小児の 3～7% が罹患している．

気管支喘息の増加の原因として，大気汚染，室内環境，生活様式の変化が考えられ，具体的には室内塵，ダニ，真菌，花粉，食物などに対するアレルギー反応，呼吸器感染，喫煙，アスピリン，精神的ストレスなどが誘因になる（表 2-20〈p.111〉，図 3-27）．

症状
発作性に，喘鳴（ヒューヒュー，ゼーゼー），咳，ひどい呼吸困難，喀痰が起こる．

重症になると，チアノーゼ，起坐呼吸，意識障害も出現する．適切な治療を行っても重症の発作が 24 時間続く場合を発作重積状態といい，より強力な治療が必要となる．

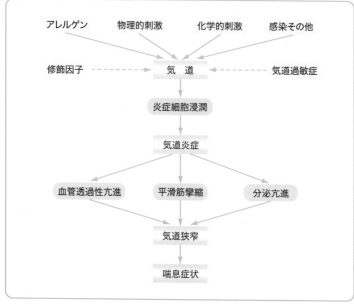

■図 3-27　気管支喘息の発症メカニズム

呼吸器疾患

231

| 診断 | ● 呼吸機能検査：1 秒率が低下（図 2-40〈p.140〉）.
● 血液検査：好酸球の増加.
● アレルギー検査：誘因となるアレルゲンの検索.
● 気道過敏性テスト：気道の過敏度を調べる. |

| 治療 | ● 病因除外：アレルゲンや発作誘発因子の回避，特異的減感作療法（原因の抗原を微量ずつ投与し，慣れさせる治療法）.
● 発作時：薬物療法，吸入療法（気管支拡張薬，副腎皮質ステロイド薬など）.
● 発作重積状態：酸素吸入，人工呼吸，副腎皮質ステロイド薬全身投与. |

| 経過
予後 | 全年齢層での喘息による死亡率は人口 10 万人当たり 5 人程度である.
発作重積状態は危険なので，慎重に対応する. |

| 経過の
モニター | 自覚症状の確認や呼吸機能検査を行って経過を観察する. |

検査をふまえた看護・栄養のポイント

● 喘息は慢性的に繰り返すので，患者，家族と医療スタッフが協力し，患者管理と治療を行うことが重要である.
● 食物アレルゲンが原因のときには，アレルゲン除去食とする.

一口メモ

● 小児期に喘息発作が起きていても，成人になると解消することがある.

● 肺癌 Lung cancer

概念　肺には，原発性に癌が発生する場合と，主として血行性に他臓器の癌が転移してくる場合がある．原発性肺癌は，肺および気管・気管支を起源として発生する悪性腫瘍の総称で，組織型から，扁平上皮癌，腺癌，小細胞癌，大細胞癌に大別される．男性では扁平上皮癌と腺癌の割合がほぼ同等で発症し，女性では腺癌が多い．2020 年のがんの死亡数をみると，肺癌が男性では第 1 位，女性では第 2 位であり，2018 年の肺癌罹患数は男性が 82,046 人，女性は 40,777 人である．

成因と病態生理　肺癌の原因として喫煙が重要で，とくに扁平上皮癌と小細胞癌の発生に関与する．放射線，アスベスト，6 価クロムなども発癌因子となる．

症状　咳，痰，血痰，胸痛，呼吸困難，やせ，発熱，嗄声などがある．

診断
- 画像検査：胸部 X 腺検査，CT 検査（図 3−28），MRI 検査，気管支鏡検査，シンチグラムなどで腫瘍を診断する．
- 喀痰細胞診，生検：病理学的に癌を診断する．

治療　小細胞癌では制癌薬による化学療法が主で，それ以外の非小細胞癌には外科手術が第 1 選択である．

経過予後　腫瘍の進展度，組織型により異なり，進行癌の予後は悪いので早期発見，早期治療が重要．5 年生存率は男性で 29.5%，女性で 46.8%程度である．

経過のモニター　胸部 X 線検査や CT 検査などの画像検査で腫瘍をモニターする．

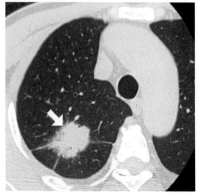

■ 図 3−28　肺癌の胸部 CT 検査画像
肺野に白い腫瘍陰影（矢印）が認められる．

> 💡 **検査をふまえた看護・栄養のポイント**
> - 体力の消耗に対する全身管理が重要である．
> - 化学療法を行っている患者では，体力の消耗や白血球減少によって感染症にかかりやすくなるので，注意する．

● 新型コロナウイルス感染症 Corona Virus Infectious Disease, emerged in 2019 (COVID-19)

概念　新型コロナウイルス（SARS-CoV-2）による呼吸器感染症．全身性に血管炎や血栓症，急性呼吸窮迫症候群（ARDS）などを起こす致死率の高い複雑な病態である．2022年7月11日現在，わが国のCOVID-19感染者数は累計 9,747,004 人で，31,447 名が死亡している．

成因と病態生理　飛沫感染や接触感染によって感染し，肺炎を発症する場合もある．

症状　1～14日（平均約5日）の潜伏期間を経て，発熱，鼻汁，咽頭痛，咳などの呼吸器症状によって発病する．嗅覚異常や味覚異常を伴うことも多い．

診断
- 炎症所見：白血球増加，CRP 陽性
- 胸部 X 線検査，CT 検査：間質性肺炎の所見がみられる．
- ウイルス検出：鼻咽頭ぬぐい液や喀痰，唾液の PCR 検査や抗原検査で陽性．
- 動脈血ガス分析：動脈血酸素濃度低下
- 凝固線溶系：FDP〈p.35 参照〉，D ダイマー，フィブリノゲンなどの異常

治療　抗ウイルス薬や抗体で治療する．酸素飽和度の値に応じて，酸素投与や集中治療室での人工呼吸管理が必要になることもある．

経過予後　高齢者や基礎疾患のある患者では重症化のリスクが高い．わが国では，新型コロナウイルス感染者全体の約 1.6% が重症化し，約 1.0% が死亡している．

経過のモニター　経皮的動脈血酸素飽和度（SpO₂）で呼吸状態をモニターする．胸部 X 線検査や CT 検査で肺炎の改善をモニターする．

💡 **検査をふまえた看護・栄養のポイント**

- 呼吸管理，全身管理が重要である．
- ウイルスの感染力が強く，医療者も感染予防を徹底することが重要である．

📖 **一口メモ**

- 現在のところ，新型コロナウイルス感染症を完全に治療できる薬物はなく，マスク装着や換気などの感染経路対策に加えて，ワクチン接種を含めた発症・重症化予防が重要となる．

呼吸器疾患

● 急性糸球体腎炎 Acute glomerulonephritis

概念
腎臓の糸球体に炎症性変化が起こり，血尿，タンパク尿，浮腫，高血圧などの病態をきたす疾患で，急性腎炎 acute nephritis ともよばれる．

成因と病態生理
溶血連鎖球菌（溶連菌と略されることも多い）による急性扁桃腺炎や咽頭炎などに感染した後，1〜3週間後に発病する．溶連菌に由来する抗原に対して抗体が形成され，抗原と抗体の免疫複合体が腎糸球体に沈着して補体が活性化され，腎組織が障害される．
若年者に多く，2〜12歳の発症が大半を占める．

症状
血尿，タンパク尿，高血圧，浮腫，乏尿などがみられる．

診断
- 尿検査：血尿，タンパク尿．
- 血液検査：ASO 高値，補体価低値，糸球体濾過量低下．
- 腎生検：腎病変の組織診断．

治療
- 入院安静
- 食事療法
- 対症療法：利尿薬，降圧薬．
- 抗菌薬：扁桃炎などの感染源がある場合は，ペニシリンなどを投与する．

経過予後
一般に予後は良好で，3カ月以内に完全寛解となる．ただし，成人の30〜40％，小児の20％以下で慢性化する．

経過のモニター
急性糸球体腎炎の症状，尿検査所見の改善をモニターする．

💡 検査をふまえた看護・栄養のポイント

- 高血圧や浮腫などのみられる急性期には安静を保つ．
- 食事療法
  ①急性期：患者を安静にさせ保温し，水分制限（前日の尿量＋500 mL），食塩制限（3 g/日以下），たんぱく質制限（25 g/日以下）とする．
  ②回復期：尿量が増加し浮腫が改善してくれば，水分制限の必要はなく，食塩の制限を緩め，たんぱく質の摂取量も徐々に増やす．

📖 一口メモ

- 溶連菌の感染を確認するため，迅速診断キットも使用されている．

● 慢性糸球体腎炎症候群 Chronic glomerulonephritis syndrome

概念
タンパク尿，血尿が慢性に続く原発性の糸球体疾患をさす．組織障害の型から表3-17に示すように分類される．タンパク尿が軽度（1 g/日以下）で血圧も腎機能も正常の潜在型と，タンパク尿が高度で，高血圧，腎機能障害を伴う進行型がある．

成因と病態生理
種々の抗原に対する抗原抗体反応による免疫複合体が腎糸球体に沈着し，補体が活性化されて腎組織が障害される．わが国では糸球体に IgA が沈着する IgA 腎症の発症率が成人では 30〜40%，小児では 20% 以上と頻度が高い．

■ 表3-17　原発性糸球体腎炎の病理学的基本7病型

- 管内増殖性糸球体腎炎
- 半月体形成性糸球体腎炎
- 膜性腎症
- 膜性増殖性糸球体腎炎
- 巣状糸球体硬化症
- メサンギウム増殖性糸球体腎炎（IgA 腎症，非 IgA 型糸球体腎炎）
- 微小変化型ネフローゼ症候群

症状
- 潜在型：タンパク尿，血尿がみられる．
- 進行型：高血圧，腎機能障害が加わる．腎不全になると，高窒素血症，酸塩基平衡障害，電解質異常，各種代謝異常が起きる．

診断
- 尿検査：タンパク，潜血反応陽性．
- 腎機能検査：クレアチニン，クレアチニンクリアランスの異常．
- その他：IgA 腎症では血清 IgA 高値，補体価が低値．
- 腎生検：病理組織学的に診断する．IgA 腎症では腎生検時の尿タンパク（0.5 g/日以上），eGFR（60 mL/分/1.73 m^2 未満），糸球体硬化病変の程度が人工透析導入を決定する際の参考になる．

治療
腎機能に応じた生活規制と食事制限を行う．高血圧と浮腫に対しては降圧薬，利尿薬を使用する．中等度以上のタンパク尿には，抗血小板薬，抗凝固薬，副腎皮質ステロイド薬，免疫抑制薬などを使用する．

経過予後
潜在型は予後が良く，長年にわたって腎機能が保持される．進行型では進行性に腎機能が悪化し，数年以内に腎不全で死亡する重症例もある．

経過のモニター
タンパク尿および高血圧の有無と程度をモニターする．

💡 検査をふまえた看護・栄養のポイント

- 潜在型：生活や食事の規制は必要ないが，激しいスポーツや過労を避ける．
- 進行型：生活の質（quality of life：QOL）の向上を尊重し，可能な限り社会生活の継続を目指すが，日常生活の規制と食事制限が重要である．たんぱく質 0.6 g/kg/日，食塩 6 g/日以下，エネルギー 35 kcal/kg/日を基準とする．

● ネフローゼ症候群 Nephrotic syndrome

概念
大量のタンパク尿（3.5 g/日以上，随時尿において尿タンパク/尿クレアチニン比が 3.5 g/gCr 以上の場合も含める），低アルブミン血症（血清アルブミン 3.0 g/dL 以下，血清総タンパク 6.0 g/dL 以下），浮腫，脂質異常症（高 LDL コレステロール血症）をきたす病態である．

成因と病態生理
腎疾患による一次性と，糖尿病や膠原病など全身性疾患に付随して発症する二次性のものがある．

症状
浮腫が主徴で，乏尿，全身倦怠感，食欲不振などの症状もみられる．

診断
- 尿検査：タンパク定量．
- 血液生化学検査：血清タンパク低値，血清アルブミン低値，LDL コレステロール高値．
- 腎機能：クレアチニンクリアランスが低下している場合がある．
- 腎生検：原因疾患の診断．

治療
- 入院安静
- 食事療法
- 薬物療法：副腎皮質ステロイド薬，免疫抑制薬，抗血小板薬，抗凝固薬，降圧薬，利尿薬などが使用される．

経過予後
ネフローゼ症候群の軽症例では治療により寛解するが，再発する場合もある．原因となった腎疾患によっては，進行性である．

経過のモニター
浮腫の状態，尿タンパク，血液生化学検査でモニターする．

検査をふまえた看護・栄養のポイント

- 治療では副腎皮質ステロイド薬を使うことが多い．満月様顔貌（ムーンフェイス）などの副作用を気にして自己判断で服薬拒否することもあるので，医療者が治療の必要性と薬物による副作用について十分に説明する．
- 副腎皮質ステロイド薬や免疫抑制薬では，感染症の合併に十分注意する．
- 食事療法
  ①浮腫，高血圧のある場合は食塩を制限し，水分出納バランスを維持する．
  ②エネルギーは 35 kcal/kg/日程度とする．
  ③たんぱく質は腎機能障害の程度に応じて制限する．

腎・泌尿器疾患

● 急性腎盂腎炎 Acute pyelonephritis

概念 腎実質および腎盂・腎杯に起こる感染性炎症性疾患である.

成因と病態生理 膀胱からの上行性感染が最も多く，まれに血行性感染を起こす．上行性感染の約80％は大腸菌が起炎菌となり，発症は，若年女性に多い．
尿管狭窄や結石，悪性腫瘍など，尿路系に基礎疾患のある患者では複雑性腎盂腎炎を起こし，クレブシエラ属，プロテウス属，緑膿菌なども起炎菌となる.
血行性感染ではブドウ球菌などグラム陽性球菌が主な原因となる.

症状 悪寒，戦慄，高熱，腰痛，叩打痛，頻尿，排尿痛，膿尿などがみられる.

診断
- 尿検査：尿は混濁し，尿沈渣で多数の白血球と細菌がみられる.
- 尿培養検査：起炎菌を同定する.
- 血液検査：白血球増加，CRP陽性，赤沈亢進.

治療 飲水または点滴で水分を補給して尿量の増加を図る．起炎菌に感受性のある抗菌薬を投与する.

経過予後 基礎疾患がない場合には予後は良好である.
尿路障害や膀胱尿管逆流などの基礎疾患がある患者では，感染を繰り返すうちに腎機能低下を起こすことがある.

経過のモニター 急性腎盂腎炎の症状と尿所見の改善を確認する.

> 💡 **検査をふまえた看護・栄養のポイント**
>
> - 高熱があるときには安静にし，水分を十分に補給する.
> - 慢性に経過し，腎機能が低下している患者ではたんぱく質制限，食塩制限を行う.

> 📖 **一口メモ**
>
> - 尿路感染症としては急性膀胱炎が多く，頻尿，残尿感，排尿痛などの症状がみられるが，膀胱炎では発熱がない．急性腎盂腎炎のほうがより症状が強く出るので，抗菌薬を十分に投与して治療する.

腎・泌尿器疾患

● 急性腎不全 Acute renal failure／急性腎障害 Acute renal injury

概念　急性腎不全は，急速な腎機能低下によって体液の恒常性が維持できなくなり，代謝産物の蓄積，電解質異常，酸塩基平衡の異常，細胞外液調節の異常，貧血などの症状をきたす病態である．

急性腎障害は，早期診断・早期治療の介入を意識した，軽微な腎障害も含んだ広い概念である．

成因と病態生理　腎血流量の減少が原因となる腎前性急性腎不全，腎実質の障害による腎性急性腎不全，両側性の尿路閉塞で生じる腎後性急性腎不全があり，それぞれの病態は表3-18に示すような疾患が原因で発生する．

症状　急性腎不全では水・電解質異常や老廃物蓄積によって全身にさまざまな症状が出る（表3-19）．急性腎不全の病態の進行によって次のような特徴がみられる．

■ 表3-18　急性腎不全の病因

腎前性	● ショック，下痢，出血，嘔吐，火傷，心不全，敗血症など
腎　性	● 急性尿細管壊死：・腎虚血（出血，ショックなど） 　　　　　　　　　・腎毒性（抗菌薬，造影剤，重金属など） 　　　　　　　　　・ミオグロビン尿症，ヘモグロビン尿症など ● 糸球体疾患：急速進行性糸球体腎炎，SLE，結節性動脈炎など ● 間質性疾患：急性間質性腎炎
腎後性	● 両側尿管の閉塞：後腹膜線維症，子宮癌など ● 膀胱・尿道の閉塞：前立腺肥大，前立腺癌

■ 表3-19　腎不全の症状

全 身 症 状	全身倦怠感，易疲労感
消化器症状	悪心，嘔吐，食欲不振
循環器症状	高血圧，心不全，心嚢炎
神 経 症 状	中枢神経障害，末梢神経障害，精神異常
皮 膚 症 状	皮膚瘙痒，色素沈着
体 液 貯 留	浮腫，胸水，腹水
体 液 異 常	電解質異常（高カリウム血症，高リン血症，高マグネシウム血症，低ナトリウム血症，低カルシウム血症），代謝性アシドーシス
視 力 障 害	尿毒症性網膜症，網膜浮腫
骨代謝異常	骨軟化症，異所性石灰化
血 液 異 常	貧血，出血傾向

- 乏・無尿期：1日尿量が400 mL以下の乏尿や，100 mL以下の無尿がみられ，通常1～3週間持続する．高血圧，浮腫，心不全，肺水腫などを合併しやすく，進行すると尿毒症の病態になる．
- 利尿期：尿細管細胞が再生して尿量が増加する．多尿になるため，水・電解質異常をきたしやすい．
- 回復期：糸球体，尿細管機能は正常に近づく．

診断
- 尿検査：尿量の測定．
- 血液生化学検査：尿素窒素，クレアチニン，電解質などを検査．
- 血液ガス検査：酸・塩基平衡の検査．
- 画像検査：腎エコー，CT検査などで原因疾患を調べる．

治療
- 腎前性：輸液，輸血により腎血流を改善させる．
- 腎性：栄養管理，原疾患の治療を行い，早期に透析療法を行う．
- 腎後性：経皮経尿管ドレナージなどで尿路を確保する．

経過予後
腎前性では，適切な治療を行えば数日で回復する．腎後性では尿路を開通すれば改善する．腎性では，高齢者，多臓器不全を伴う症例などでは予後が悪く，約50％の死亡率である．

経過のモニター
尿検査，血液生化学検査，血液ガス検査などで全身状態を把握する．

検査をふまえた看護・栄養のポイント

- 急性腎不全が重症の場合には，尿量のチェックを頻回に行う．
- 水・電解質異常による高血圧や心不全の発症に注意する．

一口メモ

- 急性腎障害では，腎機能が回復した後に再び腎機能悪化が始まって慢性腎不全に進行することがある．そのため，長期にわたる経過観察が必要である．

● 慢性腎臓病 Chronic kidney disease（CKD）

概念
「尿タンパク陽性などの腎疾患の存在を示す所見」または「腎機能低下（糸球体濾過量が 60 mL/分/1.73 m² 未満）」が 3 カ月以上続く状態を慢性腎臓病（CKD）と定義し，CKD に対する対策が重要である．

成因と病態生理
糖尿病などの生活習慣病が原因で発生する動脈硬化が CKD の発症と進展に関与する．心血管障害の合併を抑制することも必要である．

症状
重症度が進むにつれて糸球体濾過量が低下し，水・電解質異常，尿毒症物質の蓄積，エリスロポエチンやレニンの産生障害，ビタミン D_3 活性化障害などが起こる（表 3-19〈p.239〉）．

診断
①尿異常，画像診断，血液，病理検査で腎障害の存在が明らか（特にタンパク尿の存在が重要），② GFR：<60 mL/分/1.73 m² のうち，①，②のいずれか，または両方が 3 カ月以上持続する場合に CKD と診断する．腎臓の障害を示唆する所見としては，微量アルブミン尿を含むタンパク尿などの尿異常，片腎や多発性嚢胞腎などの画像異常，腎機能障害などの血液異常，病理所見などが含まれる．CKD の重症度は原疾患，尿タンパク量，糸球体濾過量によって分類される（表 3-20）．

■ 表 3-20　CKD の重症度分類

原疾患	タンパク尿区分		A1	A2	A3
糖尿病	尿アルブミン定量（mg/日）尿アルブミン/Cr 比（mg/gCr）		正常	微量アルブミン尿	顕性アルブミン尿
			30 未満	30～299	300 以上
高血圧，腎炎，多発性嚢胞腎，移植腎，不明，その他	尿タンパク定量（g/日）尿タンパク/Cr 比（g/gCr）		正常	軽度タンパク尿	高度タンパク尿
			0.15 未満	0.15～0.49	0.50 以上
GFR 区分（mL/分/1.73 m²）	G1	正常または高値	≧90		
	G2	正常または軽度低下	60～89		
	G3a	軽度～中等度低下	45～59		
	G3b	中等度～高度低下	30～44		
	G4	高度低下	15～29		
	G5	末期腎不全（ESKD）	<15		

重症度は原疾患・GFR 区分・タンパク尿区分を合わせたステージにより評価する．CKD の重症度は死亡，末期腎不全，心血管死亡発症のリスクを　　　のステージを基準に，　　，　　，　　の順にステージが上昇するほどリスクは上昇する．（KDIGO CKD guideline 2012 を日本人用に改変）（日本腎臓学会：CKD 診療ガイド 2012，2012 より）

治療
- 生活習慣の改善：肥満の解消，禁煙．
- 栄養食事指導（表3-21）：①たんぱく質摂取量を腎機能低下抑制のための有効量（0.6〜0.8 g/kg/日）まで減少させる．②炭水化物や脂質から十分にエネルギーを摂取する（脂質比率は20〜25%とする）．③食事全体のアミノ酸スコアを100に近づける．このため，主食類（米飯，パン，麺など）としてでんぷん製品あるいはたんぱく調整食品を用いたり，たんぱく質摂取源の60%以上を動物性食品としたりする．
- 高血圧治療：降圧薬で血圧をコントロールする．
- 尿タンパク，尿中微量アルブミンの減少：降圧薬，抗血小板薬の投与．
- 脂質異常症，糖尿病・耐糖能異常，貧血に対する治療を行う．
- 尿毒症毒素に対する治療：経口吸着薬の投与．
- CKDの原因疾患への治療：副腎皮質ステロイド薬，免疫抑制薬の投与．
- 透析療法：末期腎不全に対して行う．

経過
予後
一般に自覚症状に乏しく，微量アルブミン尿，タンパク尿などの尿異常から始まり，徐々に腎機能が低下して末期腎不全に進行する．糸球体濾過量の低下に伴って高血圧，貧血，高カリウム血症，カルシウム・リン代謝異常が出現する．末期腎不全に移行すれば，予後は不良になる．

経過の
モニター
尿検査，血液生化学検査を行い，腎機能を定期的にモニターする．

■ 表3-21　腎疾患の病態と食事療法の基本

病態	食事療法	効果
糸球体過剰濾過	食塩摂取制限（3 g/日以上6 g/日未満）たんぱく質制限（0.6〜0.8 g/kg 体重/日）	尿タンパク量減少 腎代替療法導入の延長
細胞外液量増大	食塩摂取制限（3 g/日以上6 g/日未満）	浮腫軽減
高血圧	食塩摂取制限（3 g/日以上6 g/日未満）	降圧，腎障害進展の遅延
高窒素血症	たんぱく質制限（0.6〜0.8 g/kg 体重/日）	血清尿素窒素低下 尿毒症症状の抑制
高K血症	K制限	血清K低下

（日本腎臓学会：CKD診療ガイド2012，2012より）

💡 検査をふまえた看護・栄養のポイント

- CKDの治療目的は，末期腎不全へ至ることを阻止，または進行を遅らせることにある．

● 尿管結石症 Ureteral stone

概念 ▶ 尿管に存在する結石のために血尿，結石排出などの症状をきたす病態．

成因と病態生理 ▶ シュウ酸カルシウム結石が結石症全体の約90%と多く，そのほかリン酸カルシウム結石，尿酸結石などがある．
40歳代の男性に多く発病する．腹痛患者の2〜3%が尿管結石といわれるほど，発症率は高い．

症状 ▶ 疝痛発作（突然に起こるさしこむような激烈な痛み），血尿，結石排出が主症状である．激痛は腰背部から下腹部にかけて放散する．尿意切迫感，残尿感，頻尿などの膀胱刺激症状に加え，悪心・嘔吐・冷や汗などの自律神経症状を伴うことも多い．

診断 ▶
- 尿検査：血尿．
- 画像検査：エコー，腎盂尿管膀胱造影検査．
- 結石分析

治療 ▶
- 対症療法：鎮痛薬を投与して疼痛を軽減し，飲水や点滴で水分を補給して結石の排出をはかる．
- 外科手術：結石の約80%は自然に排出されるが，排出されない場合には，体外衝撃波砕石術や内視鏡的手術を行う．

経過予後 ▶ 結石が体外に排出されれば問題はない．副甲状腺機能亢進症などが原因のときには，基礎疾患の治療を行わないと繰り返し発症する．

経過のモニター ▶ 尿管結石発作をきたした患者の半数は10年以内に再発するとされるので，症状や尿検査で経過をモニターする．

🔍 検査をふまえた看護・栄養のポイント

- 尿管結石症の予防が重要である．普段から水分を十分にとるよう指導する．
- 高カルシウム尿性結石のときにはカルシウム摂取を500 mg/日以下とする．食塩も5〜6 g/日に制限すると，尿中カルシウム排泄量を減少できる．
- 尿酸結石では，プリン体摂取を控える．

📖 一口メモ

- 結石は尿管以外にも腎実質，腎盂，膀胱内，尿道などにも発生し，これらを合わせて尿路結石とよぶ．

腎・泌尿器疾患

● 前立腺肥大, 前立腺癌 Prostatic hypertrophy, Prostatic cancer

概念
前立腺は膀胱の直下で小骨盤腔の深部にある．内尿道口の周りを取り囲んでいる前立腺が肥大したり，癌が発生したりすると，尿道を圧迫して排尿障害を起こす．

成因と病態生理
高齢者に多く，80〜90歳男性の90％以上に潜在癌がみられる．人口10万人あたりの罹患率は149.5人，死亡率は20.8人である（2019年）．

症状
初期には夜間頻尿，遷延性排尿，尿放出力低下，尿線細小化などの刺激症状がある．
進行すると尿を完全に排出できず，残尿感があり，尿路感染症を起こしやすくなる．
さらに進行すると，尿失禁や水腎症を起こして腎機能にも障害が出る．
前立腺癌ではこのほか，血尿，会陰部痛，下肢の浮腫，腰痛など，リンパ節や骨への転移による症状も出現する．

診断
- 直腸指診：前立腺の大きさ，硬さ，性状などを触診する．
- 画像検査：前立腺エコー検査，尿路造影，逆行性尿道造影検査．
- 前立腺腫瘍マーカー：PSA

治療
- 肥大症：薬物療法，経尿道的前立腺切除術，温熱療法，レーザー焼灼術など．
- 癌：前立腺全摘術，内分泌療法（エストロゲン，LH-RHアンタゴニスト，抗アンドロゲン薬など），放射線療法，抗癌薬．

経過予後
前立腺肥大症の予後は良好．前立腺癌では，予後は癌細胞の悪性度と病期に左右され，未分化癌，低分化癌，進行癌や転移を起こした癌は予後が悪い．5年相対生存率（2009〜2011年）は99.1％である．

経過のモニター
腫瘍マーカーであるPSAを測定して経過観察をする．

🔍 検査をふまえた看護・栄養のポイント

- 高齢者に多く，尿失禁などを起こしやすいので排尿ケアが必要である．
- 特別な食事療法は必要ないが，腎機能に障害のあるときには食塩制限，たんぱく質制限が必要となる．

📖 一口メモ

- 前立腺癌は近年増加しており，PSA検査などによる早期診断が重要．

● 鉄欠乏性貧血 Iron deficiency anemia

概念 鉄が欠乏して赤芽球内でのヘモグロビン合成が障害されて起こる.

成因と病態生理
- 鉄の供給の低下（極端な偏食，胃切除後）
- 鉄の吸収不良（吸収不良症候群）
- 慢性の出血による鉄の喪失（消化管の潰瘍や癌による出血，痔核，過多月経，子宮筋腫など）
- 鉄の需要の亢進（成長期，妊娠など）

などが鉄欠乏の主な原因である.

症状 貧血による顔色不良，息切れ，動悸，めまい，頭痛，易疲労感のほか，鉄欠乏による爪の変形（スプーン状爪），舌炎，嚥下障害などが起こる（図3-29）.

診断 小球性低色素性で，血清鉄とフェリチンが減少し，反応性に不飽和鉄結合能（または総鉄結合能）が増加する.
末梢血液で，赤血球の大小不同と奇形が目立つ（図3-30）.

治療
- 鉄の補充：経口鉄剤を服用．消化管障害で内服できないときには静注する.
- 原疾患の治療：消化管出血，子宮筋腫など，鉄欠乏貧血の原因を検索し，基礎疾患の治療を行う.

経過予後 基礎疾患を治療し，鉄剤を適切に補えば予後は良好．ただし，再発しやすい.

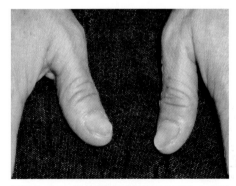

■図3-29 鉄欠乏性貧血患者でのスプーン状爪
爪はもろく，時計皿のように変形している．反ったようになり，もろくて辺縁が欠けたりしている.

血液疾患

245

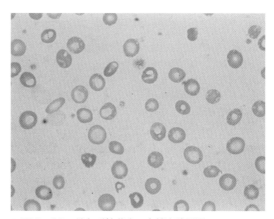

■図3-30　鉄欠乏性貧血の末梢血液所見
赤血球の大小不同，奇形が目立つ．

経過の
モニター　血球検査でとくにヘモグロビン濃度を測定して経過を観察する．

💡　**検査をふまえた看護・栄養のポイント**

- 貧血そのものの治療は簡単であるが，胃癌や子宮筋腫などの基礎疾患をきちんと診断した上で貧血を治療することが肝要である．
- 貧血は軽視されがちであるが，適切な治療が必要であることを患者に理解してもらう．
- ヘム鉄を含有するレバー，肉，魚類などを積極的に摂取する．
- ビタミンCは還元作用があり，3価鉄を2価に変える．すなわち非ヘム鉄を吸収しやすくする作用があるので，ビタミンCの豊富な野菜，果物を多くとるようにする．

📖　**一口メモ**

- 鉄欠乏性貧血は貧血の中で最も頻度が高く，成人女性の約8〜20%にみられる．

● 巨赤芽球性貧血 Megaloblastic anemia

概念　ビタミン B_{12} や葉酸が欠乏して核酸代謝が障害され，赤芽球の成熟が障害されて巨赤芽球となって大球性正色素性貧血を起こす病態.

成因と病態生理　ビタミン B_{12} 欠乏は，摂取不足（厳格な菜食主義者），吸収不良（悪性貧血，胃全摘手術後，吸収不良症候群），需要増大（妊娠，悪性腫瘍），利用障害（肝障害，先天性ビタミン B_{12} 代謝異常症）などで起きる．ビタミン B_{12} の吸収には胃酸に含まれる内因子が必須で，胃全摘後患者や，抗内因子抗体のある悪性貧血ではビタミン B_{12} が吸収できない.
葉酸欠乏は，摂取不足（アルコール中毒，偏食），吸収不良（吸収不良症候群），需要増大（妊娠），利用障害（葉酸拮抗薬使用）などで起きる.

症状　貧血の一般症状として，息切れ，動悸，めまい，易疲労感などがみられる．ビタミン B_{12} 欠乏症では，食欲不振，萎縮性舌炎（ハンター舌炎），末梢神経障害，脊髄後索・側索障害による腱反射減弱，位置覚や振動覚の低下，感覚鈍麻，しびれなども出現する．若年者では白髪が目立つ.

診断
- 大球性正色素性貧血，骨髄に巨赤芽球の存在（図3-31）.
- 血清ビタミン B_{12} もしくは葉酸が低値.
- 悪性貧血では抗内因子抗体や抗胃壁細胞抗体が陽性.

治療
- ビタミン B_{12} 欠乏症：ビタミン B_{12} 製剤を筋注.
- 葉酸欠乏症：葉酸を経口投与か皮下または筋注.

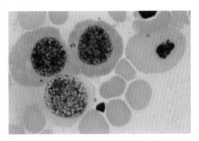

■ **図3-31　ビタミン B_{12} 欠乏性貧血でみられた骨髄での巨赤芽球**
細胞質は大きいのに核が未成熟である.

経過予後　不足を補充すれば予後は良好.

経過のモニター　血液検査で経過を観察する．悪性貧血は自己免疫疾患であり，他の自己免疫疾患や悪性腫瘍の合併に注意が必要である.

> ### 💡 検査をふまえた看護・栄養のポイント
>
> - 悪性貧血や胃全摘後のビタミン B_{12} 欠乏症には，経口でビタミン B_{12} を補充しても無効である.
> - 葉酸は酵母，レバー，新鮮緑黄色野菜，果実など種々の食物に含まれるが，加熱処理で破壊されやすいので調理法に注意が必要である.

血液疾患

● 白血病 Leukemia

概念　造血幹細胞や造血前駆細胞が腫瘍化した白血病細胞が骨髄，末梢血液などで無制限に増殖し，正常の造血機能を障害する病態である．

成因と病態生理　放射線，発癌物質，ウイルスなどが成因と考えられる白血病を除き，一般に白血病患者となる真の原因は不詳である．白血病では造血細胞の増殖に関与する癌遺伝子や癌抑制遺伝子に異常がみられることが多く，造血細胞が過剰に増殖して発症すると考えられる．経過ならびに病態像から急性骨髄性白血病，急性リンパ性白血病，慢性骨髄性白血病，慢性リンパ性白血病に大別され，さらに精密な検査によって細分類される．

症状　白血病細胞の増加に伴って正常の血球産生が障害される．白血球減少による感染症，血小板減少による出血傾向，赤血球減少による貧血が主症状である．このほか，発熱，全身倦怠感，易疲労感などもみられる．

診断　●血液検査，骨髄検査：白血病細胞の検出（図3-32）．

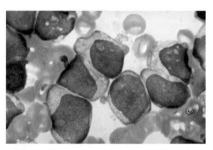

治療　制癌薬による化学療法，骨髄移植療法が主体となる．

経過予後　白血病の細分類により異なる．急性白血病では平均生存期間が2～3年で，5年生存率は従来30％とされてきたが，

■**図3-32　急性骨髄性白血病患者の骨髄中にみられる白血病細胞**

近年，造血幹細胞移植療法などにより改善されている．慢性骨髄性白血病は平均生存期間が3～5年とされてきたが，分子標的治療薬により治療成績は改善されてきている．慢性リンパ性白血病は，5年以上生存することが多い．

経過のモニター　血液検査が経過観察に重要である．

💡 **検査をふまえた看護・栄養のポイント**

● 感染や出血に十分留意する．口腔内は清潔にして，真菌感染などを予防する．
● 出血ではとくに脳出血や消化管出血を起こすと致命的になるので，適宜血小板輸血が必要になる．

● 悪性リンパ腫 Malignant lymphoma

概念
リンパ節もしくはリンパ組織に発症する悪性腫瘍で，病理組織学的にホジキンリンパ腫，非ホジキンリンパ腫に分類され，さらに細分類される．わが国では非ホジキンリンパ腫の発症頻度が高い．

成因と病態生理
成因は不明であるが，ウイルス感染や環境因子などの要因も考えられている．癌遺伝子や癌抑制遺伝子に異常のある症例もある．
人口10万人あたりの罹患率は28.3例（男性31.1例，女性25.7例），死亡率は10.5例（男性12.0例，女性9.2例）である（2019年）．

症状
リンパ節が腫大する．進行すれば，食欲不振，体重減少，貧血などが起こり，免疫能低下により感染症に罹患しやすくなる．

診断
- リンパ節生検：リンパ腫であることの確認．
- 画像検査：エコー，CT検査などでリンパ腫の広がりを検索．

治療
制癌薬や分子標的治療薬による化学療法，放射線療法を併用する．

経過予後
予後は腫瘍細胞の悪性度と，病期の進行度に左右される．5年相対生存率は67.5%である（2009～2011年統計）．

経過のモニター
エコー検査やCT検査などの画像検査でリンパ節腫大の経過をモニターする．

🔍 検査をふまえた看護・栄養のポイント
- 免疫能が低下して感染症にかかりやすく，感染に注意する．
- 化学療法や放射線療法を受けている患者は体力を消耗するので，栄養管理に注意する．

📖 一口メモ
- 悪性リンパ腫はリンパ組織がある全身部位に発生しうるので，全身の病変の広がりをみる目的でPET-CT検査が行われる．

血液疾患

● 多発性骨髄腫 Multiple myeloma

概念 免疫グロブリンを産生する形質細胞が腫瘍化し，骨髄での造血抑制と骨破壊を主病変とする疾患である．

成因と病態生理 原因は不詳である．染色体異常や遺伝子異常のある症例もある．10万人あたりおよそ5人が罹患し，男性にやや多い．加齢とともに罹患率が増加し，わが国では年間約6,000人の患者が発症している．

症状 骨髄で腫瘍細胞が増殖する結果，正常の造血機能が障害され，貧血，易感染性が問題となる．骨破壊に伴って骨痛，病的骨折，高カルシウム血症，さらに腎障害なども起こる．

診断
- 尿検査：タンパク，ことにベンスジョーンズタンパクが陽性．
- 末梢血液検査：貧血，赤血球連銭形成．
- 血清検査：単クローン性の免疫グロブリン増加（図2-24〈p.104〉）．
- 血液生化学検査：LD高値，カルシウム高値，腎機能異常．
- 骨X線検査：骨破壊がみられる（図3-33）．
- 骨髄検査：骨髄腫細胞の検出（図3-34）．

治療 制癌薬，分子標的治療薬，免疫調節薬などによる化学療法が主体で，造血幹細胞移植が行われることもある．骨痛，貧血，高カルシウム血症，腎障害などには対症療法を行う．

経過予後 完治することは難しいが，新規薬剤の導入によって生存期間中央値は5〜6年に延長している．死因は，感染症，腎不全，出血などである．

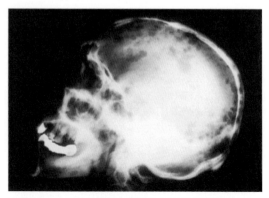

■図3-33　多発性骨髄腫患者での骨破壊所見
黒く打ち抜かれたような所見がある．

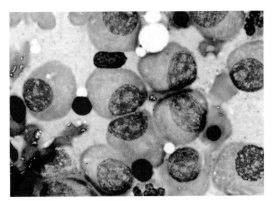

■**図3-34　多発性骨髄腫の骨髄所見**
骨髄には形質細胞が腫瘍化した骨髄腫細胞が目立つ.

> **経過の　末梢血液検査，血清検査，血液生化学検査を定期的に行い，腫瘍細胞の
> モニター　増殖状態や，腎機能などをモニターする.

💡　検査をふまえた看護・栄養のポイント

● 多発性骨髄腫は，高齢者に発病することが多いので，鎮痛対策や感染症予
防などを行い，QOL の向上と延命をはかることをめざす.
● 長期に臥床したままでいると骨粗鬆症が進むので，骨折に注意しながら可
能な限り動くことを勧める.
● 多発性骨髄腫では，骨折や感染症の予防に配慮し，患者の生活の質（QOL）
を重視しながら延命をはかることが目標となる.

● 骨粗鬆症 Osteoporosis

概念　骨粗鬆症は，骨基質量と石灰化骨量との比率が保たれたままで骨量が減少し，骨折の危険性が高まった病態である．

成因と病態生理　何らかの原因で骨吸収が骨形成を上回ったアンバランスな状態が長く続いて骨量が減少する．
加齢，遺伝，体質，閉経，カルシウム調節ホルモンの代謝異常，カルシウム摂取不足などの栄養不良が危険因子となる．このほか，甲状腺機能亢進症，性腺機能不全，クッシング症候群，副腎皮質ステロイド薬の長期服用，糖尿病などに続発して起こることもある．

症状　慢性的な腰背部痛，身長の低下，脊椎の変形により背が丸くなるといった症状がある．転倒などで容易に骨折することを病的骨折という．

診断　骨量を定量して診断する．

治療
- 生活指導：適度な運動と十分なカルシウム摂取．骨折の予防．
- 薬物療法：活性化ビタミンD，ビタミンK，女性ホルモン，カルシトニン，ビスホスホネートなど．

経過予後　骨粗鬆症自体での生命予後は問題ないが，高齢者では病的骨折を起こすと寝たきりになって合併症を併発しやすくなるので注意が必要である．

経過のモニター　骨密度検査を定期的に行う．

骨疾患

検査をふまえた看護・栄養のポイント

- 適度な運動を勧める．
- 十分なカルシウムの摂取（閉経後女性では 1,000〜1,200 mg/日）と，良質のたんぱく質を含むバランスのとれた食事を規則正しくとる．
- 適度に日光を浴び，紫外線によるビタミンDの活性化を進める．

一口メモ

- 骨粗鬆症は，閉経後の女性に多く，適度にカルシウムを摂取して運動を行うように指導する．

● 骨軟化症（くる病） Osteomalacia（Rickets）

概念
ビタミンＤが欠乏して起こる骨の石灰化障害である．骨端成長軟骨線が閉鎖した以降の成人に発症するものを骨軟化症，骨端成長軟骨線が閉鎖する以前の小児に起こるものをくる病という．

成因と病態生理
ビタミンＤの摂取低下や日光曝露機会の減少によるビタミンＤの活性化障害，消化不良によるビタミンＤ吸収障害，肝疾患や腎疾患によるビタミンＤ活性化障害などが原因となる．

症状
骨痛と筋力低下が起こる．
骨折しやすく，脊椎変形により丸背になりやすい．

診断
● 骨Ｘ線検査：骨皮質の菲薄化，骨・軟骨接合部の肥大，骨折などの所見がある．
● 血液生化学検査：血清リン低下，カルシウム低下，アルカリホスファターゼ高値，ビタミンD_3の代謝産物の25（OH）D_3の低下．

治療
● 食事療法：ビタミンＤとカルシウム摂取．
● 薬物療法：カルシウム１g/日，１α（OH）D_3 0.5～1.0μg/日を投与．

経過予後
骨軟化症により臥床時間が長くなると骨粗鬆症を合併しやすくなる．

経過のモニター
骨Ｘ線検査，血液生化学検査でモニターする．

💡 検査をふまえた看護・栄養のポイント

● 骨折に注意する．
● ビタミンＤとカルシウムを十分に摂取する．
● 適度に日光を浴びる．

📖 一口メモ

● カルシウムが不足しないように留意し，適度に運動し，日光を浴びるように指導する．

骨疾患

● 脳血管障害 Cerebro-vascular disease

脳血管の病理学的変化，灌流圧・血漿成分・血球成分の変化などによって脳に一過性もしくは持続性に虚血または出血をきたした病態をいい，脳出血（脳内出血，クモ膜下出血），脳梗塞，一過性脳虚血発作，脳血管不全症，高血圧性脳症，脳血管奇形などが含まれる．

脳出血は，高血圧，動脈瘤，脳動静脈奇形などが原因で起こり，出血とそれに続く脳浮腫によって脳組織が障害される．

脳梗塞は，脳血管の狭窄や閉塞によって血流が途絶したり，血栓・腫瘍細胞・脂肪などが脳血管につまり，脳の一部が壊死を起こす病態をいう．

これらの結果，急性期には頭蓋内圧亢進の状態となって呼吸不全や循環不全を起こして生命が危険な状態となることがある．また，回復しても，脳組織の損傷による運動障害や感覚麻痺などの後遺症がしばしば残る．

脳血管障害を起こす基礎疾患として，高血圧，心疾患，糖尿病，脂質異常症，多血症，飲酒，喫煙，肥満，経口避妊薬服用などがあり，注意が必要である．

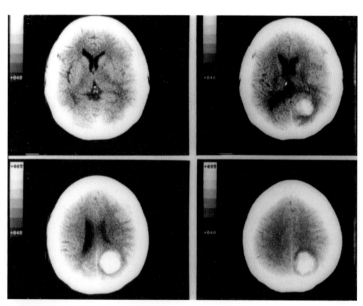

■ 図3−35　脳出血のCT所見
後頭葉に出血がみられる．

脳・神経・筋障害

| 症 状 | 頭痛，片麻痺，意識障害，めまい，感覚障害，歩行障害，痙攣，尿失禁，視力・視野障害，言語障害などを生じる．障害された部位によって特徴的な麻痺が起こる． |

| 診 断 | ● 画像検査：CT，MRI，MRA 検査などで出血や梗塞を確認する（図3 −35）．必要により脳血管造影検査を行う．
● 尿・血液生化学検査：糖尿病，脂質異常症などの基礎疾患を診断する． |

| 治 療 | ● 急性期：呼吸・循環など全身管理を行う．血圧コントロール，脳浮腫治療も重要である．
● 慢性期：後遺症に対するリハビリテーションと，再発を予防するために危険因子となる基礎疾患の治療を行う． |

| 経 過
予 後 | 障害の部位と程度で差異がある．脳幹部の血管障害では呼吸不全をきたし，予後は不良である． |

| 経過の
モニター | 基礎疾患の管理のために血液生化学検査，心電図検査，エコー検査などを行うとともに，再発が疑われるときには CT，MRI 検査などで確認する． |

💡 検査をふまえた看護・栄養のポイント

● 高血圧症，脂質異常症，糖尿病など基礎疾患がある患者では，それぞれに応じた生活療法，栄養食事療法を引き続き行う．
● 急性期には安静にし，輸液で栄養を管理する．回復するに従い，誤嚥しないように気をつけながら半流動食から経口摂取を開始し，状態に応じて徐々に食事量を増やす．

📖 一口メモ

● 脳血管障害では，急性期から回復しても麻痺などの後遺症が残ったり，再発することも多いので注意が必要である．

脳・神経・筋障害

● 脳炎・髄膜炎 Encephalo-meningitis

概念 脳炎は脳実質細胞に起こる炎症性疾患で，髄膜炎は脳脊髄表面の髄膜や髄膜血管に炎症が生じて髄膜刺激症状をきたす病態である．両者が併発することも多い．

成因と病態生理 ウイルス，細菌による感染では数日程度で急性に発症する．結核菌，真菌，原虫による感染では数週から数カ月で発病する．遅発性ウイルス感染では，数カ月から数年の経過で発病する．

症状 頭痛，吐き気，嘔吐，意識障害，精神症状，発熱などの症状が出る．脳炎では，痙攣，言語障害，運動障害，麻痺などの神経症状が出る．髄膜炎では，強い頭痛と頸筋が硬くこわばる項部硬直が特徴的である．

診断
- 血液検査：白血球増加，CRP 陽性
- 脳 CT 検査，MRI 検査
- 髄液検査：髄液圧，髄液細胞，細菌培養，ウイルス抗体価などを調べる．

治療 安静にして，全身管理を行う．ウイルス感染には抗ウイルス薬，細菌感染には適切な抗菌薬を投与する．脳圧降下薬，抗痙攣薬，鎮痛・解熱薬などを対症的に使用する．

経過予後 適切な治療が行われれば良好であるが，治療が遅れたり，高齢者など免疫能の低下した患者では予後が不良になる．

経過のモニター 炎症所見を血液検査でモニターし，CT，MRI 検査や髄液検査で確認する．

💡 検査をふまえた看護・栄養のポイント

- 室内を暗くし，音を遮断するなど患者への刺激を少なくして安静を保つ．
- 急性期には経口摂取ができないので，経静脈栄養とし，水分・電解質・エネルギーを補給する．回復期には嚥下機能の状態をみながら半流動食から経口摂取を開始する．

📖 一口メモ

- 脳炎を発症しうるウイルスには，日本脳炎ウイルス，エンテロウイルス，単純ヘルペスウイルス（HSV），ヒトヘルペスウイルス（HHV）-6，水痘帯状疱疹ウイルス（VZV），EB ウイルス（EBV），サイトメガロウイルス（CMV），ロタウイルス，麻疹ウイルスなどがある．

脳・神経・筋障害

● パーキンソン病 Parkinson's disease

概念 振戦，筋固縮，無動（動作緩慢）などを特徴とする神経変性疾患である．

成因と病態生理 人口10万人当たり100人程度の有病率で，アルツハイマー病と並んで中年以降の神経疾患の中で頻度が高い．
パーキンソン病では，黒質ドパミン細胞が脱落し，線状体のドパミン含量が低下している．脳血管障害や中毒などでも同じような症状を呈することがあり，パーキンソン症候群と総称される．

症状 一側の手のふるえ（振戦）か，歩行がのろくなる症状で始まる．患者が筋肉を受動的に動かしたときの歯車様抵抗（筋固縮）や動作緩慢があり，小刻み歩行や前屈姿勢もみられる．自律神経症状として仮面様顔貌，脂顔，流涎，多汗，便秘などが出現し，精神症状として自発性低下，抑うつ気分，不眠などを訴える．

診断 特有な臨床症状と身体所見で診断する．MRI検査などの画像検査は補助的に用いられる．

治療 薬物療法として，L-ドパ，ドパミン受容体作動薬，MAO-B阻害薬などを投与する．

経過予後 合併症を起こさない限り，生命予後は一般人と同じである．死因には，肺炎などの感染症，脳血管障害，悪性腫瘍などがある．

経過のモニター パーキンソン病の症状，身体所見の観察を行う．

脳・神経・筋障害

💡 検査をふまえた看護・栄養のポイント

● 動作や言語が緩慢となる．症状に合わせて家族と協力して日常生活の介助やリハビリなどのケアを行う．
● L-ドパ製剤を投与されているときには，脳内への移行を妨げないためにビタミンB_6を多く含む食品（豆類，いも類など）をとりすぎないよう指導する．

📖 一口メモ

● 神経変性疾患は神経細胞の広範な変性をきたす原因不明の疾患を総称し，パーキンソン病，アルツハイマー病，筋萎縮性側索硬化症などがある．

● 脳腫瘍 Brain tumor

概念 脳に発生する腫瘍で，原発性と他臓器の癌が転移してくる場合がある．脳は硬い頭蓋で囲まれており，良性腫瘍でも脳組織を圧迫して麻痺などの重篤な症状を起こし，生命予後に影響しうるので危険である．

成因と病態生理 原発性の脳腫瘍は腫瘍全体の 7～8％で，人口 10 万人当たり 7～10 人に発生している．脳実質から発生する神経膠腫（グリオーマ）が約 30％を占め，髄膜から発生する髄膜腫（メニンジオーマ）が約 20％，ほかに下垂体から発生する下垂体腺腫，脳神経から発生する神経鞘腫などの腫瘍がある．脳に転移する癌には，肺癌，乳癌，胃癌などが多い．

症状
- 頭蓋内圧亢進症状：腫瘍により脳実質，髄膜が圧迫される．頭痛，吐き気，嘔吐などの症状がある．
- 脳の局所症状：脳局所が刺激され，てんかん，運動麻痺，運動失調，失語，半盲などの症状があらわれる．
- 脳神経症状：脳神経の刺激による神経痛，顔面痙攣，耳鳴や，麻痺による視野欠損，眼筋麻痺，難聴などがみられる．
- 内分泌症状：下垂体や視床下部腫瘍では，内分泌機能の亢進や低下症状が発現（クッシング病など）．

診断
- 画像検査：頭部 X 線検査，CT，MRI，脳シンチグラム，脳血管造影検査など（図 3-36）．

治療 外科手術が第 1 選択で，手術不能例には放射線療法，抗癌薬治療が行われる．

経過予後 手術で完全に脳腫瘍を摘出できれば根治する．5 年生存率は，良性腫瘍でも約 60％，悪性のグリオーマでは 10～20％程度である．

経過のモニター 症状，身体所見とともに，CT や MRI 検査などの画像検査でモニターする．

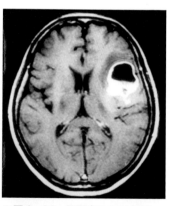

■図 3-36　脳腫瘍の MRI 所見（グリオーマ）

💡 **検査をふまえた看護・栄養のポイント**
- 運動麻痺などに対する支援が必要となる．

脳・神経・筋障害

● 多発性硬化症 Multiple sclerosis

概念 多発性硬化症は, 脱髄を主体とした中枢神経系の炎症性疾患で, 中枢神経系の複数の部位に病変が散在し, かつ増悪と寛解を繰り返す.

成因と病態生理 遺伝的素因に, ウイルス感染などの外因が加わり, それに自己免疫的な機序が働いて発病すると考えられている.

欧米での発病率は高いが, わが国では人口 10 万人当たり 2〜4 人と比較的少ない. 発病年齢は通常 15〜50 歳で, 平均 32〜33 歳である.

症状 視力低下, 運動麻痺, 感覚異常, 深部反射亢進, 病的反射, 視神経萎縮, 運動失調, 膀胱直腸障害, 構音障害, 眼筋麻痺, 精神異常など, 多彩な症状が出現する.

診断
- MRI：多数の斑状病巣を認める.
- 大脳誘発電位：聴覚脳幹誘発反応, 体性感覚誘発電位, 視覚誘発電位がある.

治療 根本的に有効な治療法はなく, 副腎皮質ステロイド薬, 免疫抑制薬, 血漿交換療法, リンパ球除去療法などが行われる.

経過予後 寛解と増悪を長期間にわたって繰り返す. 生存期間は, 多発性硬化症を発症してから数週間以内に死亡する急性型から, 40 年以上生存する症例があるなど, さまざまである.

経過のモニター 多発性硬化症の症状, 身体所見を観察する.

💡 検査をふまえた看護・栄養のポイント

- 患者の心理的な安静を保ち, 栄養のバランスをよくし, かつ増悪因子としての感染症の予防に留意する.

📖 一口メモ

- 多発性硬化症では多彩な症状があらわれ, 増悪と寛解を繰り返すのが特徴である.

脳・神経・筋障害

259

● 重症筋無力症 Myasthenia gravis

概念　神経筋接合部で神経興奮を伝達するアセチルコリンの伝達障害により，運動を繰り返しているうちに筋肉が疲労しやすくなる疾患である．

成因と病態生理　アセチルコリン受容体に対する自己抗体ができて発病する自己免疫疾患である．20〜30歳代の女性に多い．

症状　運動を繰り返すことによって外眼，顔面，咬，頸または四肢の筋力が低下し，休息すると一時的に回復する．日内変動，日差変動がある．眼瞼下垂，複視，眼球運動障害，顔面筋力麻痺により一見すると眠たそうな顔貌になる．嚥下困難，咀嚼障害，構音障害などもある．

診断
- 誘発筋電図：振幅減衰現象．
- 薬理学的検査：抗アセチルコリンエステラーゼ薬を静注すると臨床症状が軽快する．
- 血中アセチルコリンレセプター抗体測定：抗体価の上昇．

治療
- 薬物療法：抗コリンエステラーゼ薬，副腎皮質ステロイド薬，免疫抑制薬などを適宜使用する．
- 胸腺摘出術
- 血漿交換療法：重症筋無力症による症状を一過性に改善する．

経過予後　免疫療法によりかなり予後が良くなったが，30%前後の症例は予後不良である．

経過のモニター　治療の効果は症状，身体所見から判断する．

💡 検査をふまえた看護・栄養のポイント

- 嚥下障害のある患者には，食事をペースト状にするなど軟食にして，嚥下しやすいように工夫する．

📖 一口メモ

- 重症筋無力症の患者は，早朝は元気に見えても，夕方になると眼瞼下垂などの症状が顕著になる．

● 進行性筋ジストロフィー症 Progressive muscular dystrophy

概念 筋肉の変性萎縮によって起こる遺伝性の疾患.
遺伝様式，臨床症状から，デュシェンヌ型，ベッカー型，肢帯型，顔面肩甲上腕型，先天型，筋緊張型などに分類される．デュシェンヌ型はＸ連鎖性劣性遺伝形式をとり，原則として男性に発病する.

成因と病態生理 人口10万人に対して4〜5人の罹患率で，年間に男子10万人出生当たり平均22.3人の発生率である.

症状 筋力低下，筋萎縮，筋肉の仮性肥大が特徴である.

診断
- 血液生化学検査：クレアチンキナーゼ（CK），AST，LD，ミオグロビン，アルドラーゼなど筋原性酵素の上昇.
- 筋電図：低振幅波形.
- 筋生検：筋細胞壊死，結合組織増加などの所見.

治療
- 対症療法：リハビリテーション，呼吸困難に対する人工呼吸管理，呼吸器感染症や心不全，消化器症状に対する薬物療法.
- 遺伝子治療：将来の課題である.

経過予後 最も多いデュシェンヌ型では，5歳以前に発症し，登攀性起立（膝に手をつけて自分の体をよじ登るように立ち上がる），動揺歩行を示し，15歳以前に歩行不能となる．20歳までに呼吸困難となり，23歳前後で死亡することが多い．その他の型の筋ジストロフィー症では比較的予後は良い.

経過のモニター 進行性筋ジストロフィー症の症状，身体所見，血液生化学検査などで経過を観察する.

脳・神経・筋障害

💡 検査をふまえた看護・栄養のポイント

- 長期にわたり療養生活を送る必要があるので，精神的・心理的サポートがきわめて重要である.
- 臥床を強いられるので，とくに褥瘡や感染の予防に注意する.

📖 一口メモ

- デュシェンヌ型の患者は人工呼吸器の普及で延命できるようになったが，予後は不良である.

● アルツハイマー病 Alzheimer's disease

概念　認知症を呈する脳の変性疾患である.

成因と病態生理　大脳皮質に老人斑とアルツハイマー神経原線維変化が多発し, 神経細胞の消失と大脳萎縮が起きる.

症状　初期には記憶障害（物忘れ）, 健忘失語, うつ状態などの症状がみられる. 進行すると失語, 失見当識, 失行なども現れるようになり, やがて高度の認知機能が荒廃し, 運動障害や失禁が出現する.

診断
- CT, MRI 検査：脳の萎縮.
- 脳波：びまん性の徐波.
- PET 検査：頭頂葉の血流・代謝異常.

治療　認知障害の程度に応じて, コリンエステラーゼ阻害薬, NMDA 受容体拮抗薬が用いられる.

経過予後　数年から十数年の経過で, 肺炎などの合併症で死亡する.

経過のモニター　アルツハイマー病の症状, 身体所見で経過を観察する.

脳・神経・筋障害

💡 検査をふまえた看護・栄養のポイント

- 介護が中心になる.

📖 一口メモ

- 認知症の原因として最も多く, アルツハイマー病の増加が社会的な問題となっている.

● 全身性エリテマトーデス（SLE） Systemic lupus erythematosus

概念　抗核抗体など多彩な自己抗体と免疫複合体沈着による全身性の多臓器病変を特徴とする慢性炎症性の自己免疫性疾患である.

成因と病態生理　原因は不明. 遺伝的素因, 環境要因, 内分泌環境が作用して免疫寛容を破綻させ, 自己抗体の持続的産生をもたらして免疫複合体が組織に沈着し, 組織障害が起こるとされる. 罹患率は人口 10 万人当たり 5〜10 人で, 男女比は 1:9〜10 と女性に多く, 20〜40 歳代に好発する. 2019 年の難病申請者は全国で 61,835 人である.

症状　多彩な症状が同時あるいは経時的に出現する.
- 全身症状：発熱, 倦怠感, 易疲労感, 体重減少, 食欲不振など.
- 皮膚・粘膜症状：鼻梁から両頬部に広がる蝶形紅斑, 種々の皮疹, 頭髪の脱毛, 日光過敏症, 口腔粘膜や鼻腔粘膜の潰瘍などがみられる.
- 関節症状：約 80％に関節痛がある.
- 臓器症状：下記のような臓器症状がみられる.
  - 腎臓：タンパク尿, 血尿, ネフローゼ症候群.
  - 肺：胸膜炎, 胸水貯留, 間質性肺炎.
  - 心臓：心外膜炎, 心筋炎, 心内膜炎, 急性心筋梗塞.
  - 神経：痙攣発作, 精神症状, 髄膜炎.
  - 消化器：腹痛, 嘔吐, 腹膜炎, 肝機能障害.
  - 血管：血管炎による循環不全や壊死.

診断　末梢血液：白血球減少, 貧血, 血小板減少.
- 免疫血清検査：抗核抗体, 抗 DNA 抗体, 抗 Sm 抗体, リウマトイド因子などの自己抗体陽性. 高γ-グロブリン血症と, 補体価の低下.

治療　副腎皮質ステロイド薬, 免疫抑制薬投与を中心に治療する.

経過予後　増悪と寛解を繰り返し, 慢性に経過する. 5 年生存率は 90％を超える. 感染症, 心血管障害, 腎不全などが死因となる.

経過のモニター　SLE は多彩な全身症状がみられ慢性的に増悪と寛解を繰り返すが, 活動性は血清補体価の低下で判断する.

膠原病

💡 検査をふまえた看護・栄養のポイント

- 慢性に経過するので, 患者教育が重要である. とくに副腎皮質ステロイド薬の投与では, 使用方法と副作用を十分に説明して理解してもらう.
- 腎障害のあるときには, 食塩, 水分, たんぱく質, カリウムを制限する.
- SLE は妊娠・出産を契機に増悪しやすく, 妊娠は避けるのが望ましい.

● 関節リウマチ Rheumatoid arthritis（RA）

概念
関節を主病変とし，全身の支持組織が多発性に傷害される慢性の炎症性疾患である．進行すると，関節の破壊と変形が生じる．

成因と病態生理
関節の内面を覆う滑膜に炎症が起こる自己免疫疾患．滑膜が炎症によって増殖し，関節に炎症が長期間続く．原因は不明であるが，環境要因と遺伝的要因の関与が考えられる．発症の遺伝的要因として，100種類程度の遺伝子の関与が想定され，代表的な遺伝子には組織適合抗原 HLA-DRB1 があげられる．
好発年齢は20〜50歳代で，男女比は1：4と女性に多い．

症状
- 関節症状：多発性・対称性に関節に炎症が生じる．初期には朝に関節がこわばるのが特徴である．やがて関節痛，腫脹が起こり，さらに関節の破壊，変形，強直へと進む．
- 関節外症状：皮下結節，間質性肺炎，肺線維症，胸膜炎，血管炎，強膜炎，虹彩毛様体炎，心膜炎，心筋炎など多彩な症状が出る．
- 合併症：続発性アミロイドーシスによる腎障害，心障害などが起こることがある．シェーグレン症候群などの合併もある．

診断
- 免疫血清検査：リウマトイド因子陽性，CRP陽性，抗CCP抗体陽性．
- 骨・関節X線検査：骨びらん，破壊，強直など骨・関節の変化がある．

治療
- 生活指導：過労を避け，十分な栄養と休養をとって，全身状態を良くする．罹患部の保温に努め，加重負荷を少なくする．関節の屈伸運動をして可動範囲を保つ．
- 薬物療法：抗リウマチ薬，生物学的製剤，JAK（ジャック）阻害薬などが使用され，非ステロイド系抗炎症薬，副腎皮質ステロイド薬，免疫抑制薬なども適宜使用される．
- 外科療法：関節の破壊・変形が強く，関節機能が著しく損なわれた場合には手術を行い，人工関節に置換する．

経過予後
完全寛解する例は少なく，多くは病変が進行性である．関節外症状として血管炎などのある症例では予後が不良で，悪性関節リウマチという．

経過のモニター
関節リウマチの症状，関節所見，免疫血清検査で経過をモニターする．

膠原病

🔎 検査をふまえた看護・栄養のポイント

- やせている患者では無理に体重を増やす必要はないが，肥満者では減量する．
- バランスのとれた食事を心がける．

● 全身性硬化症（強皮症）Systemic sclerosis（SSc）

概念
厚く硬い皮膚（皮膚硬化）と血管病変（レイノー現象と小血管障害）を特徴とし、全身の結合組織に炎症と変性、ならびに小血管病変も伴う慢性炎症性疾患。皮膚硬化が特徴なのでかつては強皮症とよばれたが、現在は全身の臓器に硬化が出るので全身性硬化症ということが多い。

成因と病態生理
原因は不明。有病率は人口10万人当たり約6人で、男女比は1:7、好発年齢は35〜55歳である。基本的な病変は、各臓器における間質線維化、小血管病変、実質細胞萎縮、単核球浸潤である。

症状
● 皮膚症状：皮膚硬化が最大の特徴である。四肢末梢部から対称性に体幹に硬化が広がり、手指はソーセージ様、顔面は仮面のようになる（図3−37）。寒冷や精神的ストレスで手が蒼白となり、やがてチアノーゼ、回復すると紅潮するレイノー現象がしばしばみられる。
● 関節・筋・腱症状：関節痛、こわばりが高頻度に出る。
● 臓器病変：食道病変（嚥下困難、逆流性食道炎）、小腸病変（下痢、便秘）、肺病変（肺線維症による息切れ、呼吸不全）、心病変（心筋病変、心膜炎）、腎病変（高血圧、腎不全）など。

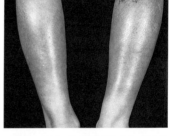

■図3−37　全身性硬化症における下腿の皮膚硬化と色素沈着

診断
● 免疫血清検査：抗セントロメア抗体、抗 Scl-70抗体、抗 RNA ポリメラーゼⅢ抗体などが陽性。

治療
● 生活指導：保温に注意し、皮膚を清潔に保つ。
● 薬物療法：副腎皮質ステロイド薬、免疫抑制薬などを使用する。

経過予後
内臓病変が急速に進行して1〜2年で死亡する重症例から、長期間進行しない症例まで多彩である。5年生存率は60〜90％で、肺・心・腎病変、あるいは感染症が死因になる。

経過のモニター
免疫血清検査で診断、経過観察を行う。臓器病変の診断、経過観察は各臓器の画像検査、血液生化学検査などでモニターする。

> 💡 **検査をふまえた看護・栄養のポイント**
> ● 消化器病変がある場合、消化器に負担が少ない消化の良い食事を摂取する。

膠原病

● 多発性筋炎・皮膚筋炎 Polymyositis, Dermatomyositis (PM/DM)

概念
横紋筋を広範に傷害する慢性炎症性筋疾患で，近位筋群の筋力低下を主徴とする．多発性筋炎と皮膚筋炎は同一疾患とみなされ，特有の皮膚病変を伴う一病型を皮膚筋炎とよぶ．

成因と病態生理
病因は不明である．横紋筋に，筋線維の変性，細胞質の硝子化，壊死，筋線維の再生などが起きている．有病率は人口 10 万人当たり 6 人で，男女比は 1：2.5 である．発症のピークは 30〜40 歳代と 10 歳未満にある．

症状
- 筋症状：近位筋群の対称性筋力低下．
- 皮膚症状：紅斑性皮疹が特徴で，上眼瞼の浮腫を伴った紫紅色の紅斑はヘリオトロープ疹とよばれる．
- 臓器病変：肺病変（間質性肺炎，嚥下性肺炎，呼吸筋障害による呼吸不全），心病変（心筋炎による心電図異常，心不全）．

診断
- 筋原性酵素：CK，AST，LD，アルドラーゼ高値．尿中クレアチン，ミオグロビン増加．
- 自己抗体：抗核抗体，抗 Jo-1 抗体，抗 PL-7 抗体，抗 PL-12 抗体，抗 EJ 抗体，抗 KS 抗体，抗 MDA5 抗体，抗 TIF1-γ 抗体，抗 Mi-2 抗体などが陽性．
- 筋電図：筋原性パターン．
- 筋生検：横紋筋線維の変性，再生などの所見．

治療
- 生活指導：急性期には安静にする．筋力が回復してきたらリハビリテーションを慎重に行う．
- 薬物療法：副腎皮質ステロイド薬，免疫抑制薬．

経過予後
患者によって予後は異なるが，5 年生存率は約 70％である．悪性腫瘍を合併しやすく，5〜10％に癌が発生する．死因は悪性腫瘍，間質性肺炎，嚥下性肺炎，心病変などである．

経過のモニター
筋原性酵素，炎症検査で経過観察を行う．臓器病変については各臓器の画像検査などでモニターする．

膠原病

💡 **検査をふまえた看護・栄養のポイント**

- 筋力が低下するので家族と協力して日常生活のサポートを行う．
- 誤嚥，誤飲しないように注意する．
- 全身性の消耗性疾患なので，バランスのとれた適切な食事をとる．

● ベーチェット病 Behçet disease

概念
口腔粘膜のアフタ性潰瘍, 結節性紅斑や毛嚢炎などの皮疹, 眼のブドウ膜炎, 外陰部潰瘍, そのほか全身の諸臓器に急性炎症発作を繰り返しながら慢性の経過をたどる難治性疾患. 1937 年にトルコの皮膚科医 Hulusi Behçet によって提唱された.

成因と病態生理
組織適合性抗原 HLA-B51 の陽性率が高く, HLA-B51 に連鎖する素因の役割が重視される. 好発年齢は 20〜40 歳代で, 男女比はほぼ同数である. 2014 年現在の患者数は約 20,035 人と推定されている.

症状
口腔粘膜のアフタ性潰瘍, 皮膚症状, 眼のブドウ膜炎, 陰部潰瘍が 4 大主症状で, このほか, 関節炎, 副睾丸炎, 血管病変, 中枢神経病変, 消化器病変などの副症状がある. 副症状が主体になるものを, 血管型ベーチェット, 神経ベーチェット, 腸管型ベーチェットと分けてよぶ.

診断
- 針反応:皮膚に滅菌注射針を刺すと, 24〜48 時間後に無菌性小嚢胞が形成される.
- HLA 検査:HLA-B51 が陽性になることがある.
- その他検査:IgA, IgD がしばしば高値となる. 病勢活動期には CRP, 白血球数, 赤沈が参考になる.
- 臓器症状:消化器症状には消化管造影検査や内視鏡検査, 中枢神経症状には髄液検査, 脳波検査, 脳 CT, MRI 検査などが, 関節症状には関節 X 線検査などが行われる.

治療
- 生活指導:全身の休養と保温が重要.
- 薬物療法:特異的な治療法はなく, 対症的に非ステロイド性抗炎症薬, 副腎皮質ステロイド薬, 免疫抑制薬などを使用する.

経過予後
若年男性は症状が悪化しやすく, 失明, 血管症状, 神経症状が強く出る. 40 歳以降の女性発病例では比較的緩徐に進行する. 本症での死亡率は 2〜4% である.

経過のモニター
臨床症状, 炎症検査で経過を観察する. 臓器病変には各臓器の画像検査などでモニターする.

膠原病

💡 検査をふまえた看護・栄養のポイント

- 口腔内や陰部の清潔を保つ.
- 慢性炎症性疾患であり, 良質のたんぱく質に富み, ビタミンの豊富なバランスのとれた食事をとるように心がける.
- 消化管ベーチェット病では, 症状に応じ, 刺激の少ない流動食, 粥食, 経静脈栄養を選択する.

● シェーグレン症候群 Sjögren syndrome

概念	乾燥性角結膜炎，慢性唾液腺炎を主徴とする原因不明の自己免疫疾患．

成因と病態生理
遺伝的素因，免疫異常，環境因子が関与しているとされる．原発性の場合と，ほかの膠原病に続発する場合がある．
発生頻度は人口10万人当たり約30人で，女性に多く（男女比は1:20），40歳代に発症のピークがある．

症状
眼球乾燥症状（眼がゴロゴロする，異物感がある），口腔乾燥感（水がないと食事ができない，虫歯ができやすい），耳下腺腫脹，多発性関節痛，レイノー現象，リンパ節腫脹などがみられる．

診断
- 乾燥症の検査：シルマー試験（涙液分泌），ガム試験（唾液分泌）．
- 唾液腺検査：唾液腺造影，唾液腺生検．
- 血液検査：赤沈亢進，γ-グロブリン上昇，抗 SS-A 抗体，抗 SS-B 抗体陽性．

治療
- 対症療法：点眼薬，人工唾液．
- 薬物療法：非ステロイド抗炎症薬，副腎皮質ステロイド薬．

経過予後
予後は良好である．経過中に関節リウマチや SLE などの膠原病を合併することがある．

経過のモニター
シェーグレン症候群の臨床症状，炎症検査で経過を観察する．

膠原病

💡 検査をふまえた看護・栄養のポイント

- 眼球乾燥や口腔乾燥には点眼薬や人工唾液を適宜使用し，愁訴を除くようにする．
- 唾液分泌が少ないので，軟らかい食物をとったり，食事のときに水分を多めにとったりするように心がける．

📖 一口メモ

- シェーグレン症候群は1933年にスウェーデンの眼科医 Henrik Sjögren によって報告された．

● 細菌性赤痢 Bacillary dysentery

概念
腸内細菌科に属するグラム陰性桿菌の赤痢菌の経口感染によって生じる急性大腸炎で，3類感染症に指定されている.

成因と病態生理
赤痢菌は血清型別に A 群：志賀菌 *Shigella dysenteriae*，B 群：フレキシネリ菌 *Shigella flexneri*，C 群：ボイド菌 *Shigella boydii*，D 群：ソンネ菌 *Shigella sonnei* に分けられる. 1965 年以降は D 群による感染が多く，細菌性赤痢の 80～90％を占めている.
経口感染した赤痢菌は大腸粘膜細胞に侵入し，大腸粘膜に潰瘍を形成し，出血，膿性滲出液や粘液の過剰分泌が起こる.

症状
1～4 日の潜伏期を経て，悪寒，発熱，腹痛，下痢で急激に発症する. 吐き気や嘔吐を伴うこともある.
下痢は軟便，水様便で始まり，膿，粘液，血液が混入し，膿粘血便の状態となる.

診断
臨床症状，海外渡航歴，家族内発症，飲食物などの感染経路の確認と，便の細菌検査，遺伝子検査によって診断する.

治療
● 対症療法：安静，食事療法，輸液.
● 抗菌薬：ニューキノロン薬，カナマイシンなど.

経過予後
予後は良く，1 週間以内に回復する.

経過のモニター
臨床症状と便細菌検査の改善を確認する.

検査をふまえた看護・栄養のポイント

● 患者を安静にして水分を十分にとり，脱水を防ぐように留意する.
● 厳密な絶食は必要ではなく，下痢の回復とともに流動食～全粥食とし，有形便になると常食とする.

一口メモ

● 細菌性赤痢は熱帯地方や亜熱帯地方で多くみられ，わが国の感染者は年間 150 例前後である.

● 腸チフス・パラチフス Typhoid fever, Paratyphoid fever

概念　腸チフスはチフス菌 *Salmonella Typhi*，パラチフスはパラチフス A 菌 *Salmonella Paratyphi A* による急性熱性疾患で，3 類感染症に指定されている．

成因と病態生理　病原菌は食物や水などから経口的に取り込まれ，小腸から侵入し，腸間膜リンパ節病変をきたす．そして，リンパ行性に血液中に侵入して敗血症を起こし，全身性の感染症状を発症する．

症状　腸チフスもパラチフスもほとんど同様の症状がみられる．5〜15 日の潜伏期を経て悪寒，発熱，全身倦怠感，食欲不振，便秘，下痢などで発病する．上腹部から胸部にかけて淡紅色小丘疹（バラ疹）が出現することがある．徐脈，肝腫大，脾腫大もみられる．
合併症として腸出血，腸穿孔が起こることがある．

診断　臨床症状，海外渡航歴などを確認し，血液・便・尿・胆汁・骨髄の細菌培養を行う．

治療
- 対症療法：食事制限，安静，輸液療法．
- 抗菌薬：ニューキノロン薬，クロラムフェニコールなど．

経過予後　以前は 15〜20％の死亡率であったが，現在では死亡率は約 1％で，死因は腸出血・穿孔などである．

経過のモニター　細菌培養検査によって経過を観察する．

💡 **検査をふまえた看護・栄養のポイント**

- 高熱がある時には安静を保つ．
- 発熱と絶食による栄養不足を補うために，ビタミン補強輸液を十分に行う．

📖 **一口メモ**

- 腸チフスは年間百数十例，パラチフスは 30〜50 例程度発症し，40〜60％は海外での感染である．

感染症・中毒

● コレラ Cholera

概念
コレラ菌 *Vibrio cholerae* による急性の下痢性疾患で，3 類感染症に指定されている.

成因と病態生理
汚染された水や食品を介して経口感染する.
コレラ菌毒素が小腸粘膜細胞内のアデニル酸シクラーゼを活性化し，cyclic AMP（cAMP）が増加して小腸粘膜を通して水および電解質が体外へ失われる.

症状
1 日以内の潜伏期のあと，腹部不快感，不安感に続いて突然の下痢と嘔吐で発症する.発熱と腹痛は伴わないのが普通である.
下痢は「米のとぎ汁様」と表現される.激しい下痢により，脱水と電解質異常が問題となる.

診断
臨床症状，渡航歴，食事内容などを確認する.便の細菌検査，DNA 検査で診断する.

治療
● 補液：十分な水と適切な電解質を補充する.
● 抗菌薬：フルオロキノロン系抗菌薬など.

経過予後
適切な輸液を行えば予後は良く，死亡率は成人で 1%以下，小児で約 10%である.

経過のモニター
臨床症状の改善と便の細菌検査で治癒を確認する.

検査をふまえた看護・栄養のポイント

● 脱水を防ぐために安静にし，水分，電解質，ビタミン，エネルギーを十分に補給する.

一口メモ

● 熱帯・亜熱帯地域での感染者が多く，わが国では輸入感染症としての発症が多いが，まれに国内発症例もある.

感染症・中毒

● 細菌性食中毒 Bacterial food poisoning

概念
経口的に摂取した飲食物によって起こされる急性の健康障害を食中毒と総称する. 2018年のわが国の食中毒発生件数は1,330件で, 患者総数は17,282人であった. ウイルスによる食中毒が約52%と多く, 細菌性食中毒は約4割を占めている. そのほかに, 毒キノコやフグなどの自然毒や, メタノールなどの化学物質が食中毒の原因となる.

輸入食品の増加, 外食産業の拡大, 大型冷蔵庫による食品の長期保存が可能になど生活様式の変化に伴い, 細菌性食中毒は, 大型化, 広域化する傾向にある. 原因となる細菌は, カンピロバクター, ウェルシュ菌, サルモネラが上位を占め, そのほか黄色ブドウ球菌, 病原大腸菌, 腸炎ビブリオなどである.

成因と病態生理
細菌性食中毒は毒素型と感染型に分類される.

①毒素型は, 食品内で細菌が産生した毒素を摂取することで発生し, 黄色ブドウ球菌, ボツリヌス菌やセレウス菌などが原因となって, 摂食後30分～数時間の早期に発症する. 黄色ブドウ球菌は100℃30分の加熱でも不活性化されない耐熱性エンテロトキシンを産生し, 胃または小腸から吸収されて嘔吐中枢を刺激して発症する. ボツリヌス菌は80℃30分または100℃1分間の加熱で不活性化される神経毒が小腸から吸収され, 弛緩性麻痺を起こす.

②感染型は, 食品内の細菌が摂取されたあと, 腸管内で細菌が増殖して発生するもので, カンピロバクター, サルモネラ属菌, 病原大腸菌(腸管出血性大腸菌など), ウェルシュ菌, 腸炎ビブリオ, コレラ菌, 赤痢菌などが原因になる. 腸管内で菌の増殖が必要なため, 潜伏期間は約半日～数日である.

腸管内に常在する菌種である大腸菌のうち, ヒトに下痢を起こすものを病原性大腸菌という. 現在までに, ①腸管病原性大腸菌(EPEC), ②腸管組織侵入性大腸菌(EIEC), ③毒素原性大腸菌(ETEC), ④腸管出血性大腸菌(EHEC), ⑤腸管凝集付着性大腸菌(EAggEC)の5種類が知られている.

症状
主な細菌性食中毒の特徴を表3-22に示す. 嘔吐, 下痢, 腹痛などの胃腸炎症状が主な症状である. 感染型では発熱がある. 毒素型では潜伏期間が短く, 発熱を伴わないことが多い.

ボツリヌス中毒では, 毒素により, 視力低下・複視・眼瞼下垂・瞳孔散大などの眼症状, 発語障害・嚥下障害・呼吸困難などの球麻痺症状, 唾液・涙・汗の分泌障害がみられる.

腸管出血性大腸菌食中毒では, 小児や高齢者で腸炎発症後数日から1週間頃に溶血性尿毒症症候群や血栓性血小板減少性紫斑病を起こす危険性

■ 表3-22　主な細菌性食中毒の特徴

原因菌		主な原因食品	潜伏期間	水様便	血便	腹痛	悪心嘔吐	発熱	その他の症状
サルモネラ		肉・卵・乳とその加工品	6~48時間	◎	◎	○	○	◎	腸管外感染
腸炎ビブリオ		生魚介類	10~20時間	◎	△	◎	◎	△	
黄色ブドウ球菌		折詰め弁当, にぎりめし	2~4時間	○			◎		
病原性大腸菌	腸管病原性大腸菌（EPEC）	水, 不明	12~72時間		△	○	○		
	毒素原性大腸菌（ETEC）			◎		△	◎	△	
	腸管組織侵入性大腸菌（EIEC）			○	◎	○			
	腸管出血性大腸菌（EHEC）	ハンバーガー	3~5日	○	◎	○	○	△	溶血性尿毒症症候群
ボツリヌス菌		いずし, 真空包装食品	18時間前後						麻痺症状など
カンピロバクター		鶏肉, 水	2~7日	○	◎	○		○	
エルシニア		豚肉	3~7日	○		○		○	

◎：鑑別のポイント，○：よくみられる，△：時にみられる

がある．

 診断　臨床症状に加え，便の細菌培養検査が重要である．菌の血清型や遺伝子による診断，毒素に対する抗毒素を用いた抗原・抗体反応検査なども行われる．必要により，食材やペットなど感染源特定のための検査も行う．原因菌は，便や吐物などから分離培養するか，抗原，毒素や遺伝子を検出して診断する．

食中毒発生時には，食品衛生法により24時間以内に保健所へ届け出る義務がある．

治療
● 対症療法：輸液，薬物，食事療法を行う．
● 抗菌薬：毒素型や単純な胃腸炎では不要であるが，重症の感染型では腸管外感染防止と排菌期間短縮のために，ニューキノロン薬，ホスホ

マイシン，ペニシリンなどを投与する．

- ●ボツリヌス中毒では，患者を集中治療室（ICU）に収容して人工呼吸管理を行う．毒素中和のために抗毒素血清を投与する．
- ●腸管出血性大腸菌中毒では，血漿交換や透析が必要な場合がある．

経過・予後 ボツリヌス，腸管出血性大腸菌食中毒を除けば一般に予後は良好である．ボツリヌス中毒では，早期に抗毒素を投与しないと約 1/3 が死亡する．腸管出血性大腸菌食中毒では，溶血性尿毒症症候群や血栓性血小板減少性紫斑病を起こした場合の予後は悪い．

経過のモニター 臨床症状の改善と便の細菌検査で治癒を確認する．

💡 検査をふまえた看護・栄養のポイント

- ●下痢のあるときには，腸を安静に保つため，刺激性が少なく，消化吸収の良い食事にする．症状が改善してくれば，食事内容を変更する．
- ●下痢による脱水に注意し，水分や電解質を補給する．
- ●腹痛・下痢・嘔吐などの症状については，そのつど対処する．
- ●できる限り食中毒の原因を究明し，原因に応じた治療を行うとともに伝播を防ぐ．
- ●生卵を用いた加工食品がサルモネラ食中毒の主な原因となることがあるので，集団給食では注意する．

📖 一口メモ

- ●1996 年には西日本を中心に全国で腸管出血性大腸菌 O157：H7 による食中毒が多発したが，その後も散発的に発生している．ボツリヌス菌は真空包装食品などから広域集団発生を起こした例がある．

● 自然毒食中毒 Food poisoning by natural poison

■ フグ中毒 Fugu (puffer fish) poisoning

概念
フグの卵巣や肝臓などに含まれる毒素テトロドトキシンによって起こる中毒である.

成因と病態生理
テトロドトキシンは，神経刺激伝導障害を引き起こし，運動・感覚・自律神経機能が障害される．年間に数十名の中毒患者が発生している.

症状
有毒なフグを食べた後, 20 分〜3 時間くらいで口唇部や舌端にしびれを感じ，次第に指先のしびれ，頭痛，腹痛，嘔吐などの症状がが発生し，感覚障害・発声障害，さらに呼吸困難が起き，血圧が下降する.
死亡例は食後 4〜6 時間に発生することが多く，食後 8 時間以上経過すれば助かる確率が高くなる.

診断
フグを食べた後で発症していることを確認する.

治療
特異的な解毒剤はない．ただちに人工呼吸を開始し，呼吸と循環機能を管理する.

経過予後
致死性が強い．人工呼吸管理などで死亡率は改善されてはいるが，患者全体の約 10％は死亡している.

経過のモニター
フグ中毒による症状の改善を確認する.

感染症・中毒

💡 検査をふまえた看護・栄養のポイント

- 最も大切なのは，人工呼吸ですみやかに呼吸管理をすることである.
- フグを素人調理をしないことが大切である.

📖 一口メモ

- 日本近海には約 50 種ほどのフグが生息し，うち十数種が有毒である.

■ キノコ中毒 Fungus (mushroom) posioning

概念 毒キノコによる食中毒である.

成因と病態生理 毒キノコには, 症状の軽い胃腸障害をきたすタイプ (ツキヨタケ, イッポンシメジなど), 肝不全など重症の臓器障害を起こす猛毒キノコ類 (タマゴテングタケ, ドクツルタケ, コレラタケなど), 失見当識や錯覚を起こすタイプ (テングタケなど), 幻覚を起こすタイプ (シビレタケなど) などがある.

キノコ中毒は, 毎年 100〜300 名程度が発症している.

症状 胃腸障害型キノコ中毒は, 食後数時間で嘔吐, 腹痛, 下痢などの胃腸症状が出る.

猛毒キノコ類では, 食後 6〜12 時間で発病し, 嘔吐, 下痢に始まり, やがて脱水症状, 痙攣, 昏睡状態に陥り, 出血傾向を伴って死亡することが少なくない.

ベニテングタケやテングタケなどでは異常な興奮状態を起こし, 精神錯乱, 幻覚, 視力障害などを発症するが, 死亡することは少ない.

診断 キノコを食べた後で中毒症状を発症していることを確認する.

治療 催吐もしくは胃洗浄で胃内容物を除去し, 血液透析で毒素を体外に排出させる.

経過予後 胃腸障害型キノコの中毒では予後は比較的良好である.
猛毒キノコ類による中毒の場合, 致死率は高い.

経過のモニター キノコ中毒による症状の改善を確認する.

💡 検査をふまえた看護・栄養のポイント

- 猛毒キノコ類では重症となるため, 呼吸循環など全身管理を行う.
- キノコの毒性について素人判断は危険なので, 食用であるか不明なものは食べないことが大切である.

📖 一口メモ

- 日本には, 約 300 種の食用キノコと約 200 種の毒キノコがあるとされる.

● アニサキス症 Anisakiasis

概念
アニサキスは回虫と近縁の寄生虫で，イルカ・アシカ・クジラなど海産哺乳類の胃に寄生する線虫類である．アニサキス症はアニサキスの幼虫を経口摂取することによって起こる疾患で，罹患部位によって胃型と腸型，発病経過から急性と慢性に分けられる．

成因と病態生理
アニサキスの虫卵は海水で発育し，第Ⅰ期幼虫になる．これが孵化して第Ⅱ期幼虫となり，オキアミに摂取される．これを魚が食し，幼虫は臓器や筋肉に移行して第Ⅲ期幼虫となる．第Ⅲ期幼虫をもつ魚を摂取した終宿主のイルカやクジラの体内で成虫となる．幼虫が寄生したサバ，イワシ，イカ，アジ，タラなどを刺身，酢漬けなどで食べて発病する．

症状
- 胃型：生食後，数時間で激烈な腹痛，悪心，嘔吐，食欲不振があらわれる．じんま疹や好酸球増加も認める．
- 腸型：生食後，1〜5日後に，下腹部痛，悪心，嘔吐で発病し，発熱を伴うこともある．イレウスを起こすこともある．

診断
臨床経過と，内視鏡検査で虫体を確認する（図3-38）．

治療
- 胃型：内視鏡下で虫体を摘出する．
- 腸型：鎮痛薬，制吐薬投与などの対症療法を行い，アニサキスが死滅するのを待つ．重症のイレウス症状を起こした場合には外科手術が必要なこともある．

経過予後
アニサキスはヒト体内では生育できないので，やがては死滅し，症状は自然に軽快する．

感染症・中毒

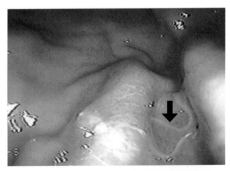

■ **図3-38　胃アニサキス症（胃内視鏡所見）**
矢印が虫体．

アニサキス症の症状の改善を確認する.

 検査をふまえた看護・栄養のポイント

- アニサキス症が疑われるときにはすみやかに胃内視鏡検査を行い, 虫体を取り除くようにする.
- 生の魚介類を食さないことが予防になる. 加熱処理, もしくは−20℃で3時間以上凍結すればアニサキスは死滅する.

一口メモ

- サバ, アジなどの近海魚を生食した後に心窩部に激痛を起こした場合は, アニサキス症を疑って消化器内科か消化器外科を受診するように勧める.

感染症・中毒

● MRSA 感染症 Infections caused by methicillin-resistant Staphylococcus aureus

概念
ペニシリン系抗菌薬の一種であるメチシリンに耐性をもつ黄色ブドウ球菌 MRSA による感染症をいう.

成因と病態生理
鼻腔内などに MRSA を保菌している人から医療従事者の手指や医療器具, あるいは食器などを介して伝播しやすく, 院内感染の原因菌として予防対策が重視される. 保菌者がすべて発病するわけではないが, 手術後や担癌患者など免疫能の低下した患者では, MRSA に感染すると敗血症, 肺炎, 腸炎, 創傷感染, 尿路感染などを起こす.

症状
発熱, 全身倦怠感などの全身症状のほか, 感染部位に応じた局所症状がある.

診断
感染部位から MRSA を検出する. 細菌培養のほか, 遺伝子検査も行われる.

治療
MRSA はほとんどの抗菌薬に耐性を示し, 耐性の少ないバンコマイシン (VCM), アルベカシン (ABK), テイコプラニン, リネゾリドなどを投与する.

経過予後
免疫能の低い患者が敗血症や肺炎などの重症感染症を起こしたときには, 治療薬剤が限られているだけに予後は不良である.

経過のモニター
MRSA 感染症による症状の改善と MRSA の消滅を確認する.

🔍 検査をふまえた看護・栄養のポイント

- 保菌者対策や環境汚染防止の対策を病院全体で行う.
- 免疫能の低い易感染患者への感染防止や, 抗菌薬の乱用防止, 侵襲的医療行為の無菌操作も重要である.

📖 一口メモ

- MRSA 感染症の院内感染の予防は, 医療機関にとって重大な課題である.

感染症・中毒

● エイズ（後天性免疫不全症候群）Acquired immunodeficiency syndrome

概念
ヒト免疫不全ウイルス human immunodeficiency virus（HIV）の感染によって起こされる免疫不全に続発する症候群で，1981 年に初めて報告された．2020 年の新規 HIV 感染者は 740 人，エイズ発症者は 336 人で，わが国の累積報告数は 32,461 人である．

成因と病態生理
HIV は CD4 陽性 T リンパ球に感染してその機能を破壊する．その結果免疫能が低下して日和見感染を起こす．
HIV の感染経路は，① HIV 感染者との性交渉，② HIV が混入した血液製剤の輸注，③ HIV 感染者の妊娠・出産で，HIV 感染の 80％以上は性交渉が原因である．

症状
- 急性期（HIV 感染 2〜4 週間後）：発熱，咽頭炎，リンパ節腫脹，関節痛，筋肉痛，皮疹などがみられるが，数週間で消失する．
- 無症候期（数年〜十数年）：特別な症状はない．
- エイズ関連症候群期：表在性リンパ節腫脹，体重減少，発熱，下痢などの消耗状態．
- エイズ発症期：口腔・食道カンジダ症，帯状疱疹，ニューモシスチス肺炎（旧名：カリニ肺炎），サイトメガロウイルス肺炎などの日和見感染，悪性リンパ腫，カポジ肉腫などを起こす．脳炎を起こして認知・行動障害，無気力，無関心など神経症状をみることもある．

診断
抗原抗体同時測定検査でスクリーニング検査を行い，陽性の場合はウエスタンブロット法や RT-PCR 法などを用いて HIV 感染の有無を確認する．

治療
- HIV に対する治療：抗 HIV 薬（インテグラーゼ阻害薬，プロテアーゼ阻害薬，非核酸系逆転写酵素阻害薬など）．
- 日和見感染対策：病原体に感受性のある抗菌薬投与．
- 悪性腫瘍の治療：抗癌薬投与．

経過予後
エイズが発症してからの予後は不良である．抗 HIV 薬の開発で，エイズ発症までの期間の延長，さらに発症してからの生存期間も延びつつある．

経過のモニター
CD4 陽性 T リンパ球数と HIV RNA 量を測定して病勢を判断する．

> ### 💡 検査をふまえた看護・栄養のポイント
>
> - HIV 患者に対する社会の偏見を捨て，エイズに対する正しい知識を教育して感染の拡大を防ぐことが重要である．
> - 消耗状態に対し，高たんぱく質，高エネルギー食とする．
> - 注射の際などの針刺し事故には十分注意する．

● 急性アルコール中毒 Acute alcoholic intoxication

概念 血中アルコール濃度の上昇に関連して，アルコールまたはその中間代謝産物の毒性によって急性の異常をきたす状態である．日本でのアルコール依存症の患者数は約230万人にのぼるともいわれる．

成因と病態生理 アルコールには中枢神経の抑制作用があり，少量の飲酒では判断力の低下から酩酊が起こり，大量に飲酒すると意識レベルが低下し，重症では昏睡，呼吸抑制を起こす．

症状 血中アルコール濃度の上昇に伴って症状が強くなる．
- 50〜100 mg/dL：陽気になり，声が大きくなって口数が増える．行動に慎みがなくなり，暴力的になることもある．
- 100〜150 mg/dL：起立・歩行に失調をきたす．
- 200〜300 mg/dL：瞬時記憶や遠隔記憶は保たれるが，短期記憶が障害される．酩酊からさめたときに酩酊時のことを思い出せない(black-out現象)．
- 300〜400 mg/dL：昏睡状態に陥る．皮膚は冷湿で，体温低下，呼吸は不整，心拍促進，瞳孔散大などが起こる．

診断 アルコール飲酒と症状との関連を判断する．

治療 軽症の場合は問題がないが，昏睡時には以下の治療を行うことが重要である．
- 循環・呼吸の管理：血圧を維持し，呼吸を補助する．
- 合併症の予防：誤嚥や外傷の防止．

経過予後 急激に大量飲酒したときには，生命に危険を及ぼすことがある．

経過のモニター 急性アルコール中毒による症状の改善を確認する．

💡 検査をふまえた看護・栄養のポイント

- 昏睡時には慎重に全身管理を行う．
- 患者に飲酒による害悪をよく説明し，過飲を避けるよう指導する．
- 常習飲酒者では，代謝の不均衡とビタミン不足を起こしていることが多い．その場合，断酒し，ビタミン，ミネラルに富んだ栄養価の高い食事をとるように指導する．

● アトピー性皮膚炎 Atopic dermatitis

概念 アトピー性皮膚炎の多くは乳幼児期に乳児湿疹として発症し，年齢が進むとともに異なった皮膚症状を示す広範囲の湿疹性皮膚疾患である．

成因と病態生理 成因は不明である．アレルギー性鼻炎や気管支喘息との合併が多いこと，血清 IgE 値が高いこと，特異的 IgE 抗体が存在することなどから，アレルギー機序の関与が考えられている．

症状 季節変動があり，冬から春にかけて悪化することが多い．年齢によって症状に差異がある．

- 乳幼児期（3 歳頃まで）：顔面，頭部に紅斑，丘疹が出現し，頸部や体幹，四肢へと拡大する．湿潤傾向が強く，痂皮を伴う．
- 幼小児期（4〜10 歳頃）：湿潤傾向は減弱し，乾燥傾向を示す．頸部や関節窩などに苔癬化局面ができる．
- 思春期，成人期：思春期頃までに軽快する症例が多い．丘疹は乾燥傾向が強く，関節窩に苔癬化局面が限局していることが多い．

診断 アトピー性皮膚炎に特徴的な皮膚症状，家系内発症などから診断する．

治療
- 生活指導：日常の生活環境や全身の清潔を保つ．
- 薬物療法：保湿剤やステロイド外用薬を適宜使用し，必要に応じて抗ヒスタミン薬，抗アレルギー薬などを内服する．

経過予後 アトピー性皮膚炎の症状は思春期頃までに軽快することが多いが，成人まで症状が続いたり，成人で発症する症例もある．

経過のモニター アトピー性皮膚炎の症状の改善を確認する．

💡 検査をふまえた看護・栄養のポイント

- 室内の掃除の励行，寝具の天日干しなどを行い，ダニなどアレルゲンの除去を行う．
- 身体や毛髪の清潔を保つ．
- 食物アレルゲンの除去は，はっきりと症状との因果関係のわかっているときのみに行う．栄養面や精神面の影響を考慮し，むやみに食物を制限することはない．

📖 一口メモ

- アトピー性皮膚炎の罹患率は，学童で6〜8%，一般人口で1〜3%といわれる．

● じんま疹 Urticaria

概念
じんま疹は，限局性の発赤，かゆみを伴う膨疹で，数分から数時間後には跡形なく消失する一過性の，表在性，局所性の真皮上層の浮腫である．1カ月以内に消失するものを急性じんま疹，1カ月以上続くものを慢性じんま疹という．

成因と病態生理
じんま疹を起こす原因は多岐にわたる（表3−23）．発症のメカニズムとして，①IgEを介するI型アレルギー，②補体活性化を介する肥満細胞（マスト細胞）からの化学伝達物質遊離，③非特異的刺激による化学伝達物質遊離，④非ステロイド性抗炎症薬などの薬物による副作用などが考えられている．

■表3−23　じんま疹の主な原因

食　　　物	魚，貝，獣肉類，卵，牛乳，ナッツ，そば，小麦，大豆，食品添加物
薬　　　物	ペニシリン，セフェム系抗菌薬，鎮痛解熱薬，消炎鎮痛薬，造影剤，麻薬，血液製剤，ワクチン，輸血など
吸　入　原	ハウスダスト，真菌，花粉など
感　　　染	ウイルス，カンジダ，寄生虫，昆虫など
他　疾　患	膠原病，血清病，悪性腫瘍
物理的刺激	機械性，寒冷，温熱，日光，コリン性，水性
心　　　因	精神的ストレス
特　発　性	原因が発見できない

症状
皮膚の発赤，かゆみが先行し，その部分に丘疹状膨疹を生じ，線状，円形，地図状に拡大し，数時間のうちに消失する．

診断
臨床経過，皮疹の性状から診断する．アレルギー機序を疑うときには，アレルゲンを調べる．

治療
- 薬物療法：抗ヒスタミン薬，抗アレルギー薬を投与する．
- 原因物質の除去：原因が判明しているときには，それを回避する．

経過予後
じんま疹は原因がなくなれば消失する．原因不明の慢性じんま疹は長期間にわたることが少なくない．

経過のモニター
じんま疹による症状の有無を確認する．

● じんま疹の原因となる食物が判明すれば，それを避ける.
● アルコール，コーヒー，香辛料など，血管拡張作用のある嗜好品はじんま疹を悪化させるので摂取を控える.

一口メモ

● 特発性慢性蕁麻疹では，新たに開発されたモノクローナル抗 IgE 抗体製剤の注射が有効なこともある.

皮膚・アレルギー

● 帯状疱疹 Herpes zoster

概念 片側の一定の神経支配領域に一致して発症する疼痛を伴ったウイルス性発疹性疾患である．成人，高齢者に多く，予防のためにワクチン接種が有効である．

成因と病態生理 水痘・帯状疱疹ウイルス varicella-zoster virus（VZV）が水痘罹患後に脊髄後根神経節に潜伏し，長期間を経た後に再活性化されて発症する．重症感染症や悪性腫瘍，エイズなど免疫能の低下状態で発症しやすい．

症状 前駆症状として一定の神経支配領域に一致した疼痛，感覚異常，掻痒感が数日持続し，やがて浮腫性の紅斑が出現し，次に小水疱が発生する（図3-39）．水疱は4～5日で破れ，びらんになる．発疹出現後，1週間を境として治癒傾向に向かう．2週間前後で乾燥し，痂皮を形成する．3週間で痂皮が脱落し，治癒する．

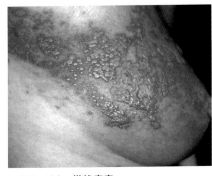

■図3-39 帯状疱疹

診断 特有の皮疹から診断できる．水疱内容から巨細胞を検出したり，ウイルスを分離したりすれば確実である．血清抗体価が上昇する．

治療
- 薬物療法：抗ヘルペスウイルス薬（アシクロビル，バラシクロビル，ファムシクロビル，アメナメビルなど），γ-グロブリン製剤，鎮痛薬などを使う．
- 局所療法：石炭酸亜鉛華リニメントなどを塗布する．

経過予後 一般に予後は良好であるが，白血病やエイズ患者などでは重症になることがある．また，皮疹が治癒した後も疼痛や感覚異常が長期間残ることがある（帯状疱疹後神経痛）．

経過のモニター 皮疹の改善を確認する．

> 💡 **検査をふまえた看護・栄養のポイント**
> - 帯状疱疹は，疼痛の症状が強いので，精神的な安静に注意する．
> - 局所を清潔にし，二次感染を防ぐ．栄養状態をよくする．

皮膚・アレルギー

285

● 褥瘡 Decubitus

概念
褥瘡とは,長期臥床中の患者の背中,腰,足踵などにできる境界明瞭で壊死物質の付着した難治性の潰瘍である.長時間圧迫されている部位にできやすい.

成因と病態生理
一定の部位に圧力が長く加わることによる阻血性壊死が原因となる.低タンパク血症など,栄養状態の悪いときに起こりやすい.

症状
急性期には黒褐色の壊死性物質で被われ,周囲は発赤腫脹し,膿性の滲出液が貯留する.その後,壊死組織は自潰し,潰瘍形成,その底面は黄緑色,膿苔状の組織に変化する.
慢性期になると赤色肉芽が形成され,滲出液は漿液性となる.その後,表皮を形成して瘢痕治癒する.

診断
臨床症状で診断する.

治療
● 局所処置:圧迫を解除し,創面を清浄して創傷治癒を促進する外用剤を用いる.感染を予防する.
● 全身管理:栄養状態を改善し,感染対策,血液循環の管理,リハビリテーションなどを行う.

経過予後
褥瘡は適切な処置で改善する.逆に処置が適切でないと悪化し,二次感染を起こして治癒しにくくなる.

経過のモニター
局所症状の改善を確認する.

検査をふまえた看護・栄養のポイント

● 2時間ごとに体位を変換したり,円座などを使用して局所の圧迫を防ぐ.
● 高エネルギー食,ビタミン,ミネラルを適宜補充して栄養状態の改善をはかる.

一口メモ

● 長期臥床患者では,体位変換などを行い褥瘡の発生を予防することが重要である.

● フェニルケトン尿症 Phenylketonuria

概念 フェニルケトン尿症とは，フェニルアラニンをチロシンに転換するフェニルアラニン水酸化酵素の欠損による常染色体劣性遺伝性疾患である（図3-40）.
わが国での発生率は約1/11万人である.

成因と病態生理 フェニルアラニン水酸化酵素遺伝子は12番染色体q22-q24.1にあり，この部位の遺伝子変異が発症に関係する.

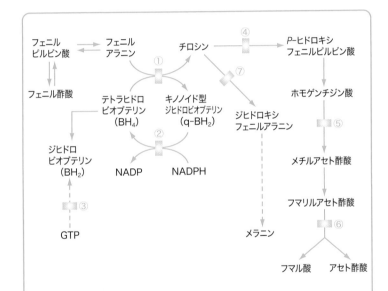

① 古典型フェニルケトン尿症
持続性高フェニルアラニン血症 〉：フェニルアラニン水酸化酵素欠損
② BH₄欠乏によるフェニルケトン尿症：ジヒドロビオプテリン還元酵素欠損
③ BH₂欠乏によるフェニルケトン尿症：ビオプテリン合成酵素欠損
④ チロシン血症Ⅱ型：チロシントランスアミナーゼ欠損
⑤ アルカプトン尿症：ホモゲンチジン酸酸化酵素欠損
⑥ チロシン血症Ⅰ型：フマリルアセト酢酸フマリル水解酵素欠損
⑦ 白子・白皮症：チロシナーゼ欠損

■ 図3-40 フェニルアラニン，チロシン代謝異常症

小児疾患

症状 フェニルアラニンの過剰によって脳のタンパク・脂質合成障害が起こり，精神発達遅滞，痙攣，脳波異常を起こす．

また，フェニルアラニンがチロシナーゼ活性を阻害し，メラニン色素形成が低下する結果，赤毛や皮膚が色白となる．

診断 血清フェニルアラニンを定量して診断する．

治療 生後 2〜3 カ月までに低フェニルアラニン食療法を開始する．少なくとも思春期過ぎまでは十分な制限食とする．本症用に開発された治療乳や治療用食品もある．

経過予後 治療開始が遅れれば，知能障害は治癒しない．

経過のモニター 臨床症状を観察する．

💡 **検査をふまえた看護・栄養のポイント**

●栄養食事療法で先天性代謝異常症による脳障害が予防できると証明された最初の疾患である．早期に発見して早期に治療を開始することが重要である．

📖 **一口メモ**

●ガスリー法などで新生児マススクリーニングが行われ，早期に発見して治療が行えるようになってきた．

● ホモシスチン尿症 Homocystinuria

概念 シスタチオニン合成酵素欠損によりホモシスチンが尿中に大量に排泄され，血中ホモシステイン，メチオニンが増加し，シスチンの低下が起きることで発症する常染色体劣性遺伝性疾患である（図3-41）．わが国での頻度は約1/105万人程度である．新生児マススクリーニングの対象に

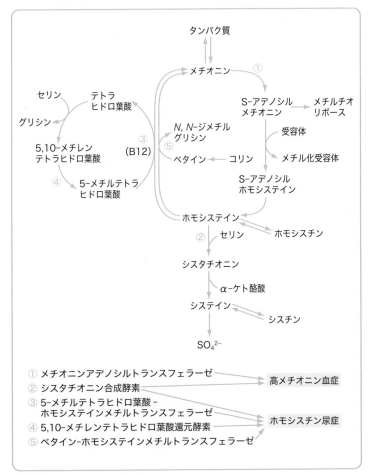

■ 図3-41　含硫アミノ酸代謝経路

なっている.

成因と病態生理 シスタチオニンの補酵素であるビタミン B_6 を大量投与すると血中メチオニンが低下してホモシスチンが消失するビタミン B_6 反応型と，反応しないビタミン B_6 不応型がある.

症状 水晶体脱臼，精神運動発達遅滞，痙攣発作，血栓症などの症状を認める. ビタミン B_6 不応型のほうが軽症である.

診断 ガスリー法で血中メチオニン高値があり，尿ニトロプルシッド反応，尿アミノ酸薄層クロマトグラフィ，血中アミノ酸分析などにより，尿中および血中にホモシスチンの存在を証明する.

治療
- 食事療法：低メチオニン・高シスチン食. 治療用のメチオニン除去粉乳もある.
- 薬物療法：ビタミン B_6（ビタミン B_6 反応型），抗血小板薬（血栓予防）.

経過予後 血栓症が主な死因になる.

経過のモニター ホモシスチン尿症の臨床症状を観察する.

検査をふまえた看護・栄養のポイント

- メチオニンは必須アミノ酸であり，正常な成長・発育のためには必要最小量を確保することが重要である. メチオニンは，年齢・性別に見合った量をとり，バランスのとれた食事摂取を一生涯にわたり確実に継続するよう心がける.

一口メモ

- ガスリー法などによる新生児マススクリーニングにより，ホモシスチン尿症を早期に発見して治療することが重要である.

● メープルシロップ尿症 Maple syrup urine disease

概念 分岐鎖アミノ酸 (バリン, ロイシン, イソロイシン) のケト酸の酸化的脱炭酸反応を行う側鎖α-ケト酸脱水素酵素が欠損した疾患である (図 3-42). 尿がメープルシロップのような甘い臭気がすることから病名がつけられている.

成因と病態生理 常染色体劣性遺伝形式をとり, わが国では約 1/40 万人程度の頻度で, 新生児マススクリーニングが行われている.

症状 生後まもなく哺乳困難, 嗜眠, 痙攣, 呼吸麻痺などを起こす. 多くは乳児期までに死亡する. この古典的メープルシロップ型のほか, 酵素の部分的欠損症と考えられる間欠型, 中間型, ビタミン B_1 反応型, E_3 欠損による特殊型などもある.

診断 ガスリー法で血中ロイシンが高値であれば, 尿中・血中アミノ酸分析を行う.

治療 分岐鎖アミノ酸の摂取を制限し, 糖を中心とした十分量のエネルギーを与える. 治療用の分岐鎖アミノ酸除去ミルクもある.

経過予後 重症の場合にはケトアシドーシスを起こして死亡する. 生き延びられた場合でも, 高度の精神運動発達障害を起こすことが多い.

経過のモニター 臨床症状を観察する.

小児疾患

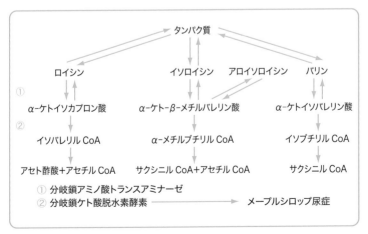

■ 図 3-42 分岐鎖アミノ酸代謝経路

291

検査をふまえた看護・栄養のポイント

●年齢・性別に見合った量およびバランスのとれた食事を行う.

 一口メモ

●新生児マススクリーニングで早期に発見して対策を行うことが重要である.

小児疾患

索引

和文

【著者略歴】

奈良　信雄
（なら　のぶお）

1975年　東京医科歯科大学医学部卒業
同　年　東京医科歯科大学医学部第1内科医員
1983年　カナダ，トロント大学オンタリオ癌研究所に留学
1987年　東京医科歯科大学医学部内講師（第1内科学）
1990年　東京医科歯科大学医学部助教授（臨床検査医学）
1994年　東京医科歯科大学医学部教授（臨床検査医学）
1999年　東京医科歯科大学大学院医歯学総合研究科教授（全人診断治療学講座，
　　　　臨床検査医学分野）
2002年　全国共同利用施設医歯学教育システム研究センター教授（併任）
2006年　同センター長
2015年　東京医科歯科大学名誉教授，同特命教授（2017年まで），
　　　　順天堂大学医学部特任教授（2018年より客員教授），
　　　　大学改革支援・学位授与機構特任教授（2021年まで）
2017年　日本医学教育評価機構常勤理事
2020年　東洋療法研修試験財団理事長
　　　　現在に至る　医学博士

看護・栄養指導のための
臨床検査ハンドブック　第6版　　ISBN978-4-263-70829-3

2000 年 2 月 1 日	第 1 版第 1 刷発行
2003 年 11 月 25 日	第 2 版第 1 刷発行
2005 年 3 月 25 日	第 3 版第 1 刷発行
2008 年 3 月 1 日	第 4 版第 1 刷発行
2014 年 3 月 1 日	第 5 版第 1 刷発行
2022 年 12 月 10 日	第 6 版第 1 刷発行

著　者　奈　良　信　雄

発行者　白　石　泰　夫

発行所　医歯薬出版株式会社

〒113-8612　東京都文京区本駒込 1-7-10
TEL. (03)5395-7626(編集)・7616(販売)
FAX. (03)5395-7624(編集)・8563(販売)
https://www.ishiyaku.co.jp/
郵便振替番号　00190-5-13816

乱丁, 落丁の際はお取り替えいたします　　印刷・教文堂／製本・皆川製本所
© Ishiyaku Publishers, Inc., 2000, 2022. Printed in Japan